Antigoni Delantoni / Kaan Orhan

Atlas of Dentomaxillofacial Anatomical Imaging

口腔颌面解剖影像图谱

主　编　〔希〕安蒂戈妮·德莱托尼
　　　　〔土〕卡恩·奥尔汗

主　译　王铁梅　李志民　帕克扎提·色依提

主　审　张祖燕

天津出版传媒集团
天津科技翻译出版有限公司

著作权合同登记号:图字:02-2023-246

图书在版编目(CIP)数据

口腔颌面解剖影像图谱 / (希) 安蒂戈妮·德莱托尼
(Antigoni Delantoni), (土) 卡恩·奥尔汗
(Kaan Orhan) 主编 ; 王铁梅, 李志民, 帕克扎提·色依
提主译. -- 天津 : 天津科技翻译出版有限公司, 2025.
4. -- ISBN 978-7-5433-4617-8

Ⅰ. R322.4-64

中国国家版本馆 CIP 数据核字第 2024E14J64 号

封面插图选自原书内文图片:
Fig. 6.2 (a) Identifcation of the most important skeletal and dental anatomic parts on the lateral cephalometric radiograph. [Images were created by Dr. Athina Chatzigianni with the use of Viewbox 4 Software (dHAL Software, Kifssia, Greece]

授权单位: Springer Nature Switzerland AG
出　　版: 天津科技翻译出版有限公司
出 版 人: 方　艳
地　　址: 天津市和平区西康路 35 号
邮政编码: 300051
电　　话: 022-87894896
传　　真: 022-87893237
网　　址: www.tsttpc.com
印　　刷: 北京捷迅佳彩印刷有限公司
发　　行: 全国新华书店
版本记录: 787mm×1092mm　16 开本　13.5 印张　300 千字
2025 年 4 月第 1 版　2025 年 4 月第 1 次印刷
定价:138.00 元

主译简介

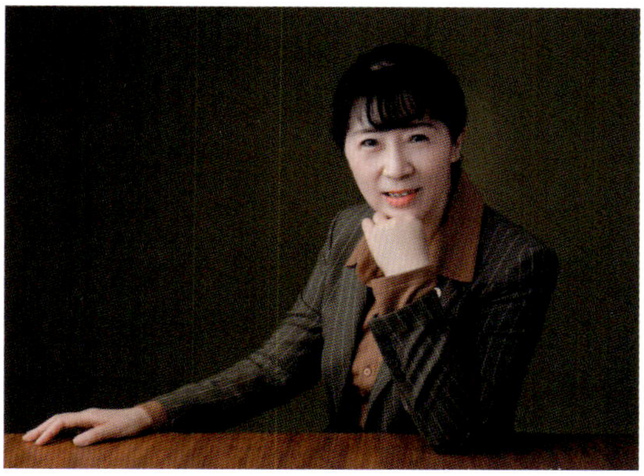

王铁梅 南京大学教授，主任医师，硕士研究生导师，国际牙医师学院（FICD）院士。

中华口腔医学会口腔颌面放射专业委员会主任委员，国家级口腔颌面影像规培基地负责人，国家卫生健康委员会住院医师规范化培训规划教材《口腔医学·口腔颌面影像科分册》第1、第2版主编，中国医学教育题库《住院医师规范化培训题库（口腔颌面影像科）》第2版主编，中国医学教育院校联盟口腔医学教育题库指导委员会委员，国家住院医师规范化培训临床实践能力考核方案研究口腔组专家，中华医学会医疗事故鉴定专家库成员，教育部学位中心学位论文评审专家，江苏省住院医师规范化培训专家委员会口腔颌面影像专家组组长，江苏省南京口腔医学会口腔颌面放射专业委员会主任委员，江苏省临床医学重点专科学科带头人，南京大学医学院附属口腔医院口腔颌面医学影像科学科带头人。

从事口腔临床医学影像医、教、研工作30余年，获江苏省科学技术奖三等奖、江苏省教育科学研究成果（高校科学技术研究类）二等奖、江苏省及南京市医学引进新技术一等奖及二等奖、南京市科学技术进步奖三等奖等奖项共计16项。主编及副主编著作6部，参编著作13部，发表SCI及其他专业论著100余篇，获得国家授权专利9项。任《华西口腔医学杂志》《中国实用口腔科杂志》《中国口腔医学继续教育杂志》《口腔疾病防治》《中国牙科研究杂志（CJDR）》等杂志编委及审稿人。中国人民政治协商会议南京市第十二届、十三届委员会委员，江苏省卫生行业百优医德医风标兵，多次荣获南京大学口腔医学院教学贡献奖及“优秀研究生导师”称号。

李志民 口腔临床医学博士，北京大学口腔医学院放射科博士后，美国路易斯维尔大学牙学院放射科国家公派访问学者。中国医科大学教授，主任医师，硕士研究生导师，国际牙医师学院(FICD)院士。

中华口腔医学会口腔颌面放射专业委员会常务委员，辽宁省口腔医学会口腔颌面放射专业委员会主任委员，国家住院医师规范化培训结业临床实践能力考核方案研究口腔组专家，人民卫生出版社第九轮全国高等学校口腔医学专业本科规划教材《口腔颌面医学影像诊断学》第8版编委，国家卫生健康委员会住院医师规范化培训规划教材《口腔医学·口腔颌面影像科分册》第1、第2版编委。

从事口腔临床医学影像医、教、研工作20余年，完成吉林省科技厅国际合作项目1项、教育厅项目1项，作为课题骨干参加国家重点研发计划专项1项，承担辽宁省科技厅医工交叉联合项目1项，发表科研论文20余篇。

帕克扎提·色依提 南京大学口腔医学硕士，乌鲁木齐市口腔医院医师。

中华口腔医学会第七届口腔颌面放射专业委员会工作秘书，中国医学教育题库《住院医师规范化培训题库(口腔颌面影像科)》第2版主编秘书，中国医学论坛报·今日口腔"口腔影像读图训练营"线上特邀讲师(2020—2024年)，分别荣获南京大学第三届教师教学竞赛特等奖、南京大学医学院优秀教师、南京大学口腔医学院优秀教师。

从事口腔临床医学影像医、教、研工作5年余。参译专业著作2部，参编中文著作1部。发表科研论文10篇，其中SCI论文5篇。获批实用新型专利3项。

译者名单

主　　译　王铁梅　李志民　帕克扎提·色依提

主　　审　张祖燕

副 主 译　葛久禹　孙方方　林梓桐　邢向辉　董敏俊

任家银　冯　斌

主译秘书　单　姗

译　　者　（按姓氏笔画排序）

王铁梅　文珊辉　冯　斌　冯英连　邢向辉

任家银　刘　澍　孙方方　李志民　杨振宇

张文欣　林梓桐　帕克扎提·色依提

单　姗　洪　渊　葛久禹　董敏俊　韩方凯

滕跃辉　魏丽丽

编者名单

A. Chatzigianni
Department of Orthodontics, Faculty of Dentistry, Aristotle University of Thessaloniki, Thessaloniki, Greece

A. Delantoni
Department of Dentoalveolar Surgery, Implant Surgery and Radiology, Faculty of Dentistry, Aristotle University of Thessaloniki, Thessaloniki, Greece

A. Oncu
Department of Endodontics, Faculty of Dentistry Ankara University, Ankara, Turkey

A. Sapountzis
Department of Dentoalveolar Surgery, Implant Surgery and Radiology, Aristotle University of Thessaloniki, Thessaloniki, Greece

B. Akat
Department of Prosthodontics, Faculty of Dentistry Ankara University, Ankara, Turkey

B. Celikten
Department of Endodontics, Faculty of Dentistry Ankara University, Ankara, Turkey

I. Rozylo-Kalinowska
Department of Dental and Maxillofacial Radiodiagnostics, Medical University of Lublin, Lublin, Poland

K. Orhan
Department of DentoMaxillofacial Radiology, Faculty of Dentistry, Ankara University, Ankara, Turkey

S. Damaskos
Oral Diagnosis and Radiology Department, School of Dentistry, National and Kapodistrian University of Athens, Athens, Greece

S. Finitsis
Department of Diagnostic and Neurointerventional Radiology, AHEPA University Hospital, Aristotle University of Thessaloniki, Thessaloniki, Greece

中文版前言

当我捧起这本原著的时候，立刻被其内容深深吸引，它给了我耳目一新的感觉，同时也荣幸地获得了北京大学口腔医院张祖燕教授的认可。这本著作是一本学习和理解口腔颌面影像学的优秀书籍，目前国内鲜有，非常值得借鉴和推广。

作为口腔医师，学习影像首先要学会读图、诊断，要熟悉并掌握正常颌面解剖结构的影像特征。“识正辨异”是影像诊断的基础，唯有熟练掌握正常结构，才能准确识别异常表现。然而，口腔颌面部解剖结构复杂，且影像拍摄存在重叠、伪影等问题，完全掌握这些影像解剖结构具有挑战性。因此，全面、系统的读图训练对口腔医生至关重要。

影像教学训练的特色在于让图片“说话”，让病例“说话”，让影像诊断和鉴别诊断“说话”，体现“图说–说图”的特征性教学训练理念。正确的影像诊断是通过对图像的观察、分析、归纳与总结，并紧密结合临床及病理进行辩证鉴别而得出的，这需要医师具备良好的专业教育背景、丰富的工作经验和对疾病相关临床特征，发生、发展规律及其病理学基础的深刻理解。此外，必须考虑标准化术语和循证指南，将临床症状与影像学结果相结合。

10余年来，口腔颌面医学影像检查技术得到了迅速发展，涌现出多种现代化医学影像检查设备，从而极大地丰富和拓展了口腔颌面影像学的内容。口腔颌面影像数字化是口腔颌面放射学发展史上的重要里程碑，它让操作更简单、传输更便捷、图像更清晰、数据更强大、诊疗更安全，这无疑是口腔颌面医学影像学的巨大进步。故此，以颌面影像解剖结构辨认为基础，以科学理念认识和应用数字化影像的基本技能，有助于更好地回馈临床、指导临床、辅助临床。

本书适合口腔医生、口腔颌面放射医生、口腔医学研究生、规培生，以及临床放射学医生等参阅学习。衷心感谢北京大学口腔医院、中国医科大学附属口腔医院、四川大学华西口腔医院、上海交通大学医学院附属第九人民医院、武汉大学口腔医院、复旦大学附属口腔医院、浙江大学医学院附属口腔医院、南京大学医学院附属口腔医院，以及所有参与翻译、审校的专家和同行们，感谢他们付出的宝贵时间和精力，有效且高质量地完成了本书的翻译，为提高国内口腔颌面影像专业技能贡献自己的力量。

本书由希腊塞萨洛尼基亚里士多德大学 Antigoni Delantoni 和土耳其安卡拉大学牙科学院 Kaan Orhan 两位教授共同编写，后者为欧洲颌面放射学会第六届主任委员(2012—2014 年)，在口腔颌面放射领域具有广泛的国际影响力。本书通过螺旋 CT、锥形束 CT、磁共振、超声、血管造影、显微 CT 等丰富的放射学图像，详细阐述了牙颌面解剖结构，为相关领域同仁们的日常临床实践提供了宝贵的工具。

这本著作虽经译者们反复斟酌、推敲，但由于水平有限，不妥之处在所难免，真诚希望读者和相关专家不吝赐教，给予指正。

最后，借用李白的这句诗与大家共勉：

“长风破浪会有时，直挂云帆济沧海。”

2025 年 4 月

前　言

在医学领域,准确解读影像解剖及疾病是成功的基石。本书探讨了一系列口腔颌面部解剖,以及疾病的临床特征、诊断和微创技术选择之间的关系。书中阐述了影像技术的选择与临床和诊断的密切关系,以及如何认识这种关系为获得最佳结果奠定基础,除了介绍各种成像模式外,还阐述了最新成像技术的作用。本书详细讨论了口腔颌面部常见和罕见疾病、先天性/发育畸形的病理、治疗和预后,以及更多在口腔颌面部被低估且不为放射科医生所熟知的疾病。这本全面的影像学书籍将有助于口腔科医生和放射科医生的培训和日常实践。放射学诊断中的病理描述有助于阐明疾病的病理生理机制。书中还介绍了影像判读的要点和误区,可供读者快速理解、参考。本书作者均为世界著名的口腔颌面放射学专家。

本书第 1~6 章讨论了二维的解剖、技术和基础知识,第 7~9 章简要回顾了头颈部三维锥形束计算机断层扫描/多层螺旋计算机断层扫描的一般注意事项及其解剖结构,第 10 章介绍了超声的物理原理,第 11~15 章介绍了先进的磁共振成像、血管造影和显微 CT 成像。

这是一本学习和理解口腔颌面放射影像的优秀书籍,它将激励放射科医生和学生们更深入地了解口腔颌面影像解剖学对放射学界的贡献。本书全面回顾了口腔颌面影像学的最新技术成像。

Antigoni Delantoni

Kaan Orhan

致　谢

感谢我的家人和学生，感谢指导我解剖学的导师 Bayram Ufuk Şakul 教授,感谢让我爱上解剖学的老师们！

目 录

第 1 章 口腔颌面医学影像介绍

Antigoni Delantoni, Kaan Orhan

1.1 引言

正确的诊断对于口腔颌面部疾病的治疗具有重要的作用,影像是诊断的重要组成部分。但是由于口腔颌面解剖结构的复杂性,以及疾病种类的多样性,有些疾病诊断存在一定困难,因此,影像是正确诊断的重要组成部分。从早期牙科放射学开始,临床目标就是准确生成牙齿结构的影像,这些结构通常难以直接显示, 而且不是很清晰,因此,对牙齿和颌骨成像的 X 射线束和图像接收器需根据几何原理对准以减少误差,早期采用分角线投照技术。

牙医应确保放射人员在进行 X 射线拍摄时注重操作对于影像的影响。影像学检查应在患者口腔检查及病史采集之后。恰当的影像学检查有助于对患者准确诊断和恰当治疗。在第一次就能够对患者进行正确的影像学检查可以避免患者受到不必要的辐射暴露,同时也节省了治疗时间和费用。在牙科放射学中可以使用多种方法,从传统的影像技术到现代先进的三维(3D)技术。根据疾病种类的不同,放射检查人员应了解检查适应证及各类放射学技术的使用,特别是各类检查的辐射剂量。

1.2 临床医生对影像的需求是什么?

在现有的牙科临床实践中,我们应使用设计良好的 X 射线机,且其曝光时间可电子化精确调节,因此,患者受到的辐射剂量是恰当的。在大多数国家,这些是唯一可以在检查中控制曝光的方法。对于没有使用电子化控制的机器,应尽快将其替换。为了获得口腔和牙齿组织的适当影像,必须始终注意放射学的基本原则:在符合医学目的的情况下基于最低剂量原则(ALARA)。这意味着牙医应使用尽可能低的辐射剂量进行成像。为了防止辐射的生物学效应,必须采取一些预防措施,且专业人员应了解如何正确使用放射线。剂量限制是这些措施的重中之重。

1.应用的必要性:不能提供明确益处的放射检查应被避免(实践的正当性)。

2.最优化(最佳方案):考虑经济和社会因素, 所有辐射都应尽可能保持在最低水平。

3.剂量限制:不应超过最大允许剂量。曝光和剂量降低,以及临床适用性必须建立在仔细的临床检查上。

应以患者最大受益为目标，同时追求患者和操作者的最低剂量。考虑辐射风险的存在，虽然对于每个个体而言风险很小，但仍应尽量使用低剂量，并且应避免所有不必要的辐射暴露。遵循这些基本规则可以使患者、放射从业人员，以及环境职业放射暴露人员的辐射量降至最低。

此外，临床医生应在检查前、检查期间和检查后尽可能采取防护措施。

检查前的防护措施：在病史采集和临床检查后，确定患者是否适合拍摄，以及为其确定恰当的检查技术。应注意患者是否有全身疾病(如女性患者是否在妊娠期)，应考虑使用铅围裙，减少摄片数量和曝光时间。对儿童和年轻人应严格把握放射检查的适应证。X射线设备应安全、校准良好，且定期进行维护和检查。

检查期间的防护措施：牙科X线拍摄出于辐射控制的目的，无论患者的年龄大小或需要拍摄的X线片数量多少，都应对所有患者使用铅围脖，以保护患者的甲状腺。应针对诊断目的选择适当的管电压(kVp)。一般来说，70~100kVp适用于牙科领域各种诊断目的曝光条件。当kVp减小时，X线束的能量降低，图像对比度提高；当kVp增加时，X线束的能量增加，图像对比度降低。高对比度图像有助于识别密度差异较大的结构，如龋齿和软组织钙化，而低对比度图像有助于识别密度差异较小的结构，如牙周病的早期和轻微的骨质改变。胶片应正确放置在口腔内，并避免胶片移动。使用分角线投照技术时，应最大限度减小失真并避免患者手部受到不必要的辐射。使用平行投照技术时应使用适当的胶片支架，这可以防止可能的患者手部暴露，并确保胶片的正确放置，减少患者的辐射剂量。平行投照技术是更合适的放射防护的投照技术，因为它通过更加平行的X线获得更加接近牙齿真实尺寸的图像。

检查后的防护措施：合理选择适当的技术，正确应用所选技术，防止重复照射，以及用尽可能少的辐射剂量获得高质量的图像都非常重要。X线影像应在恰当的显示器(最好是专用医疗显示器)上进行评估。评估时所在的环境应偏暗，户外光线或单一光线不适合评估影像。

质量保证：每个诊所都应备有质量保证方案，以持续性获得最小曝光剂量的高质量影像。应持续开展继续教育，以跟踪影像技术的最新发展和新的辐射安全要求。牙科临床医生应首先根据临床检查得到可能的诊断，然后参考影像科医生的影像学检查结果。将患者送往放射科进行X线检查时，非常重要的一点是向放射科医生提供尽可能多的临床信息，让双方(牙医和放射科医生)能够以实事求是的方式进行适当的诊断，并避免任何医疗法律问题。

1.3　临床医生如何决定使用何种拍片方法？

很少有诊断测试像牙科放射成像那样提供有价值的信息。因此，临床医生有时可能会仅根据对放射影像的解读就做出确定性诊断。然而，应仅将放射影像作为初步诊断工具，为诊断提供重要线索。如果没有结合病史和临床检查，仅凭放射影像进行诊断可能会导致对正常组织和病变的误读。治疗计划是基于诊断的，如果仅根据放射检查就确定最终诊断，不恰当治疗的可能性就会很高。临床医生不应让患者接受不必要的多次辐射暴露;通常来说,从不同角度拍摄的 2 张治疗前图像就已足够。但在特殊情况下,特别是诊断困难时,可能需要多次曝光,以确定多根牙根、多根管、牙体吸收缺损、龋齿、修复体缺损、根折、牙根及根尖发育异常。

如上所述,有很多关于临床病史和检查用于诊断的评估指南。然而,用于评估颞下颌关节各组成部分完整性的影像诊断方法应与临床检查一起进行,以确定不同病理情况,如创伤、咬合变化、开口受限、系统性疾病、感染等。

传统的二维(2D)X 线影像有多种优点,如辐射剂量低、简单快速、非侵入性和低成本。新型的数字化 2D 影像系统除了上述优点外,还具有多种图像增强功能,可作为这一领域的一种简单和有益的模式。

然而,2D X 线影像也存在不足, 包括“投影错误”和“识别错误”这两类错误。投影错误是由于 3D 对象在进行 2D 成像时可出现阴影。扭曲、不同的放大率可导致识别错误及诊断准确率降低。

新的牙颌面成像技术的进步逐渐解决了这些问题,并在正畸诊断和治疗评估中广泛使用。3D 计算机断层扫描(CT)避免了组织的重叠和由放大导致的问题,提供了比 2D 成像方法更精确的颅颌面结构可视化的能力。尽管 3D CT 的有效剂量比传统的 X 线检查剂量高,而且昂贵的扫描设备及程序也使得临床医生难以接受, 但在过去的几十年里,一项被称为锥形线束计算机体层扫描(CBCT)的技术被提出可用于颌面部成像,并得到常规使用。这种成像模式的主要优点是辐射剂量比多层螺旋 CT(MDCT)低,无重叠重建,医学数字及通信数据可以用于其他应用的输入和输出,这种成像技术开始得到常规使用。低剂量、高分辨率的 3D 扫描(如 CBCT 图像)可在某些情况下(如外科手术、解剖变异等)提供更准确的诊断数据。此外,MRI 和超声也可以用于软组织成像。

在临床和放射学评估各种病变时,应考虑放射学检查的原则。首先,放射检查必须在临床检查之后。生成的影像应具有充分的诊断信息,足够的图像数量和大小,以避免与伪影混淆,并应在良好的条件下进行图像评估。在诊断图像分析中,应遵循系统的方法。为此,在评估之前必须定义所有的解剖结构。应仔细评估骨结构、骨密度、高度、数量、每个区域的解剖结构、与牙齿相关的结构、牙周膜间隙、硬骨板(图 1.1)。

由于可以使用许多不同的影像检查模式,因此,对成像有深入的理解很重要。本书详细阐述了如何最佳地可视化观察牙颌面解剖结构及其病变,从而指导临床医生选择检查方法。

1.4　结论

临床和 X 线检查的结合为临床医生制订牙科综合治疗计划提供了重要信息。这使当今的口腔健康得以持续改善。应当多学科紧密合作,以确保正确的诊断。此外,还必须考虑标准化的术语和基于证据的指南,以便将临床症状和影像学发现进行相关性分析。

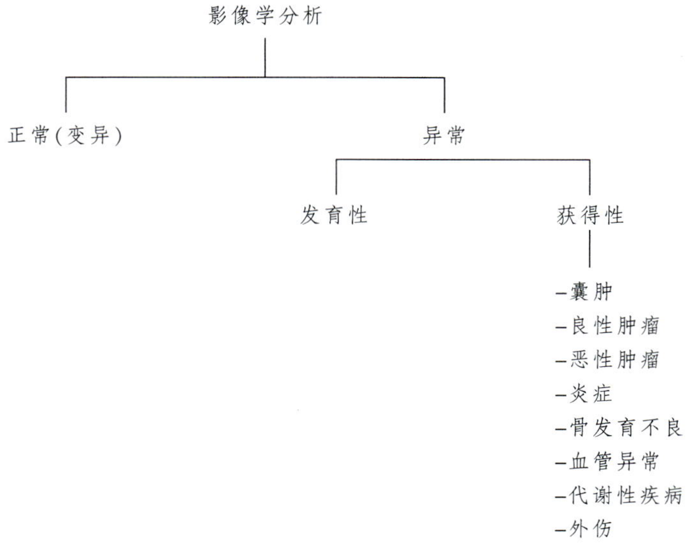

图 1.1 口腔颌面部影像学诊断分析流程图。

（林梓桐 王铁梅 译）

延伸阅读

American Academy of Craniofacial Pain. Craniofacial pain: a handbook for assessment, diagnosis and management. Chattanooga: Chroma; 2009.

Eren H, Kolsuz ME, Orhan K. An overall look for temporomandibular joint pathologies and imaging. Int J Orthop. 2015;2(6):452–61.

Farman AG. Panoramic radiology. New York: Springer; 2007.

Mozzo P, Procacci C, Tacconi A, Martini PT, Bergamo IA. A new volumetric CT machine for dental imaging based on the cone-beam technique: preliminary results. Eur Radiol. 1998;8:1558–64.

Oz U, Orhan K, Abe N. Comparison of linear and angular measurements using two-dimensional conventional methods and three-dimensional cone beam CT images reconstructed from a volumetric rendering program in vivo. Dentomaxillofac Radiol. 2011;40(8):492–500.

Rozylo-Kalinowska I, Orhan K. Imaging of the temporomandibular joint. Cham: Springer; 2019.

Whaites E. Essentials of dental radiography and radiology. 3rd ed. China: Elsevier Science; 2002.

White SC, Pharoah MJ. Oral radiology: principles and interpretation. St. Louis: Mosby/Elsevier; 2009.

第 2 章 口内X线摄影的基本原理

Antigoni Delantoni, Kaan Orhan

2.1 口内 X 线摄影的基本原理

X 线是由 X 线球管产生的，X 线球管是一个真空管，利用高电压将热阴极释放的电子高速加速，高速电子与金属靶（阳极）碰撞，产生 X 线。X 线基本上是由阳极产生的，阳极产生的能量中只有一部分有足够的能量产生诊断 X 线。口腔 X 线球管使用的是静态阳极，与使用旋转阳极的医疗设备不同。主要区别在于静态阳极产生的能量远低于旋转阳极。与所有设备一样，毫安(mA)和千伏(kV)的数值对图像生成有较大影响。

mA 值的控制调节着从阴极通过的电流大小，这个电路被称为球管的低压电路。mA 值越高，灯丝温度越高，释放的电子越多，产生 X 线数量也就越多。由于 mA 值会影响 X 线的产生量，因此，mA 值的增加会导致产生更多的电子，进而导致更多的光子落在成像板上。

千伏电压差是指阴极和阳极之间数千伏的电压差。当更多的电子通过阴极被释放和加速并被吸引到阳极靶时，就会形成电流。kV 决定了所产生 X 线的质量。阴极和阳极的最大差值称为千伏峰值(kVp)。低于 kVp 的差值对电子的加速度较小。因此，kVp 较高的 X 线更容易穿透组织，使图像的黑度略有增加。kVp 较小的射线更容易被组织吸收，到达胶片后无法在胶片上呈现我们需要的图像。

除了 kVp 和 mA 值外，曝光时间也非常重要，基本上会改变图像的基本特征。曝光时间和 mA 值均影响产生的 X 线量，我们可以通过控制曝光时间来调节产生的辐射量，最终影响生成图像的密度。

除了 X 线的产生和基本原理外，胶片是产生最终图像的第二个要素。

医用射线胶片经过特殊设计，含有化学辐射敏感材料，用作图像的记录介质，这些化学物质在辐射作用后会发生潜在的化学变化，需要在暗室中利用其他化学试剂（显影剂和定影剂）才能识别。

口内 X 线片的主要特点是将产生图像的感应器或胶片放置在口腔内。对于普通胶片或数字成像，这两种技术的基本原理是相同的。唯一不同的是，在直接数字放射摄影中，使用的传感器在很多情况下比相应的胶片或 PSP 片的有效区域更小。

1989 年，随着 CCD 传感器的使用，Trophy 在口内 X 线片数字化方面做出了重大改变。与此同时，Wenzel 和 Moystadand Van der Stelt 对新型传感器进行了首次研究。

与数字化口内放射摄影相比，传统放射摄影系统有哪些缺点，是否应该用数字化系统取而代之，原因是什么都必须进行考虑。

传统胶片的缺点如下：

- 成本（胶片和显影、定影材料）。
- 暗室的投资成本。
- 机器的外观和维护时间。
- 材料存储和归档的时间。
- 使用化学品造成的环境成本。
- 复制图像需要的时间久、步骤多、质量低。
- 在日常实践中，优质材料很少能达到高标准。
- 其主要缺点仍然是传统 X 线摄影的辐射剂量明显高于相应的数字化 X 线摄影。

数字图像由数字组成，从图像元素（像素）的分辨率和图像中每个元素（像素）的不同灰度来看，数字图像基本上是不同的。数字图像基本上由水平和垂直像素阵列组成。每个像素在图像中都有一个列和行的映射，用来标记其在图像中的位置，并代表一种灰度。

2.2 数字图像如何生成

数字图像的生成需要一些步骤，首先是根据接收到的辐射量将图像从模拟转换为数字（模数转换）。该值存储在计算机中，代表图像。这就确定了参数，并在生成过程中对图像进行监控。位于 X 线球管正对面的特殊探测器会检测并记录这种吸收的差异。

2.3 医生如何看见图

探测器将吸收转化为电信号，通过适当放大将其传输到计算机。计算机将像素组织起来并分配到正确的位置。这样，吸收数据被转换成数字信号，经过计算机处理后，就能得到所选人体预定部分的图像。为了存储图像，计算机使用 8 个内存位置（8 位=1 字节）。每个字节可以表示 256[1]个灰度，0~255[2,3]。计算机处理后，对应不同灰度的数字被转换成一幅图像。最终的图像由一组称为像素（图像元素）的小方块组成。如上所述，灰度值表示通过特定组织的辐射吸收情况，因此，诊断信息包含在原始图像中。这就定义了一个 0~255 的灰度值，它与最初根据辐射吸收量确定的数值相关联。但需要指出的是，阅片能力不仅取决于图像质量，还与空间中的照明有一定关系[4-6]。但能否看见数据不仅取决于图像，还取决于空间的照明[4-6]。

2.4 数字显示屏

屏幕对数字图像的呈现起着重要作用。尽管图像质量评估的金标准仍然是传统的放射胶片，但主要是在适当透明度和昏暗的光线下放映时的屏幕分辨率（空间分辨率）[7]。

这可以简单地解释为屏幕准确地显示它从接收器接收到的数据。但这些数据是什么呢？

这些数据是在屏幕上正确显示的详细数据，接收器的像素必须与屏幕的像素相匹配。理想情况下，在诊断时应达到 1:1 的相关性和比例[8,9]。

因此，根据这些数据在屏幕上显示时的映射值，它们对应着光密度、对比度和分辨率的差异。灰度等级和色调的作用，也称为“屏幕深度”，如用于表示像素色调的位数（位深度或每像素位数）[4,10]。

屏幕的深度最好达到 12 位，即能够显

示 4096(2^{12})而不是 256 灰度的图像，并提高对比度分辨率，口腔医生还可以使用特殊程序进行龋齿等高级诊断[7]。

理想情况下，口腔医生在临床上用于查看 X 线片的屏幕应与放射科医生所用的诊断屏幕一致。因为在临床实践中，口腔医生需要为患者做出放射学诊断，因此，必须与放射科医生有相同的评价标准。医用屏幕和传统屏幕之间的区别在于，医用屏幕的最大亮度为 600~900cd/m²，而市场上的优质传统屏幕只能达到约 235cd/m²[11-14]。

市场上有专门的医疗显示屏，也有双性能显示屏，可以用一个显示屏适配显示诊断，另一个显示屏适配显示患者数据和其他数据。

此外，阅片室照明条件尤为重要。

口腔医生应该了解以下 3 种情况[15-17]：

• 明亮的屏幕和昏暗的室内照明能够提供高质量的诊断结果。

• 明亮的屏幕和中等亮度的室内照明会降低诊断结果的质量。

• 明亮的屏幕和高亮度的室内照明会降低诊断结果的质量。

2.5 牙科数字化 X 线成像的种类

直接数字探测器包括电荷耦合器件(CCD)和互补式金属氧化物半导体(CMOS)，在这两种探测器中，感受器直接连接到计算机，同时生成图像[18,19]。

间接数字系统为光激发发光存储磷光体(PSP)，也称为存储荧光系统(SPS)，其中图像必须“以数字方式扫描才能显示”，并且从接收图像到屏幕上显示图像之间的时间差很小(更接近于传统口内 X 线摄影技术)[1,20-24]。

直接数字系统中，CMOS 技术是比 CCD 更新的技术，自 1967 年以来，这两种技术都已进入市场，Trophy 和 Schick 直到最近几年才将 CMOS 引入牙科 X 线成像[12,20,25,26]。

CCD 传感器通常被认为更适合口腔放射学，而 CMOS 仍在研究中[27]。

一般来说，CCD 传感器对 X 线光子具有更好的光响应，其效率高于 CMOS，但 CMOS 传感器具有更好的“光学”封装(微芯片和闪烁体)，其效率相近，但更昂贵[28,29]。

CMOS 插槽是视频操作的基础，与硅基 CCD 半导体相同，但两者读取像素的方式不同。在 CMOS 中，每个像素都与相邻像素隔离，并直接连接转换器[30]。

数字传感器的主要特征如下：

• 对比度分辨率。

• 空间分辨率。

• 传感器振幅。

• 传感器敏感性。

对比度分析是区分放射图像中不同光学频率的能力。

以下因素对其有影响：

• 受检组织的 X 线吸收特性。

• 传感器分辨来自被照射物体不同部位的 X 线质子数量差异的能力。

• 计算机屏幕显示密度差异的能力。

• 观察者识别屏幕显示差异的能力。

传感器能够接收 8 位或 16 位深度的数据，因此，理论上可以分别接收 256(2^8)[1]或 65536(2^{16})种不同的灰度，但它们覆盖的灰度的确切数量受到图像捕获误差(噪声)的限制[4,31-34]。传统投影图像的屏幕只能显示 256 灰度，通常是 8 位图像[3]。

空间分辨率是指辨别细节的能力。数字成像的理论限制是以每毫米线对测量的图像像素大小的函数[4,5]。理论上，图像分析仅基于像素的大小，而不考虑由闪烁体扩散和受体的电子系统而造成的数据丢失。在最高CCD 分辨率下，可测量到每个像素 20μm，对应传统胶片中银晶粒大小为 8μm。在这些传感器上，每像素 20μm 的理论分辨率为每毫米 25 线对[5]。由于人眼可以分辨出每毫米 6 对线，许多数字系统的表现都非常出色（每毫米超过 7 线对）。

数字图像分辨率的局限性在图像放大后（通常超过 10 倍）就会显现出来，在放大倍数很大的情况下，可以观察到与图像“像素”对应的方形图像。在图像放大倍数非常大的情况下，诊断率并没有提高，反而给口腔医生进行诊断带来更多困难[9]。

传感器振幅是传感器接收一定范围氡光子能量的能力，临床上，从牙龈到牙釉质，氡光子能量各不相同，并允许图像中半径渗透率的微小变化。

传感器敏感性是对少量辐射做出反应的能力。在传统的视窗显示中，根据国际标准化组织（国际标准化协会）的标准，传感器敏感性是基于视窗显示的速度系统（A~F）进行分类的。此外，胶片基于柯达系统进行了相应分类，而数字传感器没有相应的分类[35]。

2.6 图像处理

以任何方式改进、分析或修改原始图像的功能都称之为数字图像处理。

这些图像修改和增强功能，一部分是包含在制造商的图像采集过程中，但并非全部为用户所知，因为在许多程序中，它们通常是机器操作程序自带的固定功能。还有一部分由程序用户控制，以便改进图像和分析其内容。

2.7 图像处理

数字图像处理是因为在许多情况下，原始数据还无法存储或呈现。这通常需要在计算机屏幕上显示一系列预处理步骤。这些步骤由制造商编程，不会更改或修改。然而，有必要纠正图像中已知的缺陷（缺陷像素），并改进图像以实现最佳显示效果[36]。

2.8 图像存储

图像存储的大小从口内 X 线片的 200kB 到高分辨率全景 X 线片的约 6MB。尽管如今存储越来越经济，但在很多情况下还需要对其进行压缩。

格式为 TIFF/JPEG 的图像，可压缩至 3:1，且压缩时不会丢失图像元素；CBCT 文件进行压缩后可自动保存，不会丢失数据[2]。如果文件是 JPEG 格式，而不是原始所需的格式，则图像压缩时会丢失数据[37]。

然而，有关牙科图像压缩的证据并不充分，目前只有很少的文献，其中第一份文献来自 Eraso，该文献显示，原始图像的最终压缩率达到 2%时，对诊断数据和周边病变的检测才会有明显的损失[38]。因此，在对图像压缩进行充分研究之前，最好将所有图像文件保留为原始格式、不压缩或可能丢失原始图像元素的格式。

2.9 数字化成像的优势

Farman 和 Farman[39,40]在美国颌面诊断学会的文件中提到了数字化 X 线成像的几个优点，如下所示：

- 即时生成图像，带来更好的人体工程学效果（适用于 CCD 和 CMOS 传感器）[41]。

• 在计算机上显示图像有助于患者了解病情。

• 易于图像存储和归档。

• 必要时易于复制。

• 主要用于牙髓病的测量更为简便。

• 在医生工作室中没有化学品或其他材料。

• 能够与同事沟通并讨论诊断结果。

• 低辐射剂量。

2.10 数字化成像的劣势

口内数字化成像的主要缺点如下：

• 工作人员对程序缺乏了解，对传感器不熟悉，这可能导致图像制作过程中的多次重复。

• 当患者接收的放射剂量超过应有剂量时，数字成像技术的敏感性就会降低（很少出现，因为许多放射设备现在可以选择数字或非数字图像）[42]。

• 在普通纸上打印图像时，可能会丢失原始图像信息。

• 可以对图像进行修改和编辑，从而使数字图像不能作为证据被接受。

• 未来，这可以作为一个技术问题来解决，例如，在医学影像文件中，在将图像输入程序后就无法对图像进行处理。

2.11 结论

总之，技术发展日新月异，口腔医生必须密切关注。

传感器必须能够以低于传统胶片的辐射剂量，产生高分辨率的 X 线图像，产生图像所需的时间应少于传统胶片，并且图像以安全、准确的格式存储，文件无数据丢失。口腔医生不仅要重视机器的纯放射部分，还要重视所拍摄的图像和显示图像的屏幕。

（洪渊 王铁梅 译）

参考文献

1. Huda W, Rill LN, Benn DK, et al. Comparison of a photo stimulable phosphor system with film for dental radiology. Oral Surg Oral Med Oral Pathol Oral Radiol Endod. 1997;83(6):725–31.
2. Frederiksen NL. Specialized radiographic techniques. In: Pharoah MJ, White SC, editors. Oral radiology principles and interpretation. 4th ed. St. Louis: Mosby; 2000. p. 223–4.
3. Fifadara DH, Averbukh A, Channin DS, Badano A. Effect of viewing angle on luminance and contrast for a five-million-pixel monochrome display and a nine-million-pixel color liquid crystal display. J Digit Imaging. 2004;17(4):264–70.
4. Fetterly KA, Blume HR, Flynn MJ, Samei E. Introduction to grayscale calibration and related aspects of medical imaging grade liquid crystal displays. J Digit Imaging. 2008;21(2):193–207.
5. Bushong SC. Radiologic science for thecnologists: physics, biology, and protection. 7th ed. St. Louis: CV Mosby; 2001. p. 374.
6. van der Stelt PF. Principles of digital imaging. Miles DA. Applications of digital imaging modalities for dentistry. 2000;44(2):237–248.
7. Sim L, Manthey K, Stuckey S. Comparison of performance of computer display monitors for radiological diagnosis; "diagnostic" high brightness monochrome LCD, 3MP vs "clinical review" colour LCD, 2MP. Australas Phys Eng Sci Med. 2007;30(2):101–4.
8. Abreu M Jr, Tyndall DA, Ludlow JB. Detection of caries with conventional digital imaging and tuned aperture computed tomography using CRT monitor and laptop displays. Oral Surg Oral Med Oral Pathol Oral Radiol Endod. 1999;88(2):234–8.
9. Krupinski EA, Roehrig H, Dallas W, Fan J. Differential use of image enhancement techniques by experienced and inexperienced observers. J Digit Imaging. 2005;18(4):311–5.
10. Heo MS, Choi DH, Benavides E, Huh KH, Yi WJ, Lee SS, Choi SC. Effect of bit depth and kVp of digital radiography for detection of subtle differences. Oral Surg Oral Med Oral Pathol Oral Radiol Endod. 2009;108(2):278–83.
11. Ludlow JB, Abreu M Jr. Performance of film, desktop monitor and laptop displays in caries detection. Dentomaxillofac Radiol. 1999;28(1):26–30.
12. Lacević A, Vranić E, Bosn J. Different digital imaging techniques in dental practice. Basic Med Sci. 2004;4(2):37–40.
13. Park CM, Lee HJ, Goo JM, Han DH, Kim JH, Lim KY, Kim SH, Kang JJ, Kim KG, Lee CH, Chun EJ, Im

JG. Comparison of observer performance on soft-copy reading of digital chest radiographs: high resolution liquid-crystal display monitors versus cathode-ray tube monitors. Eur J Radiol. 2008;66(1):13–8.
14. Liang H, Park S, Gallas BD, Myers KJ, Badano A. Image browsing in slow medical liquid crystal displays. Acad Radiol. 2008;15(3):370–82.
15. Langer S, Fetterly K, Mandrekar J, Harmsen S, Bartholmai B, Patton C, Bishop A, McCannel C. ROC study of four LCD displays under typical medical center lighting conditions. J Digit Imaging. 2006;19(1):30–40.
16. Geijer H, Geijer M, Forsberg L, Kheddache S, Sund P. Comparison of color LCD and medical-grade monochrome LCD displays in diagnostic radiology. J Digit Imaging. 2007;20(2):114–21.
17. Krupinski E, Roehrig H, Furukawa T. Influence of film and monitor display luminance on observer performance and visual search. Acad Radiol. 1999;6(7):411–8.
18. Sanderink GC, Miles DA. Intraoral detectors CCD, CMOS, TFT, and other devices. Dent Clin N Am. 2000;44(2):249–55.
19. Paurazas SB, Geist JR, Pink FE, Hoen MM, Steiman HR. Comparison of diagnostic accuracy of digital imaging by using CCD and CMOS-APS sensors with E-speed film in the detection of periapical bony lesions. Oral Surg Oral Med Oral Pathol Oral Radiol Endod. 2000;89(3):356–62.
20. Gröndahl HG. New radiographic imaging technologies: a challenge for the dental profession. Oral Surg Oral Med Oral Pathol. 1994;77(5):437.
21. Borg E. Some characteristics of solid-state and photostimulable phosphor detectors for intra-oral radiography. Swed Dent J Suppl. 2000;139:i–viii:1–67.
22. Svanaes DB, Møystad A, Sisnes S, et al. Intraoral storage phosphor radiography for approximal caries detection and effect of image magnification: comparison with conventional radiography. Oral Surg Oral Med Oral Pathol Oral Radiol Endod. 1996 Jul;82(1):94–100.
23. Cederberg RA, Tidwell E, Frederiksen NL, et al. Endodontic working length assessment: comparison of storage phosphor digital imaging and radiographic film. Oral Surg Oral Med Oral Pathol Oral Radiol Endod. 1998;85(3):325–8.
24. Benediktsdottir IS, Hintze H, Petersen JK, Wenzel A. Image quality of two solid-state and three photostimulable phosphor plate digital panoramic systems, and treatment planning of mandibular third molar removal. Dentomaxillofac Radiol. 2003;32:39–44.
25. Mouyen M, Benz C, Sonnabend E, et al. Presentations and physical evaluation of RadioVisioGraphy. Oral Surg Oral Med Oral Pathol. 1989;68(2):238–42.
26. Williams CP. Digital radiography sensors: CCD, CMOS, and PSP. Pract Proced Aesthet Dent. 2001;13(5):395–6.
27. Wallace JA, Nair MK, Colaco MF, et al. A comparative evaluation of the diagnostic efficacy of film and digital sensors for detection of simulated periapical lesions. Oral Surg Oral Med Oral Pathol Oral Radiol Endod. 2001;92(1):93–7.
28. Kitagawa H, Scheetz JP, Farman AG. Comparison of complementary metal oxide semiconductor and charge-coupled device intraoral X-ray detectors using subjective image quality. Dentomaxillofac Radiol. 2003;32:408–11.
29. Tsau JN, Mupparapu M. Reliability of CCD and CMOS (APS) digital sensors compared with D and E-plus-speed films in the detection of dental pathology: an in vitro study. Penn Dent J (Phila). 2001;101:10–1.
30. Hellén-Halme K, Rohlin M, Petersson A. Dental digital radiography: a survey of quality aspects. Swed Dent J. 2005;29(2):81–7.
31. Samei E, Ranger NT, Delong DM. A comparative contrast-detail study of five medical displays. Med Phys. 2008;35(4):1358–64.
32. Samei E, Wright SL. Viewing angle performance of medical liquid crystal displays. Med Phys. 2006;33(3):645–54.
33. Saunders RS Jr, Samei E. Resolution and noise measurements of five CRT and LCD medical displays. Med Phys. 2006;33(2):308–19.
34. Schulze D, Rother UJ, Fuhrmann AW, Tietke M. A comparison of two intraoral CCD sensor systems in terms of image quality and interobserver agreement. Int J Comput Dent. 2003;6:141–50.
35. Nair MK, Nair UP. An in-vitro evaluation of Kodak Insight and Ektaspeed Plus film with a CMOS detector for natural proximal caries: ROC analysis. Caries Res. 2001;35(5):354–9.
36. Kimpe T. Defective pixels in medical LCD displays: problem analysis and fundamental solution. J Digit Imaging. 2006;19(1):76–84.
37. Schulze RKW, Richter A, d'Hoedt B. The effect of wavelet and discrete cosine transform compression of digital radiographs on the detection of subtle proximal caries. ROC analysis. Caries Res. 2008;42:334–9. https://doi.org/10.1159/000151328.
38. Eraso FE, Analoui M, Watson AB, Rebeschini R. Impact of lossy compression on diagnostic accuracy of radiographs for periapical lesions. Oral Surg Oral Med Oral Pathol Oral Radiol Endod. 2002;93:621–5.
39. Farman AG, Farman TT. A comparison of 18 different x-ray detectors currently used in dentistry. Oral Surg Oral Med Oral Pathol Oral Radiol Endod. 2005;99(4):485–9.
40. Farman AG, Farman TT. Extraoral and panoramic systems. In: Miles D, editor. Applications of dental imaging modalities in dentistry. Dent Clin N Am. 2000;44(2):257–72, v-vi.
41. Miles DA. Imaging using solid-state detectors. In: Miles DA, Van Dis ML, (Eds). Advances in dental imaging. Dent Clin N Am. 1993;37:531–40.
42. Webber RL, Messura JK. An in vivo comparison of diagnostic information obtained from tuned-aperture computed tomography and conventional dental radiographic imaging modalities. Oral Surg Oral Med Oral Pathol Oral Radiol Endod. 1999;88(2):239–47.

第 3 章 口内放射解剖学

Antigoni Delantoni, Kaan Orhan

3.1 口内片影像解剖

本章将介绍牙和牙周组织的正常口内影像解剖，包括殆翼片和殆片，基本上都是将图像接收器放在口腔内拍摄的 X 线片（通常称为“口内片”）。自 20 世纪 20 年代以来，口内片一直用于口腔诊断[1]。

选择合适的技术对正确诊断具有重要意义，因此，口内片选择标准的应用非常重要[2,3]。口内片是口腔医生在使用更先进的影像检查技术之前的初步诊断工具[2,3]。

就解剖特征而言，数字传感器和模拟胶片的口内 X 线片是相同的，但直接数字化 X 线摄影的摆位可能会稍有偏差，因为与荧光板和传统胶片相比，直接数字化影像接收器的有效面积较小。

可使用下列口内片：

• 根尖片（采用平行技术或分角线技术拍摄）。

• 殆翼片（采用平行技术或分角线技术拍摄）。

• 殆片，包括上颌和下颌；标准、侧向和轴向。

3.2 根尖片影像解剖

在所有的正常根尖片中都能观察到一些基本特征，如图 3.1 所示[4,5]。

• 牙釉质是人体最坚硬的组织，具有很高的 X 线阻射性，可以观察到它覆盖着牙冠。后牙的牙釉质厚度较大，前牙的牙釉质厚度较小，这也是各组牙齿的 X 线阻射能力不同的原因。

• 牙本质构成牙齿结构（牙齿硬组织）的主体部分，钙化程度低于牙釉质，X 线阻射性也低于牙釉质。牙骨质覆盖在牙根上，具有与牙本质相似的阻射性。牙骨质和牙本质在结构和 X 线阻射性方面基本相同。

• 髓室和根管是牙齿内部的透射结构，由软组织组成。

• 牙周膜由牙周纤维组成，表现为围绕在牙齿周围的一层薄薄的透射线。它由覆盖牙根的牙骨质和牙槽骨硬骨板之间独特的特殊结缔组织组成。

• 硬骨板是牙槽骨紧邻牙周膜的致密骨的一部分，它围绕着牙槽窝，并提供牙齿在牙槽骨的附着面。在图像中表现为一条围

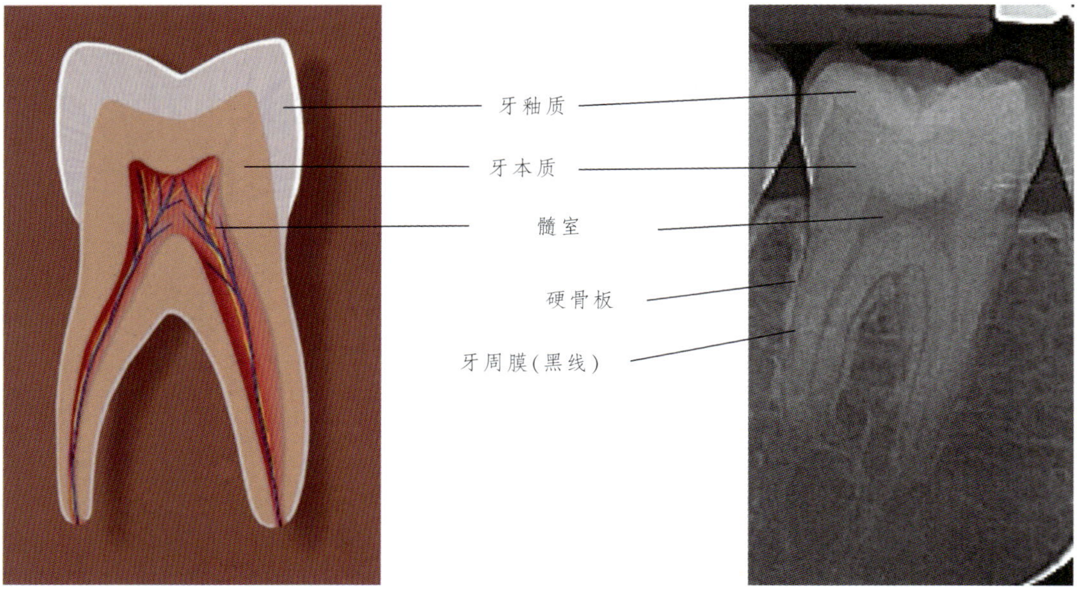

图 3.1　具有基本解剖特征的牙齿示意图和相同解剖结构的 X 线片。

绕牙根的白色阻射线。

需要注意的是,口内片尤其是根尖周区域和牙周的影像,可以提供关于包括牙槽骨高度、牙齿牙周状况和根尖周状况等有价值的信息。

3.3　上颌骨正常影像解剖

根尖片上常见的上颌骨解剖结构如下[4-6]。

3.3.1　前牙

腭中缝(图 3.2)是口腔中左右腭骨或上颌骨之间的骨缝。它位于中线,从牙槽嵴到硬腭后部。X 线片上表现为中线一条细的垂直透射线,位于两个上颌中切牙之间。

前鼻棘(见图 3.2)是颅骨在上颌骨中线的骨性突起,由两块上颌骨融合而成。它是鼻底的最前端及腭中缝的起点,X 线片上表现为 V 形或三角形的骨性阻射影,也可见于上颌中切牙根尖片。

鼻窝或鼻腔(见图 3.2)是位于上颌前牙上方的鼻腔开口。它们被中线分为左右两腔。X 线片上表现为由骨包围的透射性结构,在中切牙根尖片中清晰可见,在侧切牙或尖牙根尖片中部分可见。

鼻中隔或鼻隔膜(见图 3.2)是一个垂直的薄骨性结构,将鼻腔分为左右两腔。在口内片上,它是前鼻棘上方的一条阻射线,在前切牙 X 线片的中线处可见。

下鼻甲或下鼻甲骨(见图 3.2)是位于鼻腔侧壁的涡旋状成对骨(左、右),它是鼻腔中 3 对鼻甲之一,X 线片上表现为轻微的阻射性,位于鼻腔底部。

切牙孔或鼻腭孔(见图 3.2)是硬腭上一个漏斗状开口,位于切牙后方的中线上。它基本上是起自鼻腔底部的鼻腭管的终端。X 线片上表现为两个中切牙根尖部之间最常见的透射影,在根尖周呈椭圆形或圆形。

倒置“Y”形(图 3.3 和图 3.4):倒置“Y”形是描述鼻腔与上颌窦交界处的影像标志,

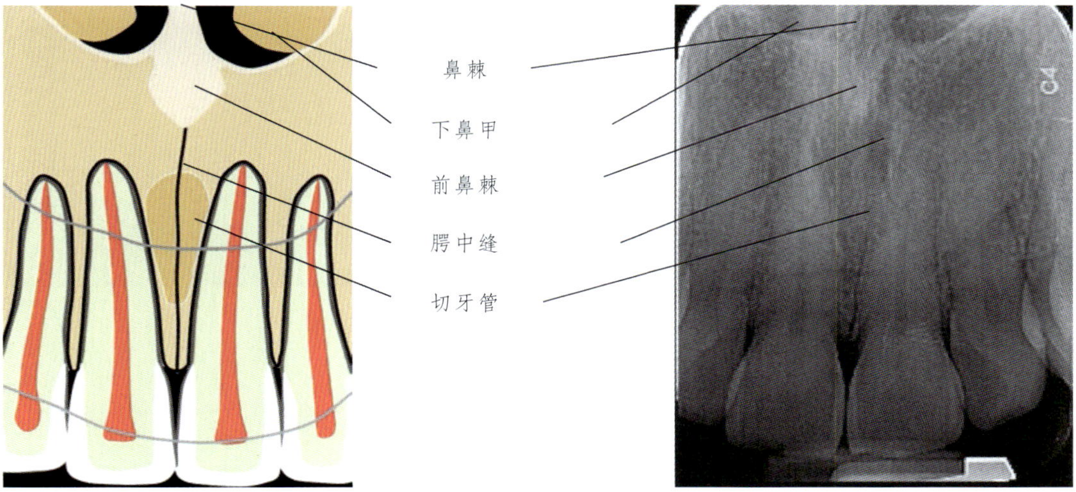

图 3.2　上颌切牙的示意图和相应的 X 线片。

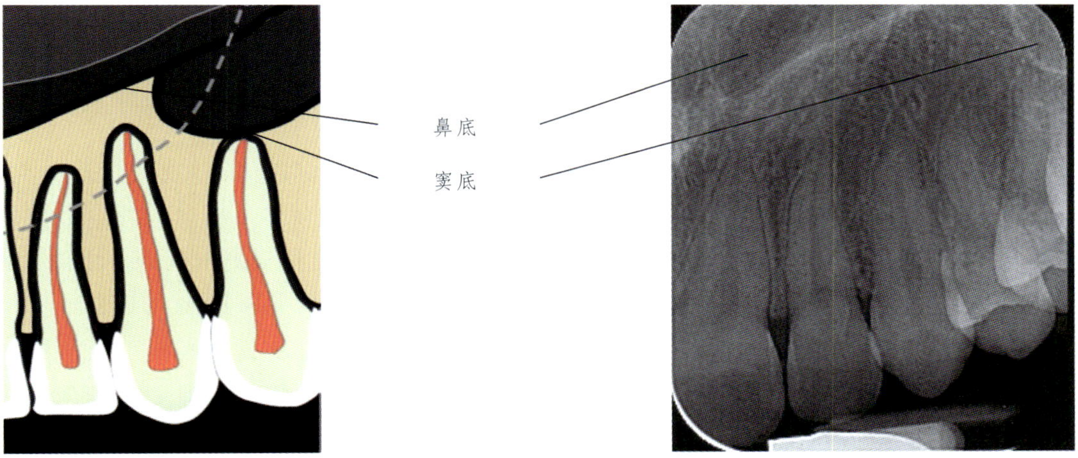

图 3.3　上颌尖牙的示意图和相应的 X 线片。

它们之间的边界形状就像一个倒置的“Y”形，因此得名。根尖周常呈倒置“Y”形，这是左、右前上颌骨的典型影像标志。鼻腔朝向中线，而上颌窦则朝上颌骨的后方延伸，倒置 Y 形通常位于上颌侧切牙和尖牙的区域。

3.3.2　后牙

窦：上颌窦(海默尔窦)位于上颌后牙的口内片中。它是上颌骨内的一个成对的金字塔形窦(鼻旁窦的一部分)，通过漏斗形的上颌窦口引流，然后通过半月裂孔进入中鼻道(见图 3.4)。

上颌窦呈金字塔形，其基底由鼻腔外侧壁构成，顶点指向上颌骨的颧突，下壁由上颌骨牙槽突组成，上壁由眶底组成，后壁形成翼腭窝的前界。

上颌窦有以下几个隐窝：

- 眶下隐窝(上方)。

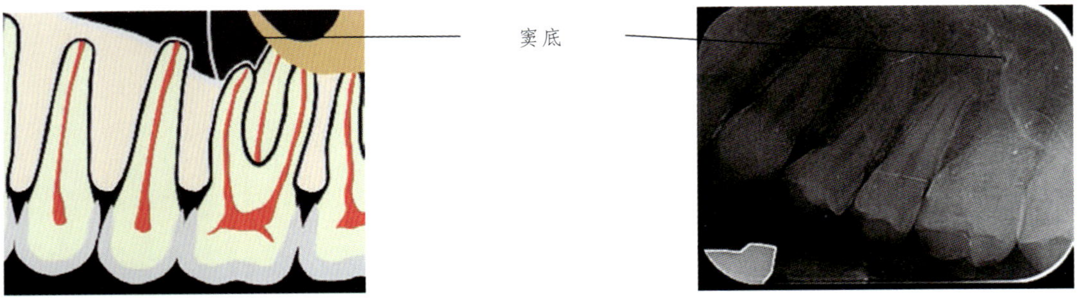

图 3.4 上颌前磨牙的示意图和相应的 X 线片。

• 颧骨隐窝(侧方)。
• 牙槽隐窝(下方)。
• 腭隐窝(牙槽隐窝的可变性延伸)。

与其他鼻旁窦一样,上颌窦的大小也各不相同。

大的上颌窦可以延伸到上颌骨牙槽突,以至于磨牙的牙根可以伸进上颌窦。与其他鼻旁窦不同,上颌窦的开口在其上端。

颧骨:它附着于上颌骨后部的左右两侧,颧骨呈四边形且后部宽,它与上颌前磨牙和磨牙根尖重叠(图 3.5)。

颧突:颧突是一个阻射性的 U 形结构,是颧骨与上颌骨相连的位置。上颌骨的颧突是颧骨的最前方,它朝向中线,而颧骨向后延伸远离中线。颧突也可见于上颌前磨牙和磨牙根尖周,通常与其他区域重叠,使疾病诊断更加困难(见图 3.5)。

上颌结节:上颌结节是上颌骨牙槽突的圆形末端,它是上颌骨后部最后一颗牙齿的后面部分。上颌结节呈阻射性影像出现在双侧上颌磨牙根尖片上,也经常出现在上颌前磨牙根尖片上, 在磨牙翼片上也能看到。该结节向上弯曲,使上颌骨呈“微笑”状(图 3.6)。

翼板:内/外翼板位于上颌结节后方,它们投射出的图像就像一个从上颌结节向后延伸的薄骨翼,这种双侧阻射性影像偶尔会出现在上颌磨牙根尖片上(见图 3.6)。

翼突:翼突是从翼内板向下延伸的一个细小的指状或钩状骨突起,这种双侧阻射性影像偶尔会出现在上颌磨牙根尖片上(见图 3.6)。

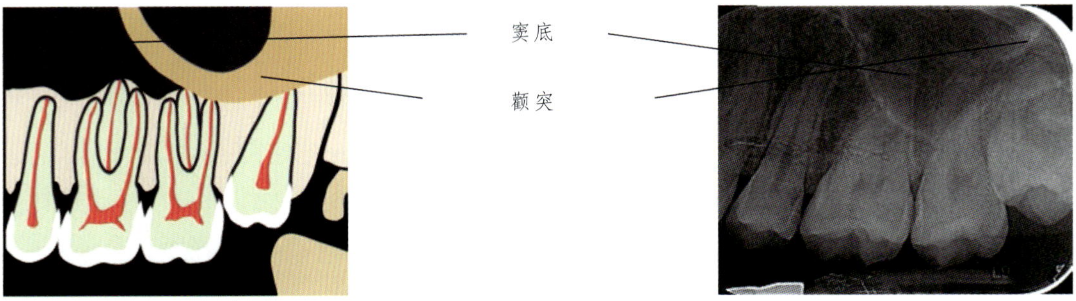

图 3.5 上颌磨牙的示意图和相应的 X 线片。

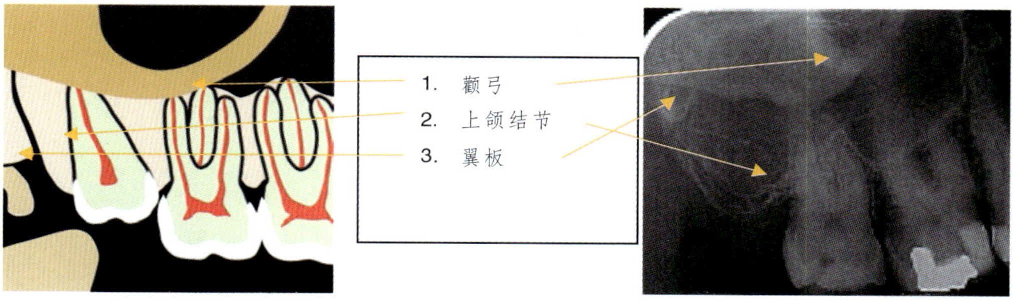

图 3.6 上颌智齿的示意图和相应的 X 线片。

3.4 下颌骨正常影像解剖

根尖片上常见的下颌骨解剖结构如下[4-6]。

3.4.1 前牙

颏结节或颏粗隆(又称颏棘或颏突起)是下颌骨中线舌侧的一个或两个骨突起,位于下颌前牙根尖之下。对颌面外科医生、修复医生、影像医生和全科医生来说,它们是重要的解剖标志点。颏结节是颏舌肌和颏舌骨肌的一个附着点(图 3.7)。

X 线片上,它通常在下颌切牙根尖水平形成环状阻射性结构。从侧面看,它可以与下颌骨颊侧的颏棘重叠(见图 3.7)。

舌孔:下颌骨舌侧的一个开口。它位于中线,有舌动脉和神经通过。在下颌前牙的根尖部中线的位置可见舌孔,呈透射性影像。通常我们可以观察到它周围的一个小的阻射性结构,即颏结节(见图 3.7)。

颏窝:它是位于下颌骨唇侧的骨凹陷。因其外观呈弥漫性,所以它并不总存在(见图 3.7)。

颏嵴:倒"V"形阻射影,是下颌骨前部唇面的骨性突起(见图 3.7)。

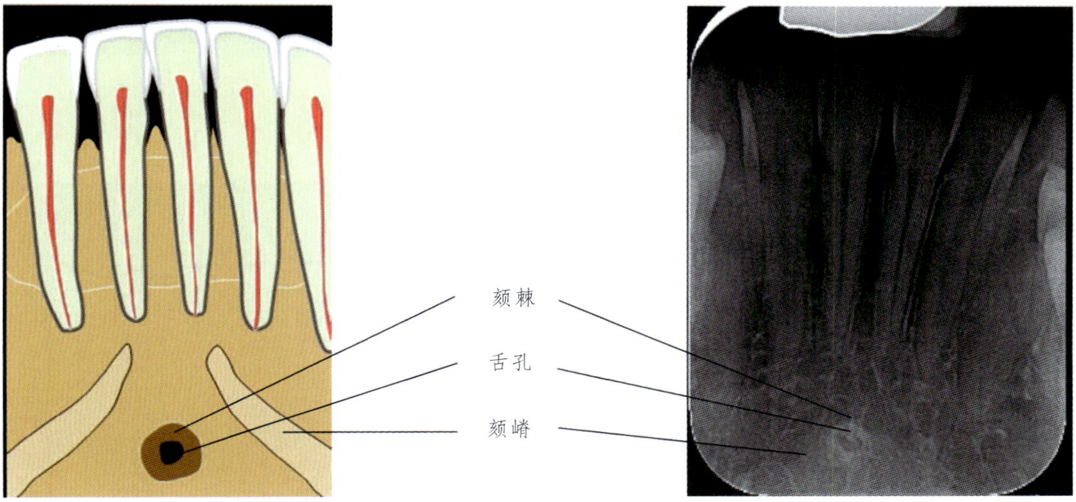

图 3.7 下颌切牙的示意图和相应的 X 线片。

3.4.2　后牙

颏孔：它是下颌骨的主要解剖标志，位于双侧下颌管前端，内有颏神经和血管穿过，表现为前磨牙根部下方透射性结构，应与前磨牙根尖周病变鉴别诊断（图 3.8 和图 3.9）。

下颌管：它是下牙槽神经在下颌骨内的通路。它起自下颌支，从内侧和舌侧延伸至颊侧和外侧，再延伸至颏孔。它在前磨牙和磨牙根尖片上都很容易观察到（见图 3.8 和图 3.9）。

下颌下窝：它是下颌骨体舌侧的凹陷，位于两侧内斜线或下颌舌骨线下方，下颌下腺位于此处。下颌前磨牙和磨牙根尖片上可见下颌下窝，该结构也被称为下颌下腺窝或下颌窝。

3.5　外斜线和内斜线

外斜嵴或外斜线是位于下颌骨外侧的下颌升支骨性前缘。它位于磨牙后区域，在 X 线片中比内斜线更常见。内斜嵴位于下颌磨牙后区的舌侧，它是阻射性的，从轮廓清晰到几乎观察不到。它位于外斜线下方或平行于外斜线，是下颌舌骨肌的附着点（图 3.10）。

下颌骨下缘：它是一条阻射性的致密

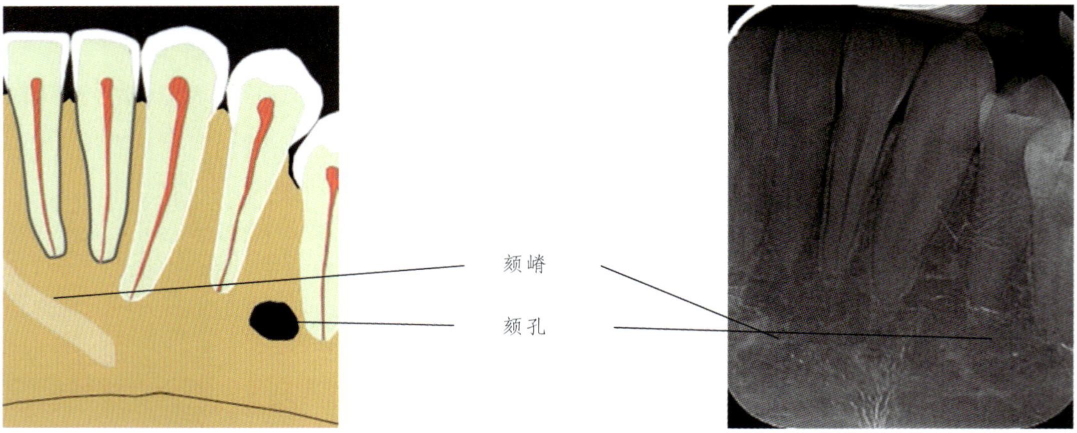

图 3.8　下颌切牙的示意图和相应的 X 线片。

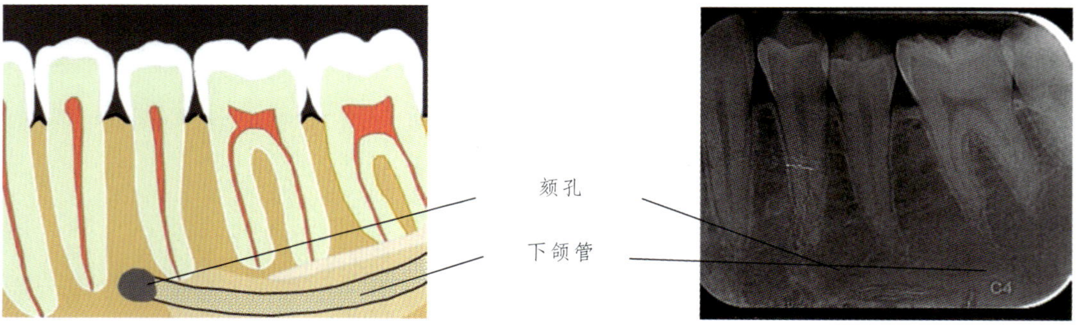

图 3.9　下颌前磨牙的示意图和相应的 X 线片。

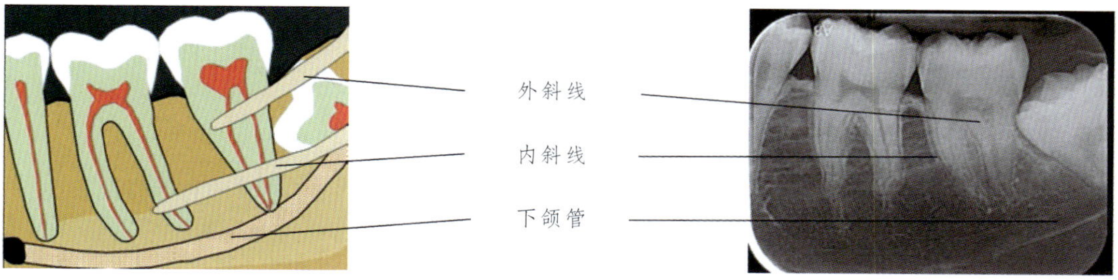

图 3.10　下颌智齿的示意图和相应的 X 线片。

骨带，是下颌骨的下缘。

为了使本章更完整，下面这些图片显示了口内片中不常见的解剖特征（图 3.11 至图 3.17）。

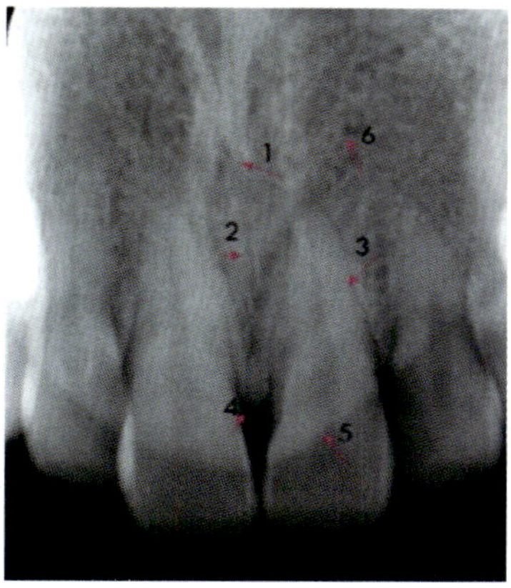

1. 前鼻棘
2. 腭中缝
3. 根尖部硬骨板
4. 牙槽嵴部硬骨板
5. 软组织外形(鼻)
6. 骨小梁

图 3.11　采用分角线技术拍摄的上颌前牙 X 线片，显示了许多用平行技术不易观察到的特征。

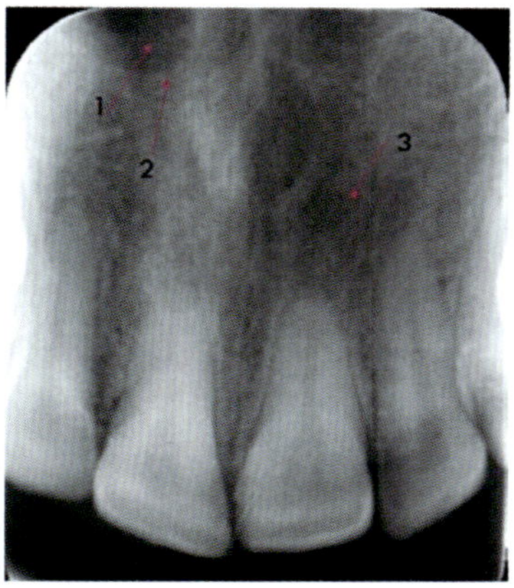

1. 鼻腔
2. 鼻腔下界
3. 鼻腭管

图 3.12　采用分角线技术拍摄的上颌前牙 X 线片，显示了使用平行技术不容易看到但在分角线技术中经常出现的特征。

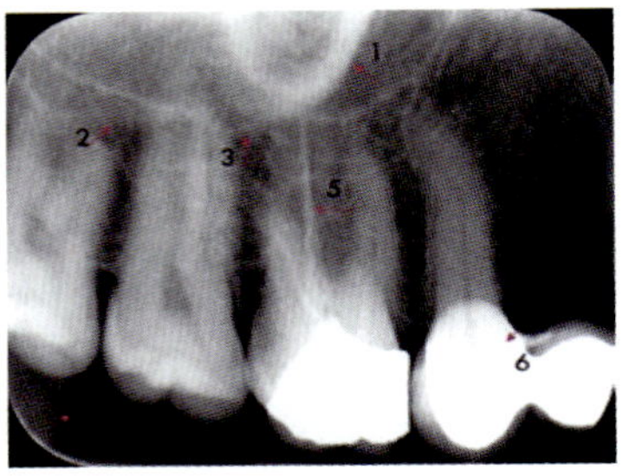

1. 颧突
2. 颧弓
3. 上颌窦底壁
4. 喙突
5. 根管充填材料
6. 瓷修复体

图 3.13 采用平行技术拍摄的上颌后牙 X 线片，很好地显示了上颌窦和颧弓成像之间的差异。

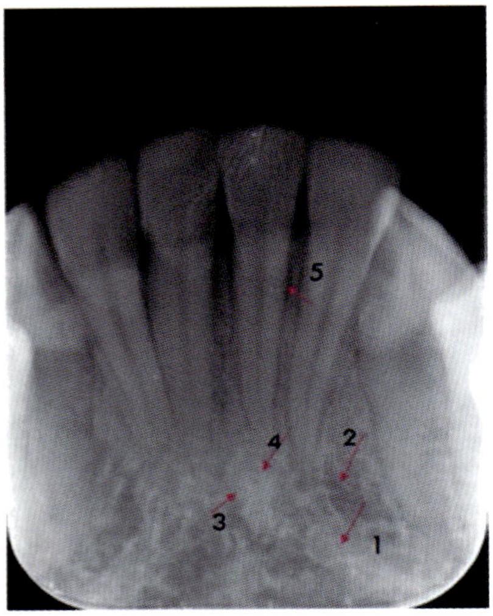

1. 颏嵴
2. 营养管
3. 颏结节
4. 舌孔
5. 牙周膜间隙

图 3.14 下颌前牙区的 X 线片清晰显示了该区域的解剖标志。

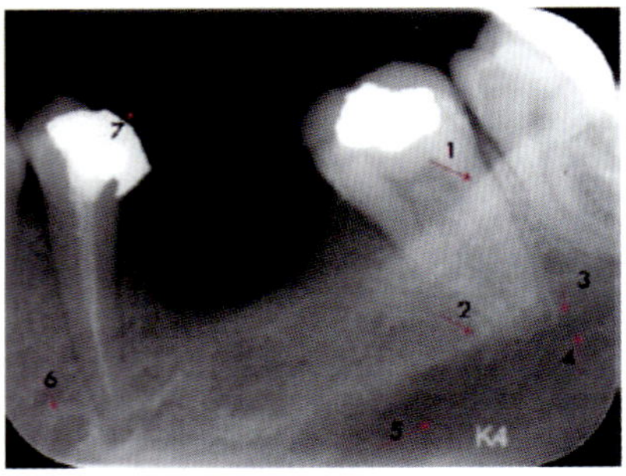

1. 外斜线
2. 内斜线
3. 下颌管上缘
4. 下颌管下缘
5. 下颌下窝
6. 颏孔
7. 牙修复体

图 3.15 下颌后牙区的 X 线片清晰显示了下颌内斜线和外斜线。

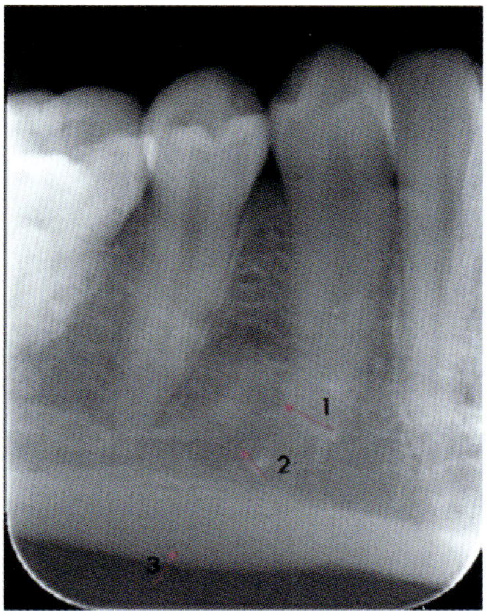

1. 颏孔
2. 下颌管
3. 下颌骨下缘

图 3.16 下颌前磨牙区的 X 线片清晰显示了下颌骨下缘，这是将胶片深入口腔底部直至骨质边缘观察到的。

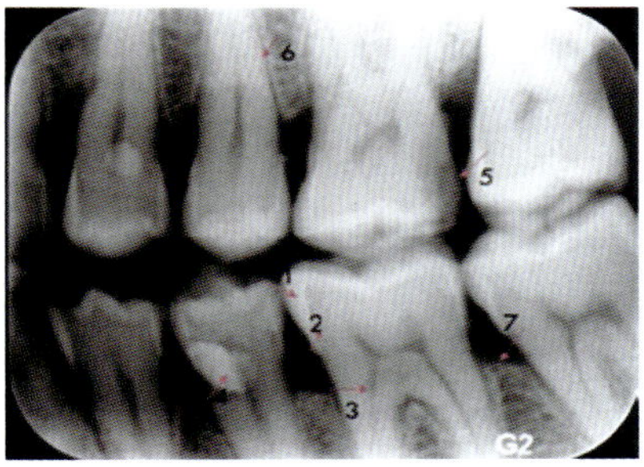

1. 牙釉质
2. 牙本质
3. 牙髓
4. 牙科修复材料
5. 龋齿
6. 根部硬骨板
7. 牙槽嵴部硬骨板

图 3.17 典型的翼片上能看到的所有解剖特征。

(邢向辉 王铁梅 译)

参考文献

1. McCormack FW. A plea for a standardized technique for oral radiography, with an illustrated classification of findings and their verified interpretations. J Dent Res. 1920;2:467.
2. Brooks SL. A study of selection criteria for intraoral dental radiography. Oral Surg Oral Med Oral Pathol. 1986;62(2):234–9.
3. Brooks SL, Cho SY. Validation of a specific selection criterion for dental periapical radiography. Oral Surg Oral Med Oral Pathol. 1993;75(3):383–6.
4. Berry HM. VIII. Mandibular intraoral radiographic anatomy. In: Radiologic anatomy of the jaws. Philadelphia: University of Pennsylvania Press; 2018. p. 77–90.
5. Sadrameli M, Mupparapu M. Oral and maxillofacial anatomy. Radiol Clin North Am. 2018;56(1):13–29.
6. Atchison KA, White SC, Flack VF, Hewlett ER, Kinder SA. Efficacy of the FDA selection criteria for radiographic assessment of the periodontium. J Dent Res. 1995;74(7):1424–32.

第 4 章

曲面体层摄影的基本原理

Kaan Orhan，Antigoni Delantoni

4.1 曲面体层摄影

1904 年 Bouchacourt 提出了在一张胶片上同时显示上下颌牙弓的构想。他的想法是将胶片放在口腔外，当 X 线穿过口腔内部到达到胶片时便可以获得上下颌牙弓的图像。后来，在 1949 年，通过 Yrjo V. Paatero 教授的努力，这一构想发展成了曲面体层摄影技术[1]。

曲面体层摄影技术能够以最小的几何变形和重叠，使上下颌牙弓和邻近解剖结构一次成像[2]。它可以同时显示全口牙齿和颌骨，可包括眼窝上部 1/3、上颌窦、下颌骨和颞下颌关节等[1](图 4.1)。

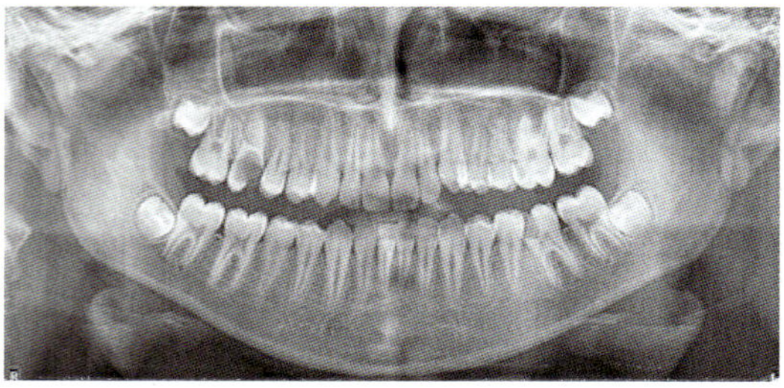

图 4.1 曲面体层片显示全部上颌骨、下颌骨、牙列及颌面部。

4.2 曲面体层 X 线机

根据旋转中心的数量和 X 线位置，曲面体层 X 线机分为单旋转中心、双旋转中心、三旋转中心和连续旋转中心 4 种基本类型[3](图 4.2)。

4.2.1 单旋转中心

这种技术是根据颌骨的形状将胶片盒制成弧形。射线源固定，并发出非常细的射线束。患者和胶片在射线束对面以相同的速度旋转，但旋转方向相反。通过窄射线束位移在胶片上获得上下颌图像[1]。

在此技术中，由于单一旋转中心是在牙弓被认定为一个圆形的前提下设计的，但实际上颌骨形态并不能用一个圆形来代表，因此这种技术曲面体层片会产生大量变形[3]。

4.2.2 双旋转中心

该技术基于曲面断层成像，也可用于平面。患者头部固定，X 线球管和胶片盒围绕患者头部旋转[1]。在该装置中，牙齿曲线的左右两侧被视为一个圆的不同部分，形成 2 个独立的旋转中心[3]。第一个旋转中心位于右

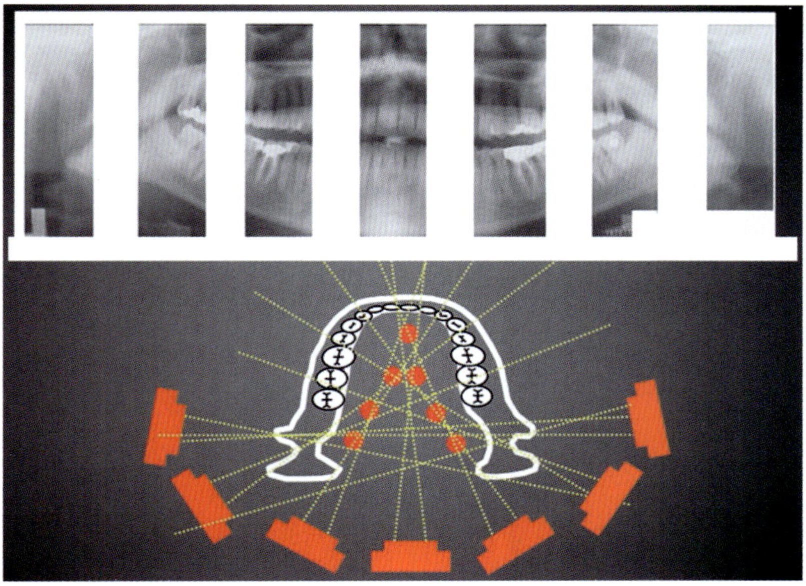

图 4.2　曲面体层 X 线机的发展。(Courtesy of Prof. Dr. Dobó-Nagy Csaba)

磨牙区域,X 线球管和胶片盒围绕患者头部旋转,在胶片上形成左侧至中线的影像。同时,X 线自动中断，患者的座椅向右移动 7.5~10cm,形成第二个旋转中心,中心射线束入射点移至患者颈椎左侧,X 线球管和胶片盒再次开始移动。

颏部右侧图像是从后面获得的,运用这种技术所获得的图像中,牙弓侧面部分形成的图像较为理想。由于 X 线球管移动到颈椎后方时暂时中断了 X 线束,因此,图像中间是空白的。可以保持图像原样,或者切掉中间空白部分,将两侧图像合并[1]。

4.2.3　三旋转中心

上下颌牙弓的直径后部区域较大,前部区域较小。因此,形成了 3 个独立的旋转中心，分别对应 2 个后部区域和 1 个前部区域。颈椎与前磨牙区之间为前部分,每部分都有一个旋转中心。通过这 3 个独立区段的检查,获得从一侧髁突到另外一侧髁突的连续图像[3]。采用特制的头颅固位器,将患者的头部固定,X 线球管和胶片盒围绕患者头部按比例旋转,胶片盒也绕自身旋转[1]。

在 X 线球管和胶片架分别放置狭缝形铅准直器,缩小了 X 线束,使 X 线中心射线束以垂直射线束形式到达胶片[3]。当 X 线机启动时,X 线球管和旋转中心在患者右侧，胶片盒在左侧。从患者左侧开始获得图像，向中线延伸。当中心射线束到达左侧尖牙时,旋转中心改变,第二个旋转中心在两侧尖牙之间的中点,围绕此中心旋转时,胶片上获得两侧尖牙之间区域的图像。当中心射线束到达右侧尖牙时，旋转中心再次改变，第三个旋转中心在左侧第三磨牙周围,获得从右侧尖牙到右侧颞下颌关节上部区域的图像[1]。

4.2.4　连续旋转中心

通常情况下,牙齿以半椭圆形的方式排列在颌弓中,因此,可以选择椭圆形的旋转中心,其被称为椭圆轨道曲面体层摄影。这种系统尽可能减少了相邻牙齿之间的重叠[3]。

现在首选连续旋转中心的曲面体层X线机，而不是多旋转中心的设备。连续旋转中心优化了图像层的形状，显示了牙齿、硬骨板及颌骨。旋转中心从患者的身体右侧靠近下颌骨舌侧开始，在患者后方继续运动，到颈部时可观察到中线，然后继续完成另一侧颌弓矢状面的成像[4]（图4.3）。

4.3 曲面体层摄影适应证

曲面体层摄影适应证包括以下几点。

- 初步诊断。
- 综合评估上、下颌骨。
- 外伤。
- 智齿的定位。
- 已知或可疑的较大颌骨病变。
- 混合牙列期的牙齿发育检查。
- 颞下颌关节疼痛。
- 不能耐受口内片检查的患者。

曲面体层摄影有许多优点，包括时间短、患者接受度和配合度高、全面覆盖牙弓和相关解剖结构（曲面体层片比全口口内X线片可观察到更多的解剖结构）、操作简单，以及患者辐射剂量低。

曲面体层摄影的辐射剂量是长圆锥形遮线筒和E+胶片的全口口内X线片检查的1/10，辐射剂量是长圆锥形遮线筒和E+胶片4次殆翼片检查的1/4。

与全口口内X线片相比，患者容易理解和接受曲面体层片，医生更容易向患者解释诊断结果和治疗方案。

曲面体层片是开口受限或外伤患者的极好检查方法，因为这些患者无法张大口，而拍摄曲面体层片不需要张大口。它可以在一张胶片上显示多种结构，这是其他影像学检查方法无法达到的。

在这种情况下，不要求口内片的高分辨率和细节，曲面体层摄影还常用于需要进一步检查时的初步评估[5]。

尽管曲面体层摄影是传统断层摄影技术的曲线变体，但它的工作原理是在一个称为中心点或图像层的平面周围，有一个与X线源运动相反的图像接收装置[5]。传统X线摄影焦点和胶片之间的所有物体都在胶片上以2D形式显示，因此，不同层面结构的图像相互重叠。

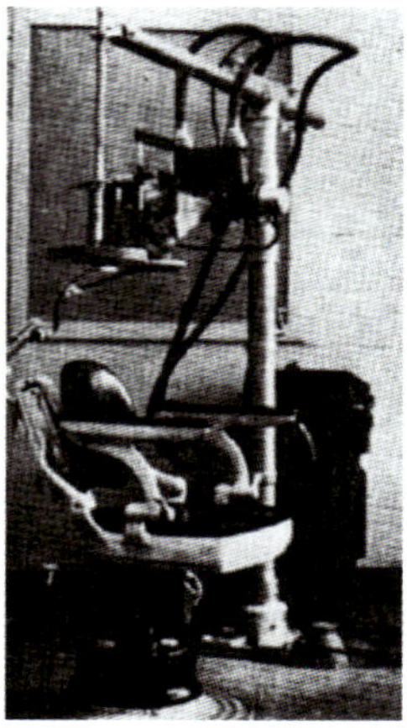

1952年，Paatero

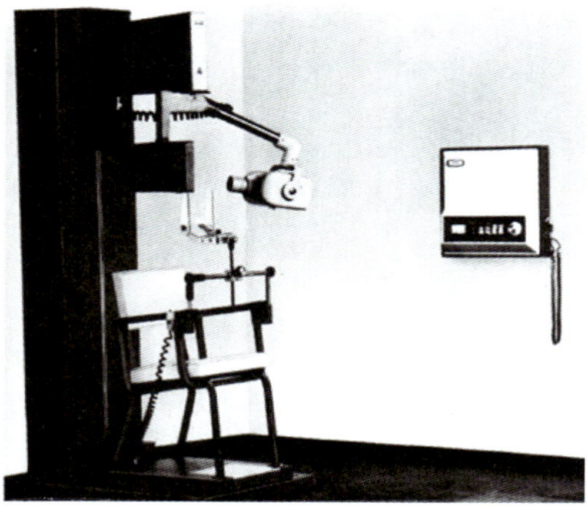

1960年

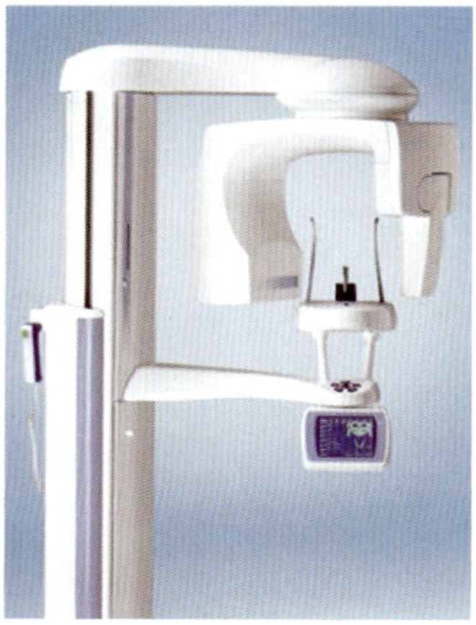

2010年

图4.3 连续旋转中心的曲面体层X线机。

在断层摄影中，不同层面结构的图像不会重叠，只检查需要成像的层面，该层面前方和后方结构的图像都变得模糊。

图像层是位于射线源和图像接收装置之间的一个看不见的空间层。图像层是一个 3D 的“焦点槽”，必须将牙列和相关结构放置在该层内，才能在曲面体层片上清楚显示[1]，位于该层之外的结构显示模糊、放大、变小或变形[5]。

4.4 曲面体层摄影技术

4.4.1 图像层（焦点槽）

图像层是射线源和图像接收装置之间的一个不可见层面。图像层是一个 3D 的“焦点槽”，牙列和相关结构必须放置在该层内，才能在曲面体层片上清楚显示。

位于该层之外的结构显示模糊、放大、变小或变形[6]（图 4.4）。

4.4.2 投影几何

投影几何解释了焦点大小和位置对图像清晰度、失真和放大率的影响[5]。

4.4.2.1 图像分辨率

分辨率用来描述两个不同密度场之间边界的清晰度。虽然图像的清晰度和分辨率有不同的特性，但它们受相同几何变量的影响。为了临床诊断正确，X 线摄影应在高分辨率和优化的条件下进行。

为了不损失分辨率并提高图像质量，应从以下几个方面调整。

- 焦点：口腔科 X 线设备的焦点应 ≤1mm。焦点越大，图像越不清晰。
- 物体–焦点之间的距离：物体与焦点之间的距离越远，图像模糊程度越低。
- 物体和胶片之间的距离：物体与胶片

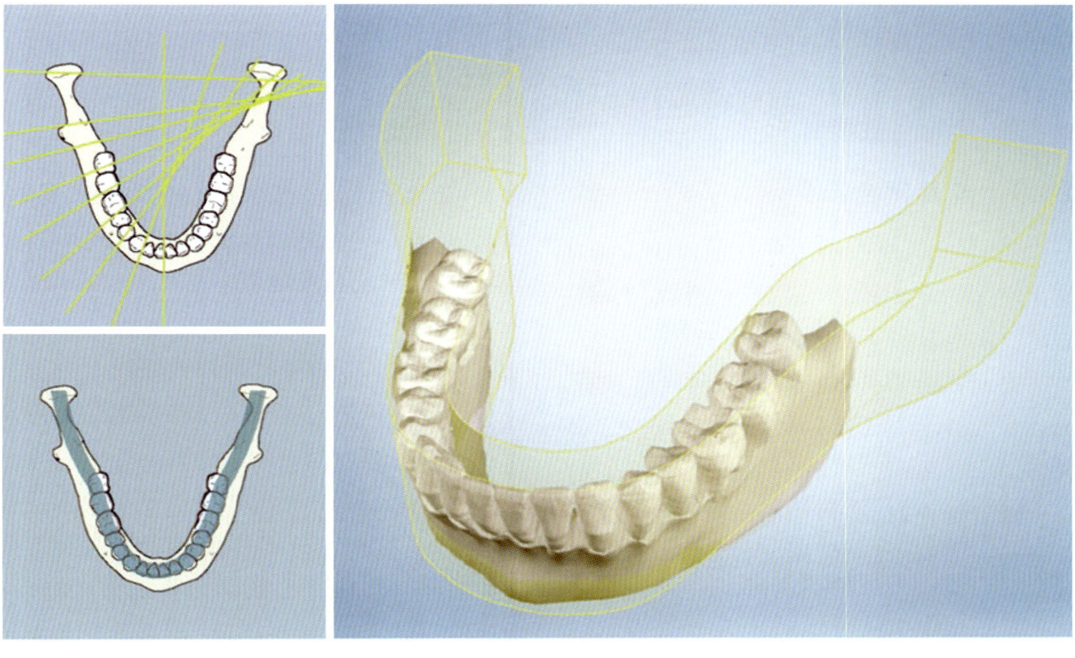

图 4.4 焦点槽图。

之间的距离越短,图像清晰度越高[1]。

4.4.2.2 失真

失真是同一物体的不同位点被放大的结果。这是因为物体的各个部分与焦点之间的距离都不相等。这会导致以下两种失真现象。

• 缩短:由于物体的各个部分与胶片之间距离增大。

• 放大:当X线中心线穿过物体而没有垂直照射到胶片上时,会发生拉长现象。

最小化失真方法:

• 胶片应平行于物体的长轴。当胶片和牙齿的长轴平行时,图像的失真最小。

• X线中心线垂直于胶片和物体。胶片和物体是平行的, 如果X线中心线不垂直,图像就会失真。如果X线水平方向垂直但有垂直向角度,牙的腭根就会比颊根长[5]。

4.4.3 数字系统探测器

数字成像是一种无胶片成像系统。与传统成像系统不同,它不需要胶片和显影定影液。它采用传感器和计算机成像方法在计算机屏幕上即时生成图像。

4.4.3.1 电荷耦合器件

1987年首次应用于牙科的口内成像系统由Frances MOUYENS博士创建,Trophy公司首次将其投入商业应用。

电荷耦合器件(CCD)使用薄硅层,通过该硅层记录图像,硅晶体排列在同一个像素内。

辐射曝光时,硅原子间的键被破坏并形成电子间隙对,这些间隙的数量直接与射线量成正比。

由此产生的电子随后转移至设备的阳极,在这里形成电子包,称为电荷或电荷包。每个电荷包对应一个像素。在这里,由每个像素(矩阵中的一个像素)组成的电荷包形成潜像。像素一个接一个地依次转移,形成图像。当电荷(负载)到达末端时,放大器会收到一个读数,并作为电压传输给模拟数字转换器。

对于曲面体层摄影,已有几个像素、宽的CCD被生产出来,包括线性排列,或一个密集像素长度(一排)。

4.4.3.2 互补金属氧化物半导体

互补金属氧化物半导体(CMOS)是消费类摄像机的基础。这些探测器是硅基半导体,在技术上,像素电荷的处理方式与CCD不同,传感器中的每个像素通过晶体管直接连接到相邻像素。

与CCD相同,X线产生的电子间隙取决于射线量,这些电荷包以小电压形式转移到晶体管上。它和CCD一样感应、读取每个晶体管上的电压,然后分配一个灰度值。如今,CMOS被广泛应用于芯片和摄像机探测器,而且价格低[5]。

4.4.3.3 荧光板系统

光激发荧光板吸收并储存X线的能量,然后在另一种合适波长光的刺激下,会以光(磷光)的形式释放能量。

物体吸收的X线量与发射出的荧光量成正比,荧光板的材料是含铕的氟化钡。

荧光板与钡、碘、氯、溴等金属结合形成晶格, 在这种结构中添加铕会形成一个空间。当X线照射时,铕中的电子吸收能量并被转移。这些电子迁移到附近的卤素空间(称为f中心),进入氟卤化物晶格,并以一种可转移的状态留在那里。留在此处的电子数与X线量成正比增加, 并形成潜像。以

600nm 红光激发，会释放出氟卤化钡电子，电子返回铕，在此过程中，释放出 300~500nm 的绿色光谱能量。光电倍增管捕获该能量，并将光能转换为电能，所产生的电压与来自潜像的光的强弱有关。电压信号通过模数转换器数字化并显示为数字图像[5]。

荧光板系统（PSP）可用于曲面体层摄影，最常用的 PSP 系统如下。

- 固定扫描系统：这些系统优先采用有多功能分离系统的反射红色激光，系统内部有一面镜子，当镜子旋转时，激光穿过荧光板，荧光板边移动边扫描。
- 旋转板系统。
- 光子收集系统：此系统中，扫描仪的激光束旋转，而不是荧光板。它的分辨率高达每毫米 20 线对（lp/mm），16 比特，可实现技术目标约 65 000 灰度、每毫米 40 线对[5]。

4.4.3.4 平板探测器

平板探测器主要应用在医学领域，目前已常规用于口外片影像设备。这些探测器有更大的矩阵区域，像素尺寸 < 100μm。它们可用于较大部位的检查，尤其是头颈部。

在这些探测器中，X 线敏感材料的选择有两种。间接探测器对可见光敏感，用于将放大的 X 线能量转换为光。这种探测器厚度有限，厚屏幕的显示尺寸小，由于吸收了较多光子，图像清晰度降低。

这种材料类似于硒硅，其原子序数高于同类材料。原子序数越高，吸收 X 线越有效。

由电场效应（硒照射过程中）释放的电子直接被转移到位于底部的薄片探测器。硒通常用于直接检测器，其分辨率非常高，但效率低于间接检测器。电能与 X 线强度成正比。采用适当的行和列，能量被处理并转化为图像。这种系统较昂贵，但它用于专门的影像程序或设备，如数字曲面体层 X 线机和 CBCT[5]。

4.4.4　数字探测器特点

4.4.4.1 密度分辨率

密度分辨率指图像的密度差异。这取决于被投照物体的 X 线吸收特性、图像接收器容量、计算机显示信息能力，以及阅片人读取信息能力。

目前的数字探测器可以捕获 8-10-12 或 16 位深度的数据。由于位深是 2 的倍数，理论上探测器可以捕捉 65 536 个不同密度的数据。但在实际应用中，其捕捉的实际数量受到图像形成误差的限制，这种误差称为噪声。不管探测器能捕捉多少灰度差异，传统的计算机显示器只能显示 8 位灰度，因此，显示器上能观察到的密度是 256。

还有另一个局限性，即使在良好的条件下，人肉眼也只能最多分辨 60 个灰度级。如果图像不合格，会低于 30 个灰度级。

4.4.4.2 空间分辨率

空间分辨率是分离精细细节的能力。从理论上讲，数字成像系统的像素尺寸限定了分辨率。

目前，CCD 的最高分辨率为 20μm。在 20μm/像素的条件下，可以达到约 25lp/mm。肉眼无须放大即可轻松分辨 6lp/mm。传统口内胶片上分辨率可达到 20lp/mm。而目前的数字系统分辨率只能达到 8~12lp/mm。

4.4.4.3 探测器敏感性

探测器的敏感性是对低辐射做出反应的能力。数字接收器的敏感性没有完全标准化，它受多种因素的影响，探测器的效率随像素尺寸和系统图像而变化[5]。

4.4.4.4 图像处理

图像处理是对数字图像进行增强、分析、处理和修改的过程。口腔数字成像有多种处理方法，部分可以通过图像处理软件自动进行，其他的则由操作人员控制。

4.4.4.5 图像存储

在牙科使用口腔数字图像需要有图像存档和检查系统。最简单的图像存储方法是用磁盘。然而，问题在于以何种格式和方式存储图像。通常数字图像的大小从 200kB 到 6MB(口外图像)不等，这些数据的存储并非易事。然而，重要的问题是要防止删除或修改软件的原始图像数据，因为数字图像是以数字格式存储的。并不是所有的软件都能做到这一点，因此，需要制订一项标准。图像一般用硬盘、CD 和 DVD 存储。

4.4.4.6 图像压缩

图像压缩的目的是降低图像大小(用于存档和传输)。这是一个比较棘手的问题，尤其在那些需要存储口外片图像的繁忙口腔诊所，因为存储数据会占用大量空间。压缩是指在不损失图像信息的情况下对数据进行有意义的压缩。压缩方法分为有损压缩和无损压缩。无损压缩方法不会损失图像数据。许多压缩技术都利用了去除图像中多余部分的优势。它创建了相同但更简单的区域。无损压缩的最大压缩比通常为 1:1。然而，在有损压缩中，图像数据被压缩得更多。

研究表明，这些压缩通常不会影响图像质量。尚未发现 12:1 和 14:1 压缩有明显的影响，尤其在龋病诊断方面。在牙髓治疗中，对根管长度计算，25:1 压缩图像的诊断率与未压缩的图像相同。一般来说，最简单的压缩技术是 JPEG 压缩方法。除此之外，JPEG 2000 格式也是一种图像压缩技术，主要区别是它可以防止 JPEG 压缩值较高时出现模糊现象[5]。

4.5 曲面体层摄影的主要问题

曲面体层摄影的优点：

- 全面显示颌面骨和牙齿。
- 最小辐射剂量。
- 患者摆位方便。
- 为患者检查提供便利。
- 适用于张口受限患者。
- 整体相对时间短。
- 有助于向患者解释病情。

曲面体层摄影的缺点：

- 与口内片相比，图像质量较低。
- 软组织和气道产生阴影。
- 重影和伪影。
- 变形失真和放大。
- 较长时间连续曝光。

此外，因曝光时间长，曲面体层摄影的主要缺点是不适合 5 岁以下儿童和残疾人[4]。另一个缺点是前磨牙邻面重叠。有时颈椎重叠掩盖了牙源性病变，尤其前牙区。

4.6 患者摆位

患者摆位对曲面体层片非常重要。为了获得可用于诊断的曲面体层片，应准确摆位患者，将他们的头放在焦点槽上，牙齿和颌弓一定要在图像层内，这样获得的图像失真最小[1]。

如果患者佩戴眼镜，应要求其摘掉眼镜，以及所有首饰和其他金属物品[4]。机器设置为曲面模式后，将患者颏部放在颏托上，使患者的眼耳平面与地面平行，正中矢状线位于颏托中间[1]。告知患者前牙咬在咬合杆凹槽上，然后嘱患者闭唇吞咽，并将舌抵在上腭[6]。患者头部置于头颅定位支架上后，嘱患者双足向前迈一步，并用手握住机器的手柄，这种姿势被称为滑雪姿势[1]。嘱患者曝光时将舌放在硬腭上，保持不动[4]（图 4.5）。

4.6.1　曲面体层摄影中的常见错误

定位误差不仅仅是患者或操作人员的原因，因此，需要为患者提供便利的定位设备。

投照时，如果患者的舌未与上腭接触，就会形成一条透射带，遮挡上颌牙根尖，导致漏诊上颌根尖周病变、牙根吸收和非牙源性病变等[7]（图 4.6）。

如果患者前牙咬在咬合杆的位置太靠前，咬合杆缺口在口腔内，则上、下颌弓和牙齿都在图像层之外。在这个位置拍摄的 X 线片时，前牙全部都是模糊的，前磨牙相互重叠（图 4.7）。如果患者前牙咬在咬合杆的后面，前牙也模糊，牙也会变宽[1]（图 4.8）。

当患者头倾斜过低时（图 4.9），咬合面过度倾斜，下颌前牙根尖模糊，髁突间距离变小，有时无法描绘出髁突头，后牙接触面重叠[7]。

当患者头过度后仰时（图 4.10），上颌切牙位于图像层之外，切牙显示模糊不清。因为硬腭与牙根相重叠，在上颌牙根尖区形成线状阻射影。此外，髁突向胶片边缘突出。

如果正中矢状线偏离中线，向右或向左，即头部向右或向左转动，那么一侧牙齿和颌弓的影像会比对侧宽（图 4.11）。投照时，患者的颈部应充分伸展，保持滑雪姿势。如果不采取这种体位，就无法避免颈椎的重

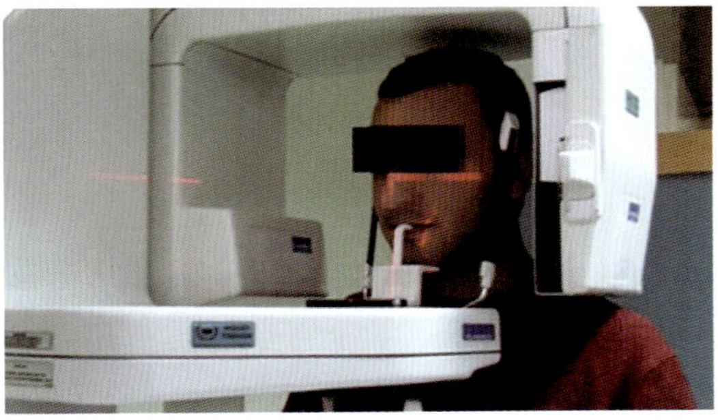

图 4.5　曲面体层摄影患者正确摆位图。

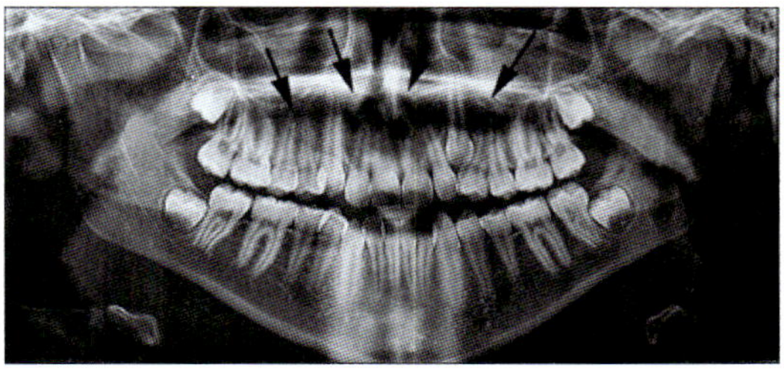

图 4.6　图片显示患者的舌未与上腭接触，导致上颌牙根尖处形成一条透射带（箭头所示）。

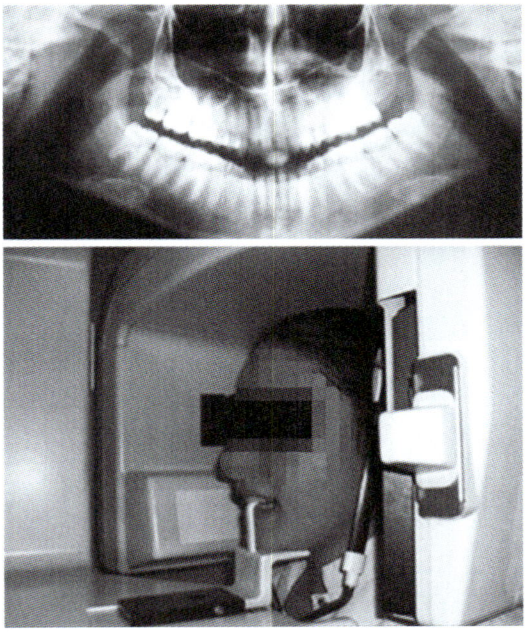

图 4.7　患者前牙咬在咬合杆前面，咬合杆的缺口位于口腔内，上、下颌牙弓和牙齿都在图像层之外。这个位置拍摄的 X 线片，前牙全部都是模糊的，前磨牙相互重叠。

影，图像中间会出现阻射影（图 4.12）。患者摆位后，曝光时不能运动。如果患者运动，X 线片上会出现不规则形状[1]。

4.6.1.1 重影

重影多源于以下结构：

- 颈椎。
- 下颌骨体、下颌升支及下颌角的对侧影。
- 硬腭[4]。

实际上，许多重影来源于正常的解剖结构。虽然无法防止某些解剖结构产生重影，但大多数重影是可以消除或减少的。最常见的是下颌切牙区颈椎重影。为防止出现这种重影，患者在投照时应保持颈部伸直。如果患者弯腰、驼背，X 线将穿过颈椎，在下颌切牙区形成阻射影[4]。

所有珠宝首饰，尤其耳环的原子密度很高，并且通常位于成像层之外，因此会形成

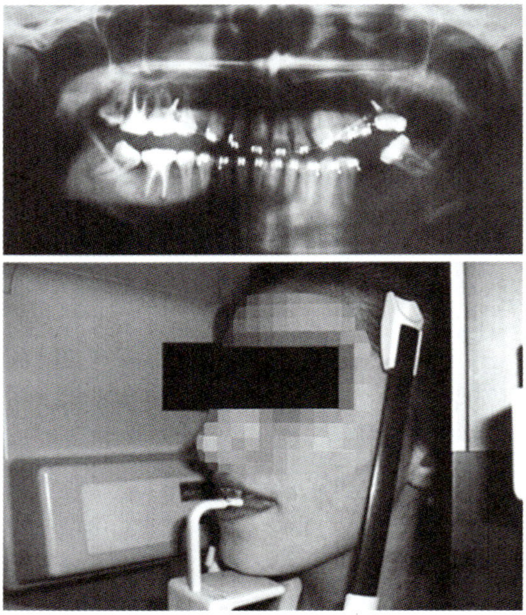

图 4.9 当患者头部倾斜过低时，咬合面过度倾斜，下颌前牙根尖模糊。

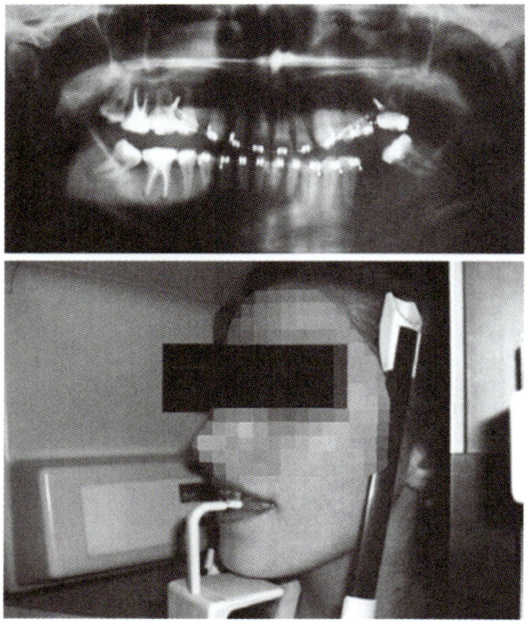

图 4.8 患者前牙咬在咬合杆的后面，前牙也模糊不清。

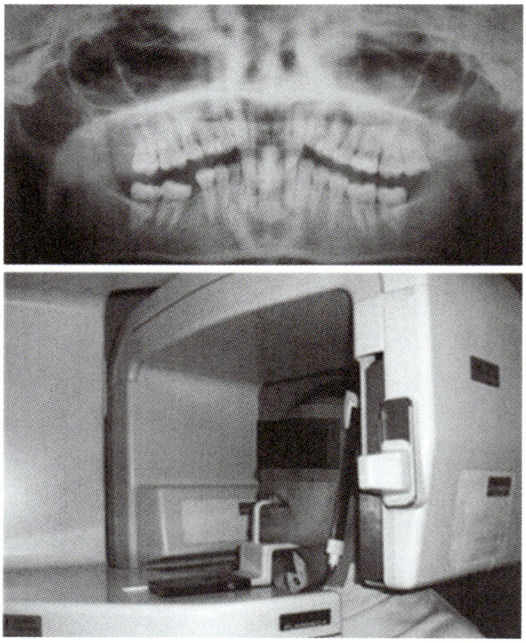

图 4.10 当患者头部过度后仰时，上颌切牙位于图像层之外，模糊不清。

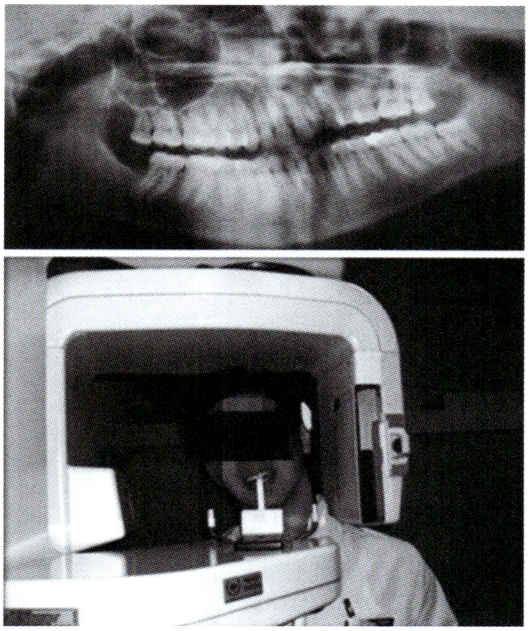

图 4.11　如果正中矢状线偏离中线向右或向左，即头部向右或向左转动，那么一侧牙齿和颌弓的影像会比对侧宽。

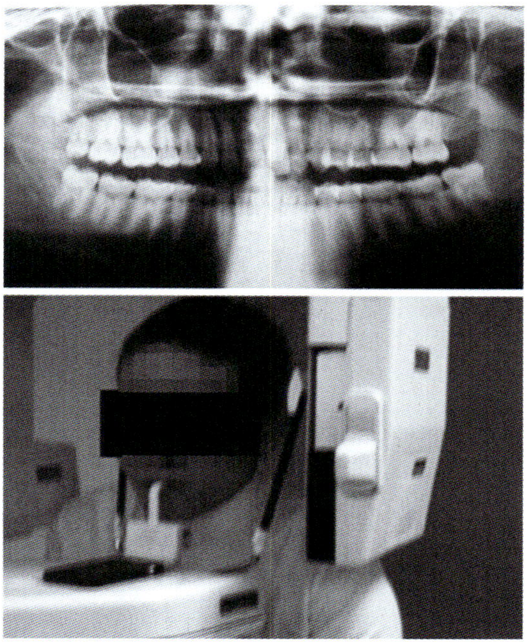

图 4.12　投照时，患者的颈部应充分伸展，保持滑雪姿势。如果不采取这种体位，就无法避免颈椎的重影。

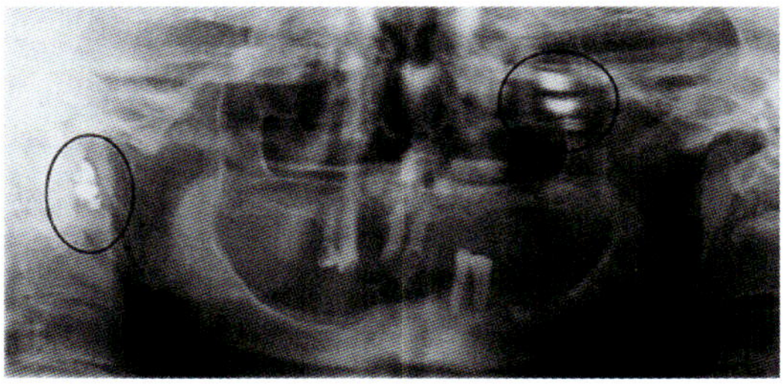

图 4.13　图像对侧出现完全一样的“重影”。

重影。耳环的重影通常位于上颌窦和下颌骨体的对侧。

如果是单侧耳环，其重影易误诊为牙瘤或其他阻射性病变。舌环表现为鼻腔内阻射影，它随着投照时舌的位置变化而变化（图 4.13）。

在 X 线设备校准良好的情况下，许多国家已经废除了使用铅围裙来保护患者。铅围裙和铅围脖用来保护患者免受辐射。焦点槽之外的高密度物体，因为 X 线球管围绕患者旋转，偶尔会显示 2 次，称为“重影”。在真实位置显示为高密度影，但在图像的对侧显示为变形“重影”。运动伪影是一种与患者有关的伪影，在图像采集过程中随着患者的自主或不自主运动而出现（图 4.14 和图 4.15）。金属物体，尤其是保护甲状腺的铅围脖，除铅以外，在 X 线片上都是阻射的。大多数动物骨骼和所有玻璃异物在 X 线片上也是阻射的。大多数塑料和木质异物（仙人掌刺、碎片），以及大多数鱼刺在 X 线片上是透射的（图 4.16 和图 4.17）。

Hoogeveen 等人比较了新研发的头颅甲状腺护具（CTP）和解剖头颅准直器（ACC），与传统的甲状腺保护领（即铅围脖）。在这项研究中，患者被分为 4 组，分别是无护具组、

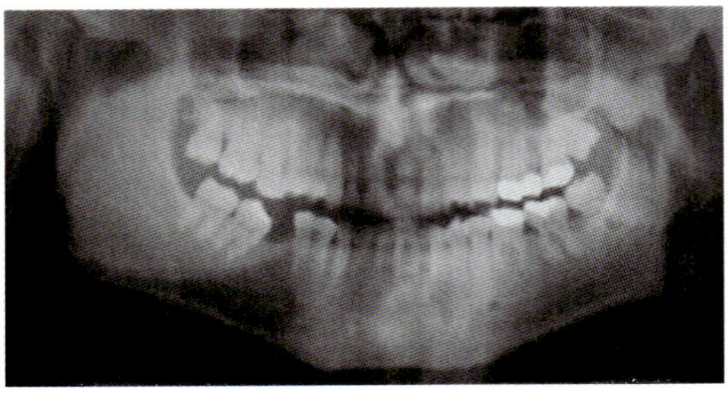

图 4.14　患者的运动伪影图像。

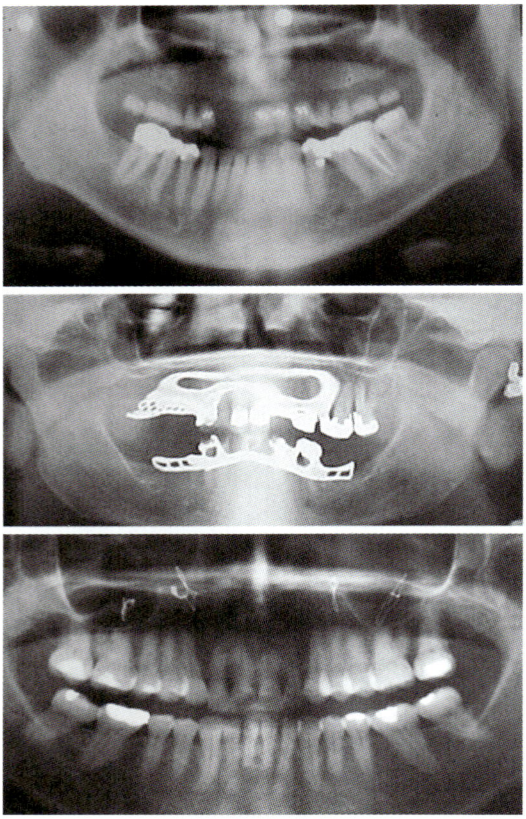

图 4.15　儿童患者的运动伪影。

CTP组、CTP+ACC 组和传统铅围脖组。结果发现，第 2 组和第 3 组患者的甲状腺辐射剂量降低了 85%，第 4 组降低了 81%[8]。

曲面体层摄影时，患者须摘除义齿。另外，如果患者佩戴眼镜，也须摘掉，因为眼镜

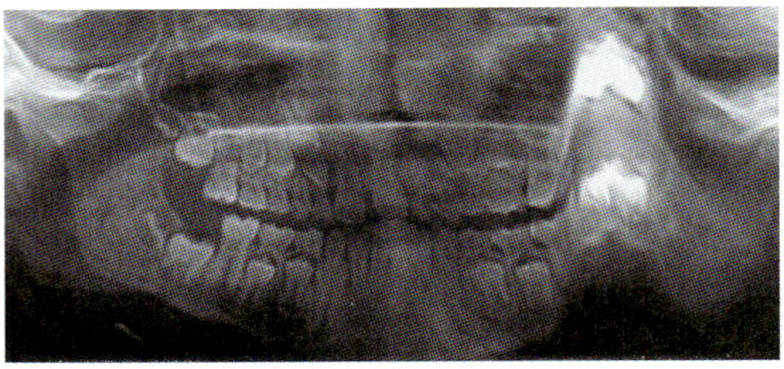

图 4.16　曲面体层片上的异物和运动伪影图像。

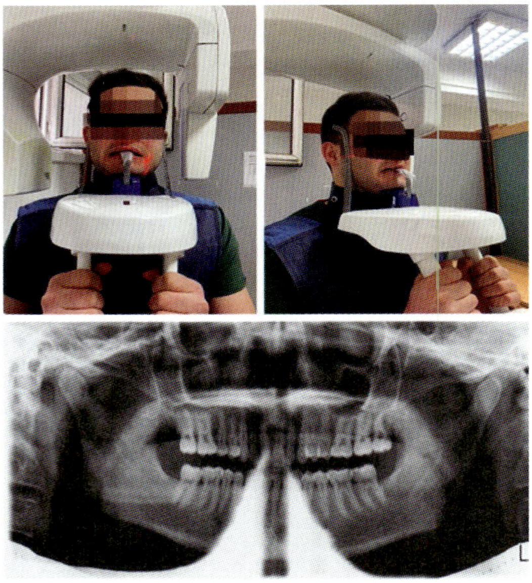

图 4.17　铅围脖产生的伪影。

可能会掩盖图像上的重要细节[4]。

4.7　曲面体层摄影的进展

4.7.1　容积曲面体层重建

容积曲面体层摄影是对焦点通过区域内的每个切面及其组合创建高级曲面体层图像。因设备而异，容积曲面体层摄影一次扫描可获得 5~8 个不同层面图像。与传统曲面体层摄影相比，它能用相同的辐射剂量和

时间,获得更高质量的图像。

这种技术可以在计算机的帮助下消除重叠层面,其原理是从多层面而不是单层面创建图像(使用最佳层面)(图 4.18)。

4.8　曲面体层摄影:辐射剂量

依据口腔放射摄影,笔者发现辐射的随机性效应与年龄有关。辐射对老年人的影响较小,对儿童和年轻人的影响较大。由于细胞学效应,10 岁以下个体受影响的可能性是其他人群的 3 倍,10~20 岁的个体是其他人群的 2 倍,20~30 岁的个体是其他人群的 1.5 倍[9]。

表 4.1 是口腔放射摄影的有效辐射剂量,根据国际放射防护委员会(ICRP)1990 标准计算。近年来专门根据 ICRP 2007 标准进行研究。根据此项标准,发现口腔放射摄影的辐射剂量高于 ICRP 1990 标准。

尽管口腔放射摄影的辐射剂量低于其他医疗活动,但仍需通过检测来决定特殊的辐射防护措施是否有必要。

其中最重要的一步是为患者选择进行

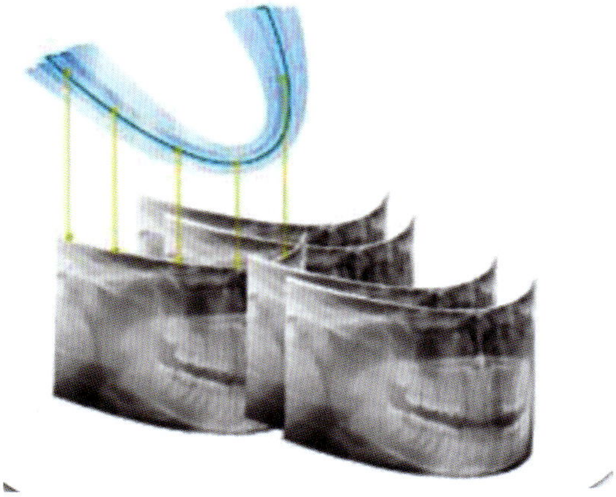

图 4.18　多层面容积曲面体层图像重建(使用最佳层面)的原理。

表 4.1　口腔放射摄影的有效辐射剂量(ICRP 2007)

X 线技术	有效剂量(mSv)	癌症致死率
口内 X 线片(根尖片–殆翼片)	1~8.3	0.02~0.06
上颌前部殆片	8	0.4
曲面体层片	3.85~30	0.21~1.9
X 线头影测量侧位摄影	2.0~3.0	0.34
横断面断层摄影(每横断面)	1~189	1.0~14.0
CT 扫描(上颌骨)	364~1202	18.2~88
CT 扫描(下颌骨)	100~3324	8~242

X 线检查的标准,这要根据多种因素决定。

X 线检查应始终根据病史和临床检查来确定。应明确适合患者的 X 线检查指征和技术。患者是否有能够满足诊断需要的 X 线片,它也可作为选择标准之一[9]。

目前,世界上有许多公司生产高质量的胶片和数字曲面体层 X 线机。如今,曲面体层 X 线机都是多旋转为中心的,它可以在不同的体位和位置成像,而不是只有标准曲面体层图像。

这些设备可提供颞下颌关节、上颌窦等的断层图像,以及上颌骨和下颌骨的截面断层图像。使用同一台设备可以轻松拍摄 X 线头影测量片。如今的设备还具有计算机控制的自动剂量控制、运动速度控制和多功能断层成像功能。在购买这些具有不同功能的设备时,应考虑医生或影像中心的需求,以及患者的有效辐射剂量。

(李志民　袁瑛　译)

参考文献

1. Çağıl H. Serbest Çalışan Diş Hekimlerinin Kullandıkları Radyografik Teknik ve Ekipmanları bitirme tezi. İzmir: Ege Üniversitesi Diş Hekimliği Fakültesi Oral Diagnoz ve Radyoloji Anabilim Dalı; 2009.
2. Farman AG. Panoramic radiology. New York: Springer; 2007.
3. Açıkgöz A. Ortopantomografilerın Klinik Kullanımları. Atatürk Üniv Diş Hek Fak Derg. 1996;6(2):80–5.
4. Whaites E. Essentials of dental radiography and radiology. 3rd ed. China: Elsevier Science; 2002.
5. White SC, Pharoah MJ. Oral radiology: principles and interpretation. St. Louis, MO: Mosby/Elsevier; 2009.
6. Glass BJ. Successful panoramic radiography. 6th ed. Rochester, NY: Eastman Kodak; 1999.
7. Aydın Ü, Aybar Y. Panoramik radyografilerde ortaya çıkan hataların tipleri ve sıklığı. SDÜ Tıp Fak Derg. 2004;11(2):1–5.
8. Hoogeveen RC, Rottke D, van der Stelt PF, Berkhout VER. Dose reduction in orthodontic lateral cephalography: dosimetric evaluation of a novel cephalographic thyroid protector (CTP) and anatomical cranial collimation (ACC). Dentomaxillofac Radiol. 2015;44:20140260.
9. Granlund C, Thilander-Klang A, Ylhan B, Lofthag-Hansen S, Ekestubbe A. Absorbed organ and effective doses from digital intra-oral and panoramic radiography applying the ICRP 103 recommendations for effective dose estimations. Br J Radiol. 2016;89(1066):20151052.

第 5 章 曲面体层摄影解剖学

Kaan Orhan, Antigoni Delantoni

5.1 解剖标志

医生应按照如下顺序阅读患者曲面体层片：首先是双侧上颌骨、中线、鼻腔、鼻旁窦、舌和软腭，然后是颈椎及其相关结构，接着从下颌中线开始，向后方继续阅片，最后检查牙齿。首先从左侧或右侧上颌或下颌开始，然后是对侧半，最后是对颌牙齿[1]。

5.1.1 正常解剖

正常解剖结构可因不同的曲面体层片而表现不同影像。通常分为以下几组。

5.1.1.1 硬组织(图 5.1 至图 5.15)

- 牙齿。
- 下颌骨。
- 上颌骨和上颌窦底、内侧壁和后壁。
- 硬腭。
- 颧弓。
- 茎突。
- 舌骨。
- 鼻中隔。
- 眼眶。
- 颅底。
- 外耳道。

5.1.1.2 气道影

- 鼻腔。
- 口腔。
- 口咽。
- 鼻咽。

5.1.1.3 软组织影

- 耳垂。
- 鼻软骨。
- 软腭。
- 舌背。
- 颊黏膜和唇黏膜。
- 鼻唇沟。
- 会厌软骨。
- 甲状软骨。
- 鼻甲(中、下鼻甲)(图 5.16 和图 5.17)

5.2 曲面体层摄影：诊断牙列异常

牙齿异常是指在牙齿发育过程中出现了牙齿形状、结构、数量和大小异常等。牙齿

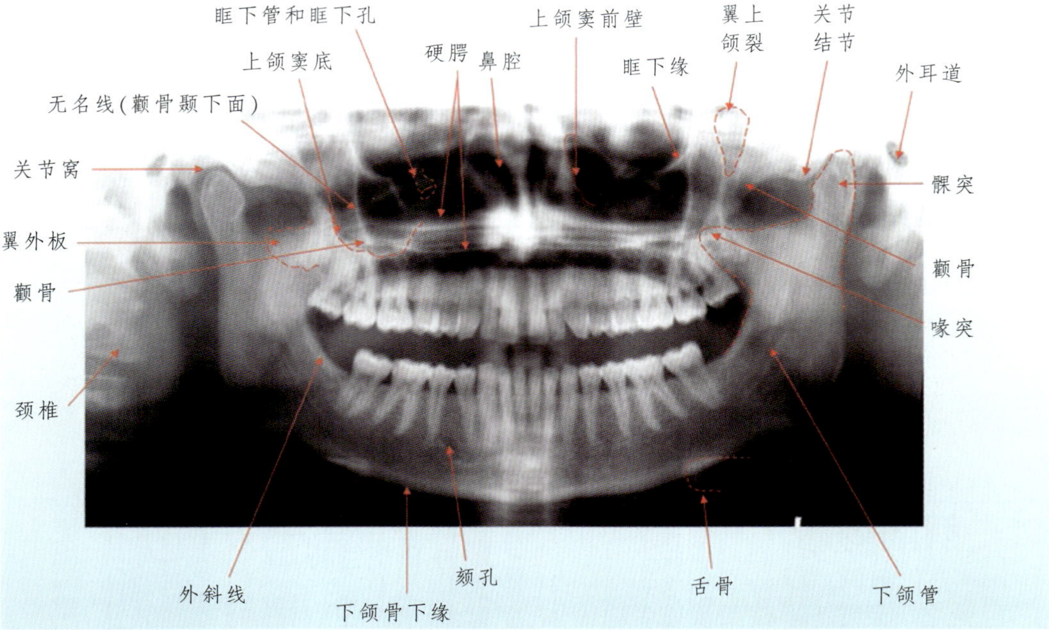

图 5.1　曲面体层片显示了全部上颌骨、下颌骨和牙颌面区,显示了该区域的硬组织。

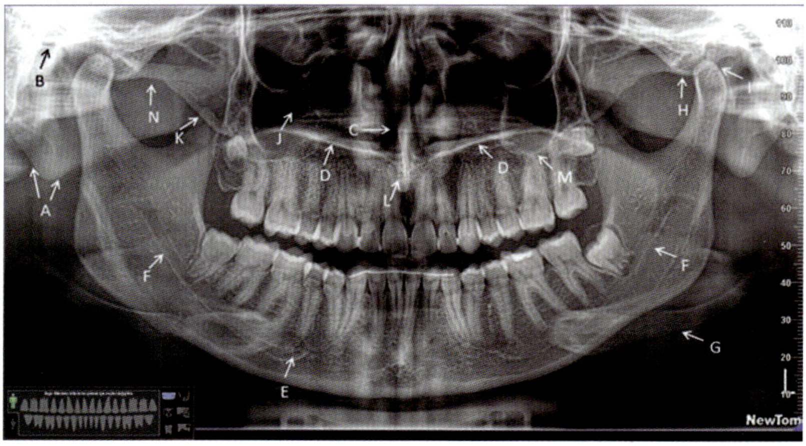

图 5.2　曲面体层片解剖标志。A,耳垂;B,外耳道;C,鼻中隔;D,上腭;E,颏孔;F,下颌管;G,舌骨;H,关节结节;I,髁突;J,上颌窦;K,喙突;L,前鼻棘;M,上颌窦下缘;N,颧弓。

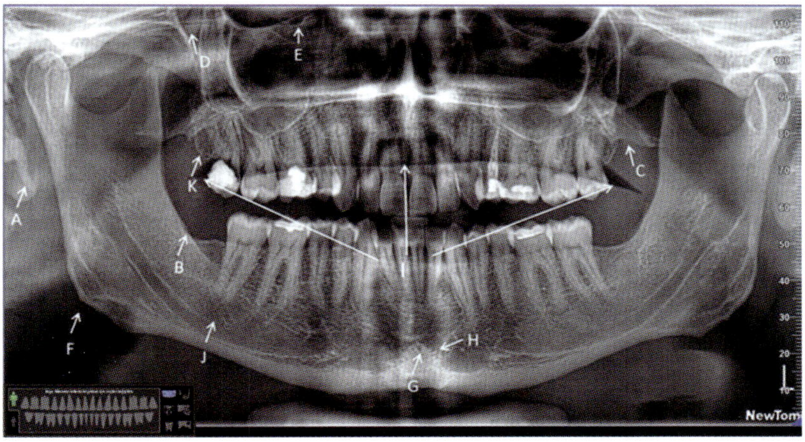

图 5.3　曲面体层片解剖标志。A，茎突；B，外斜线；C，翼板；D，翼上颌裂；E，眶下孔；F，下颌角；G，舌孔；H，颏结节；I，腭舌腔；J，下颌下腺窝；K，上颌结节。

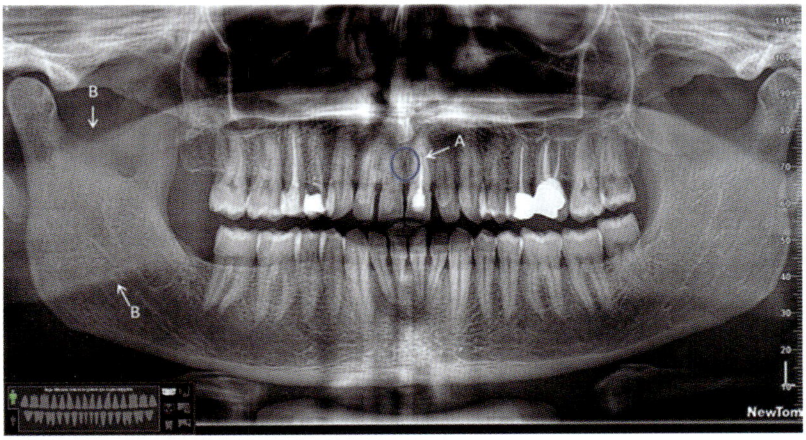

图 5.4　曲面体层片解剖标志。A，切牙孔；B，下颌骨重影。

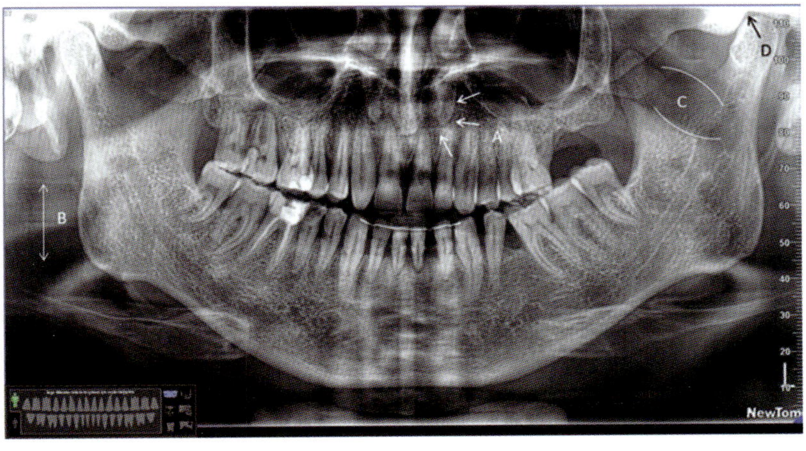

图 5.5　曲面体层片解剖标志。A，鼻软组织；B，口咽腔；C，鼻咽腔；D，关节窝。

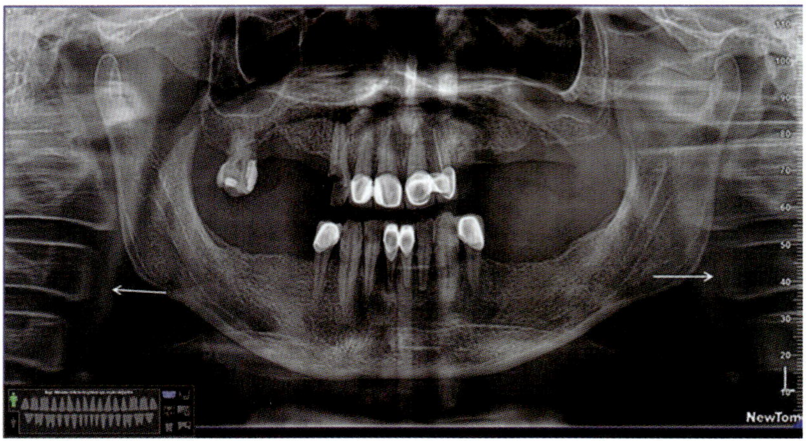

图 5.6 曲面体层片解剖标志——颈椎。

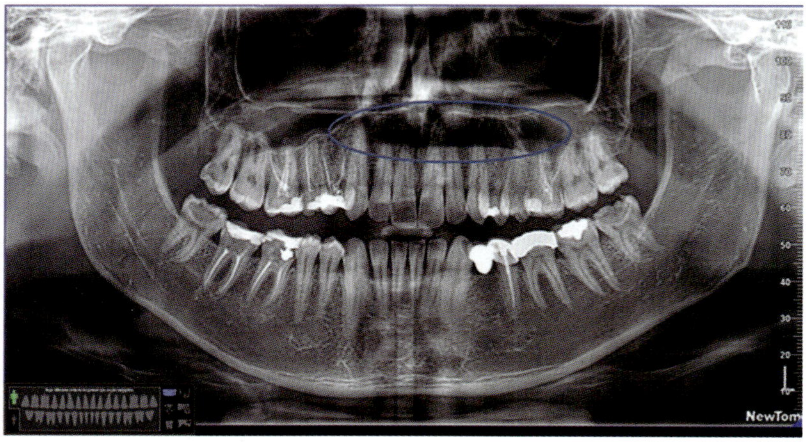

图 5.7 上颌牙根尖重叠了透射伪影，患者舌未抵到硬腭上。

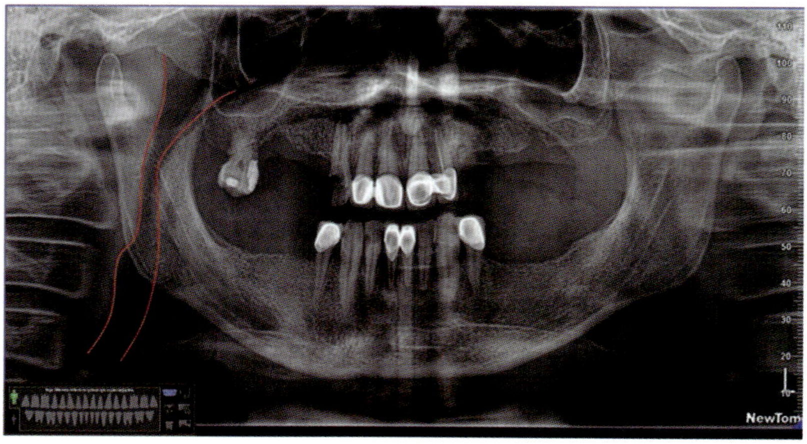

图 5.8 曲面体层片解剖标志——咽后壁。

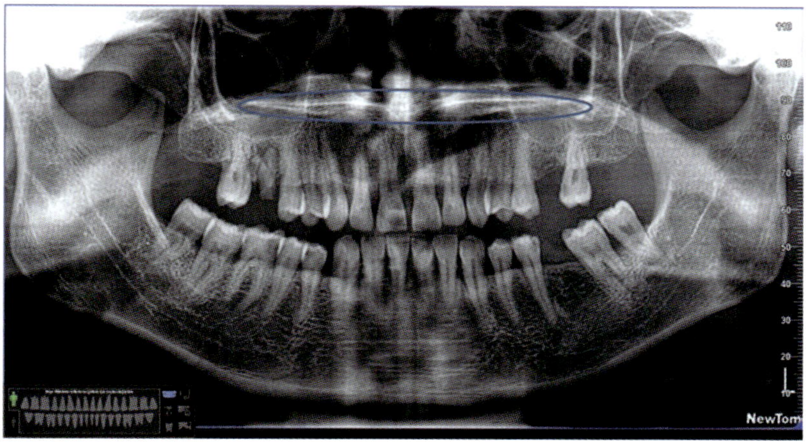

图 5.9　曲面体层片解剖标志——硬腭。

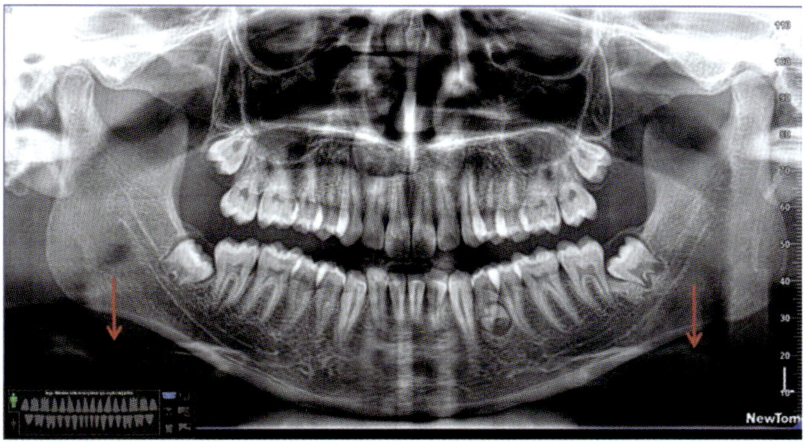

图 5.10　曲面体层片解剖标志——舌骨。

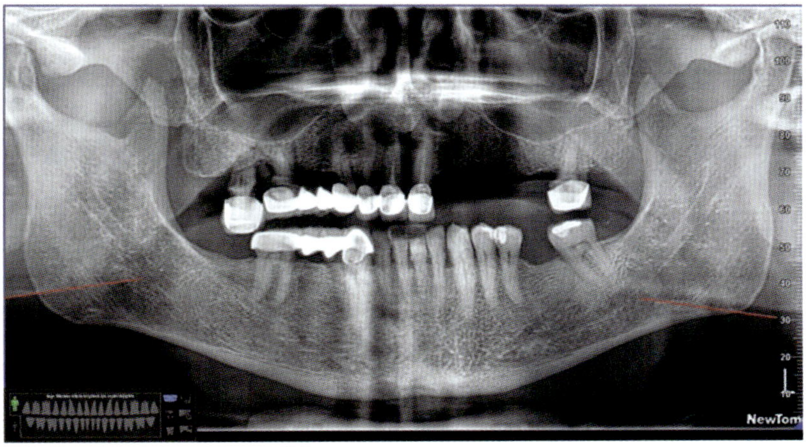

图 5.11　曲面体层片解剖标志——下颌骨重影。

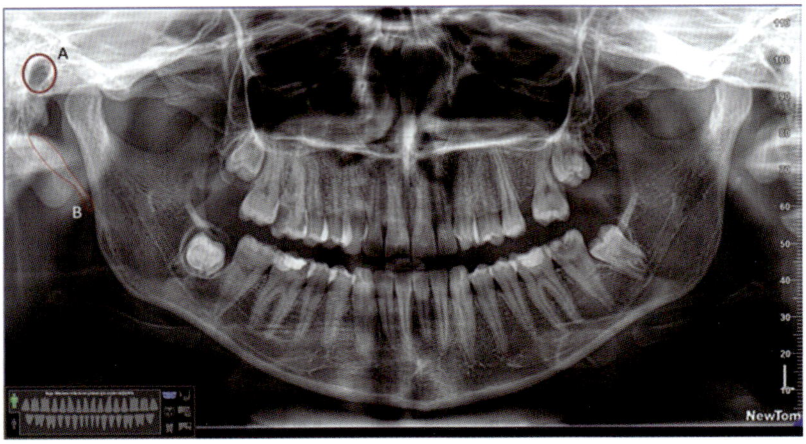

图 5.12 曲面体层片解剖标志。A,外耳道;B,茎突。

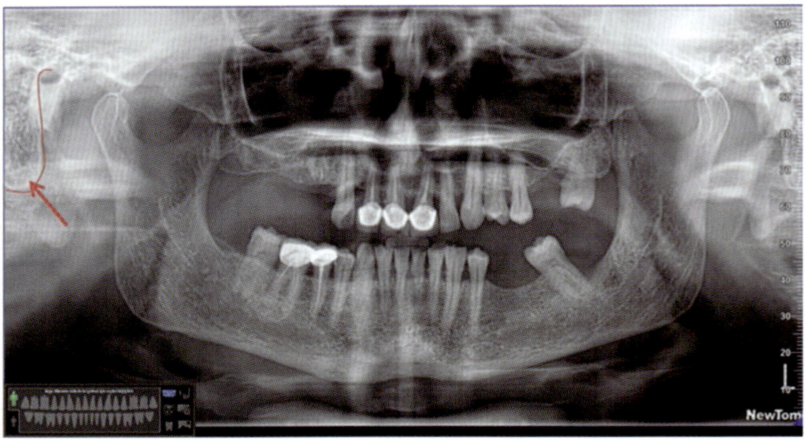

图 5.13 曲面体层片显示乳突。

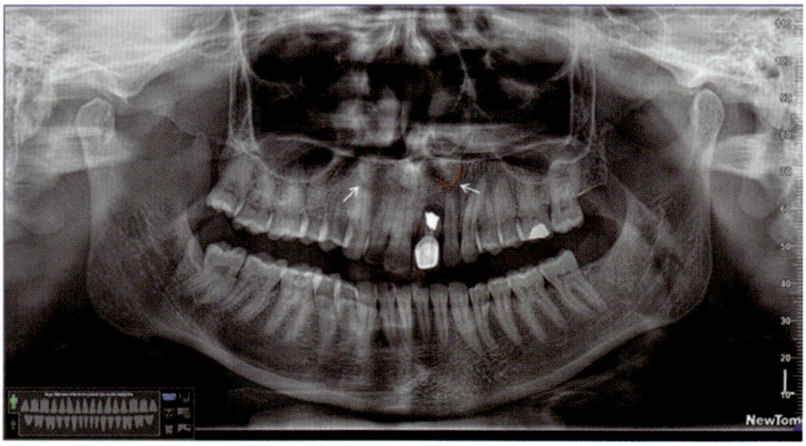

图 5.14 曲面体层片显示鼻软组织。

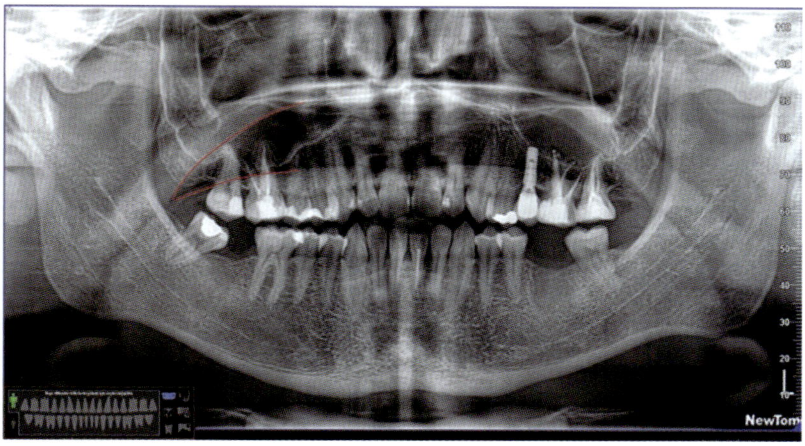

图 5.15 曲面体层片显示腭舌气道间隙。

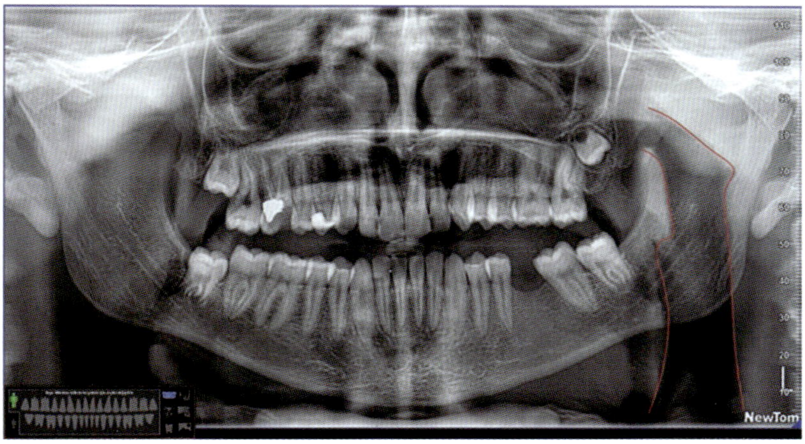

图 5.16 曲面体层片显示咽腔。

发育异常会影响牙齿排列并导致错殆畸形。

因此，牙齿发育异常影响外科治疗、正畸治疗、牙髓治疗和牙齿修复治疗，乳牙和恒牙都可以出现发育异常[2]。

曲面体层摄影可用于诊断这些牙列异常。乳牙有缺失牙、多生牙、双生牙或融合牙的患者，是恒牙牙齿发育异常的高危人群。因为乳牙与恒牙之间的密切关系，牙齿发育异常的早期诊断有助于医生后续检查和早期确定最佳治疗方案。

曲面体层摄影对多生牙的发现、定位和手术拔除等有非常重要的作用，可用于诊断颅骨锁骨发育不全综合征患者的恒牙列异常、多生牙，以及上、下颌骨形态异常等。

曲面体层摄影可诊断加德纳综合征，其表现为多颗埋伏多生牙、颅骨和颌骨肿瘤、肠内多发息肉、表皮样囊肿或皮样囊肿等。曲面体层片发现骨瘤和多颗多生牙时，加德纳综合征的早期诊断可以预防致命性恶性肿瘤[3]。

巨牙的早期诊断对于制订正畸治疗计划非常重要。如果患者有巨牙，而且牙齿因

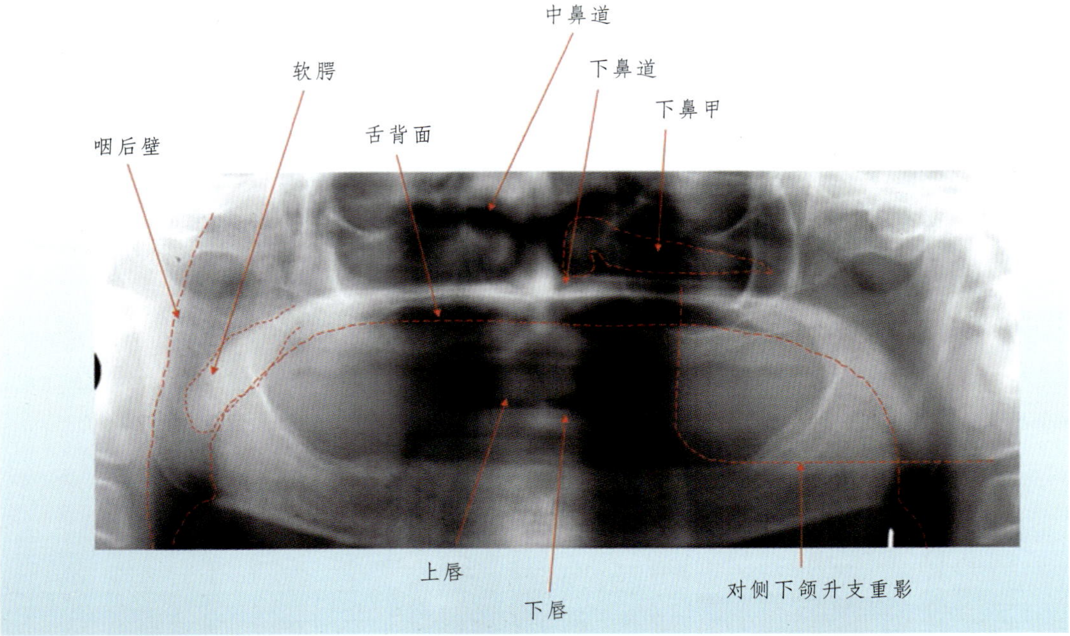

图 5.17　曲面体层片显示整个上颌骨、下颌骨和颌面部，显示了该区域的软组织和气道。

此停止发育，或埋伏阻生或错殆，曲面体层摄影有助于对这些情况进行早期诊断[3]。牛牙症发生在多根牙，由 Hertwig 上皮根鞘内陷异常而引起的牙齿遗传性形态学异常。牛牙症是因髓室底和根分叉向根尖移位而导致髓室增大[4]。牛牙症通常两侧对称发生，单个牙齿罕见。临床检查未发现相关牙齿异常。牛牙症可通过 X 线诊断，曲面体层摄影诊断牛牙症较可靠[3]。

Whittington 和 Durward 用曲面体层摄影检查了 1680 例 5 岁儿童的乳牙列和恒牙列发育异常。发现 6 例有发育不全，3 例有多生牙，14 例有双生牙和融合牙。14 例乳牙列异常患儿的恒牙列也有异常。因为乳牙与恒牙之间的密切关系，在牙齿发育异常的早期进行诊断有助于医生后续检查和早期确定最佳治疗方案[3]。

Patil 等对 4133 例患者的曲面体层片进行了研究，以确定牙齿发育异常的诊断和患病率。结果表明，36.7%患者有牙齿发育异常。其中，16.3%为先天性牙齿缺失，15.5%为阻生牙，1.2%为多生牙，1%为过小牙[5]。

除临床检查外，曲面体层摄影对于牙齿异常的诊断也非常有效。由于牙齿发育异常会影响患者的审美和自我价值感，因此早期诊断可以为患者制订必要的治疗计划。未早期诊断的牙齿异常治疗起来更加困难，预后也不是很好[3]（图 5.18）。

5.3　曲面体层摄影：牙齿萌出和阻生的评估

曲面体层摄影对评估牙齿萌出的位置和时间具有重要意义。对于临床上看不见的迟萌牙或阻生牙齿尤其重要。因为周围组织或病变可能引起牙阻生。

乳牙及恒牙牙齿迟萌，可能与系统性疾病有关，如佝偻病、侏儒症或颅骨锁骨发育

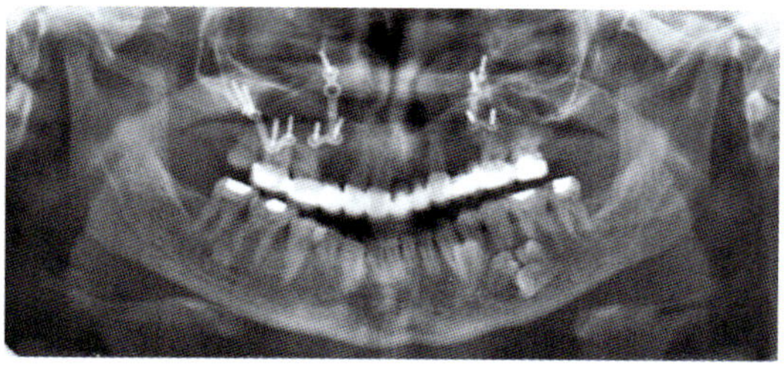

图 5.18 曲面体层片显示一位非综合征患者的多生前磨牙。

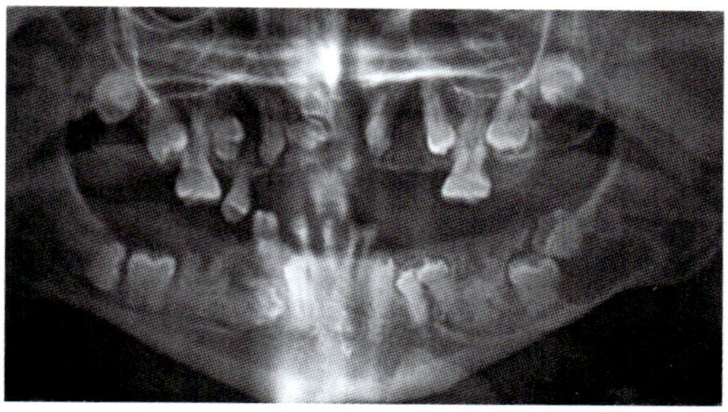

图 5.19 曲面体层片显示一位综合征患者有牙齿萌出问题和囊性病变。

不全综合征[3]。

新生儿疾病或产后营养与乳牙萌出时间密切相关。牙龈纤维瘤病患者因为牙龈肿大,所以牙齿迟萌。如果牙齿萌出延迟是由局部原因引起的(纤维瘤性牙龈、多生牙、牙瘤等),早期治疗能控制牙萌出(图 5.19)。

牙齿长期迟萌时,应采用曲面体层片或口内片检查。由于患者在曲面体层检查时容易配合,因此它提供了最佳图像。定期的曲面体层摄影检查有助于诊断牙齿萌出异常(约 20 岁时由牙囊肿引起)。

根据阻生位置,阻生第三磨牙按照 Winter 法分类。曲面体层片可以显示阻生牙的近远中侧和垂直方向位置,但不能提供颊舌向位置或颊舌侧角度。因此,在确定治疗方案时,可能需要用咬合片或使用口内探测器创建的 3D 图像来配合曲面体层片[3]。尽管对于用曲面体层片跟踪检查或拔除第三磨牙存在一些争议,但曲面体层摄影依然是评估这些牙齿的重要预诊断设备。评估下颌后牙的牙根与下颌管的关系,应辅以其他能提供颊舌侧信息的 X 线片[6](图 5.20)。

5.4 曲面体层摄影:正畸评估

如今,曲面体层摄影已成为评估正畸治疗成败不可或缺的诊断方法。曲面体层摄影显示牙齿存在和缺失的信息,形态和结构变化,以及萌出方式。此外,曲面体层摄影已成为评估牙齿排列整齐的标准,尤其是在正畸方面。

曲面体层摄影是计划正畸治疗患者首选的 2D 影像检查方法之一。临床检查可以发现患者的牙齿缺失或多生牙。曲面体层摄影可对患者的牙齿进行全面检查,包括患者的上颌和下颌牙弓,以及颞下颌关节。曲面体层片有助于显示牙根形态的异常、萌出时间或发育变化、阻生牙、缺失牙或多生牙,以及任何病变或下颌不对称,同时还能提供有关上颌窦、牙根平行度和牙周健康等信息[7,8]。它还有助于评估牙槽骨的质量和高度,以便放置临时固定装置或种植体,并确定它们与重要解剖结构的距离[7]。

5.5 曲面体层摄影:下颌管变异

下颌管是一个被骨包围的空间,从后面的下颌孔开始,一直延伸到前面的颏孔(图 5.21),神经血管结构通过下颌管,滋养下颌牙和邻近的解剖结构。正确确定下颌管的位置和走行对于判断是否存在解剖变异和是否存在分叉下颌管是很重要的。此外,还可

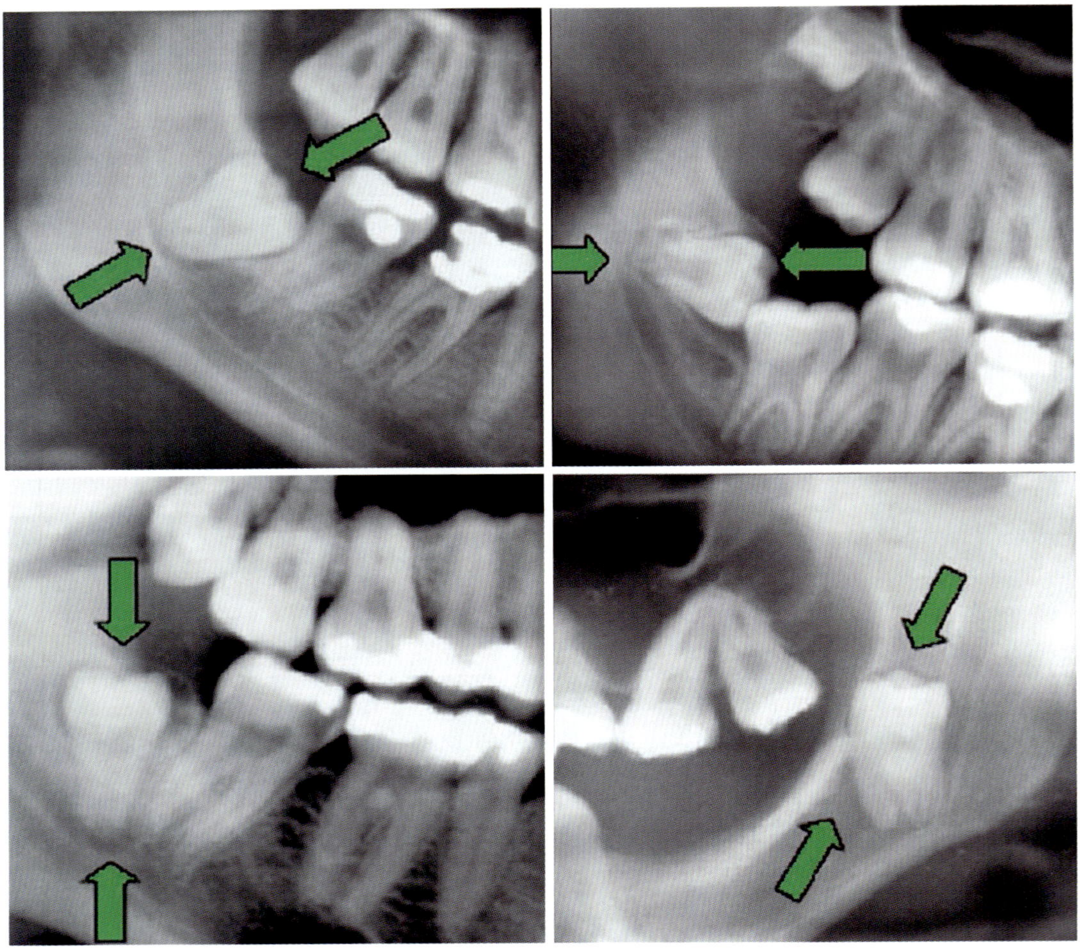

图 5.20 裁剪的曲面体层片显示第三磨牙与解剖标志之间的关系。

以预防拔牙或种植体植入等外科手术可能出现的并发症[9]。分叉下颌管不是投照伪影，而是真实存在的变异，占人群的 0.5%~1.0%（图 5.22）。通常无症状，但有时会引起疼痛和颞下颌关节功能障碍[10]。

以往研究收集了私人诊所的 75 例CBCT研究数据，将分叉下颌管分为以下 4 组。

类型 1（分为 2 个亚组）：①单侧分叉延伸到第三磨牙及其周围组织；②双侧分叉延伸到第三磨牙及其周围组织。

类型 2（分为 4 个亚组）：①单侧分叉延伸到主管并汇聚于下颌升支；②单侧分叉延伸到主管并汇聚于下颌骨体；③双侧分叉延

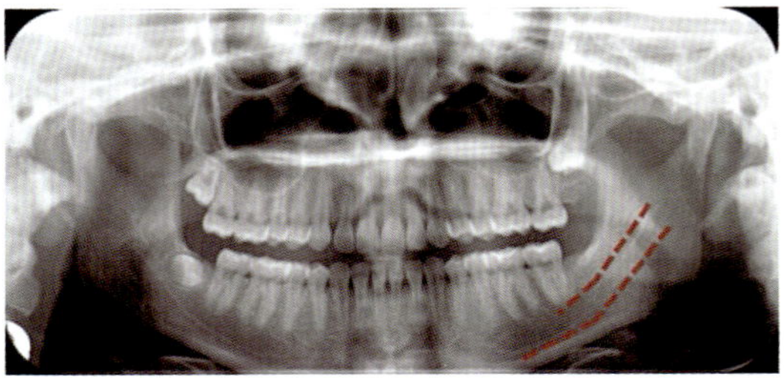

图 5.21 曲面体层片显示下颌管。

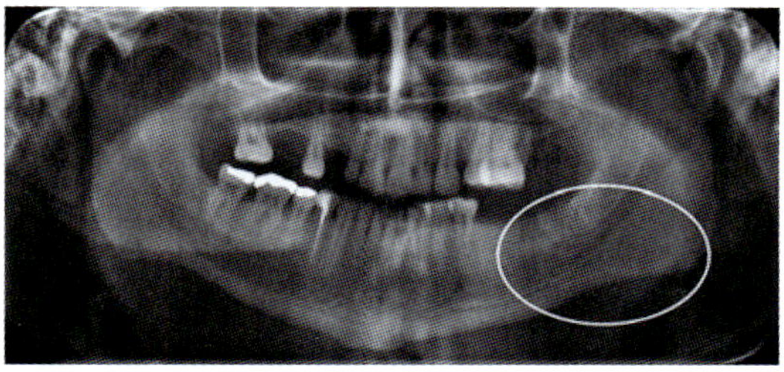

图 5.22　曲面体层片显示分叉下颌管。

伸到主管并汇聚于下颌升支；④双侧分叉延伸到主管并汇聚于下颌骨体。

类型 3：为 1 型和 2 型的组合。

类型 4：两个管从两个完全不同的下颌孔开始，然后合并成一个宽大下颌管[11]。

分叉下颌管足够粗大时，曲面体层摄影才能够对其进行诊断。但曲面体层摄影观察有限，因此，对分叉下颌管的实际存在性是可疑的[9]。

Orhan 等检查了 242 例患者的 CBCT，共 484 条下颌管（左、右），发现 225 条分叉下颌管。传统曲面体层片的研究认为曲面体层片上能看见的分叉下颌管少很多，因此，在种植体植入、拔牙和类似的手术治疗之前，有必要使用 3D 成像方法进行检查[12]。

韩国全南大学用 1000 张曲面体层片和 40 个干燥下颌骨进行了是否存在分叉下颌管的研究。在 40 个干燥下颌骨的曲面体层片上发现了 1 个分叉下颌管。根据研究结果，笔者认为在手术治疗前，使用曲面体层片诊断分叉下颌管时，需要有 CBCT 支持，并评估双管里面是否都有神经血管[9]。

Orhan 等人在对 356 例患者的 CBCT 图像进行研究后指出，在手术治疗（如在前区放置种植体）之前，应使用 3D 成像方法评估切牙管的走行和位置，防止因切牙管变异而可能发生的并发症[13]。

5.6　曲面体层摄影：常见病理性疾病

据观察，疾病过程可以通过各种方式影响曲面体层片对下颌管的显示。下颌管管壁骨皮质的局部消失可能与慢性根尖周炎、慢性牙周炎有关，罕见与 Stafne 骨腔有关。广泛性管壁骨皮质的消失通常与严重感染和侵袭性肿瘤、骨髓炎、侵袭性鳞状细胞癌、多发性骨髓瘤、成骨肉瘤等有关，很少与成釉细胞瘤有关。

在较大的根尖周囊肿、残余囊肿、含牙囊肿、牙骨质骨化纤维瘤、良性囊性或肿瘤病例中，下颌管可能移位。

良性病变（如下颌管内的神经鞘瘤）会引起下颌管扩张，尽管它们通常是神经血管起源的，但它们会导致下颌管向上方或下方移位，而平滑肌肉瘤等恶性病变则会破坏下颌管管壁骨皮质[3]。

因此，牙医了解正常的解剖结构及各种疾病对正常解剖结构的影响非常重要。尽管有些疾病可引起永久性和特征性的 X 线表现，其他疾病则引起多种非特异性表现。了解病变独特的曲面体层影像学特征，可以准确预测下颌管内可能会发生的变化，并根据这些信息做出诊断[3]。

5.7　曲面体层摄影：上颌窦

曲面体层片和华特位片可显示上颌窦的上、下、侧壁、软组织和液体内容物，不能显示上颌窦的前、后壁。因此，上颌窦检查用 MRI 或 CT 代替。虽然 CT 和 MRI 适合上颌窦检查，但只有当临床上出现症状和体征时才首选它们。由于大多数上颌窦病变是无症状的，因此在诊断上颌窦病变时，往往第一次口腔检查首选曲面体层摄影。尽管曲面体层摄影有助于发现上颌窦病变，但不能单独用它排除上颌窦病变，因为它只能发现位于图像层内的病变[3]（图 5.23）。

5.7.1 上颌窦炎症

上颌窦最常见的炎症是黏液潴留囊肿。黏液潴留囊肿约占人群的 5.8%，男性的发病率通常是女性的 2 倍。曲面体层片上表现为边缘光滑的圆形膨大影，密度均匀。鼻窦息肉只有位于图像层才能在曲面体层片上显示。黏液潴留囊肿通常位于窦底，不会引起窦底移位。它极少有症状，一般无须处理[14]（图 5.24）。

曲霉菌瘤是由曲霉菌引起的，11 世纪末首次被报道，是人体除了念珠菌感染以外最常见的真菌感染。头颈部最常发生的部位是鼻旁窦。曲霉菌瘤在健康人中罕见，多见于免疫抑制的癌症患者。这些患者通常表现为病变局部中度疼痛和低热。由于曲霉菌可能具有侵袭性，因此在评估病变边缘时，CBCT 优先于传统曲面体层片[15]。

上颌后牙区累及牙根的慢性脓肿会引起上颌窦下壁骨质连续性消失，有时还会引起上颌窦黏膜增厚[3]。良性囊肿和肿瘤累及上颌窦，导致上颌窦窦底移位和颌骨膨胀。根尖周囊肿和残余囊肿可使上颌窦底向上移位，但常不破坏上颌窦壁骨质的连续性。良性肿瘤（如牙源性角化囊肿）呈单房或多房透射性，引起窦底移位和颌骨膨胀。上颌窦原发恶性肿瘤包括鳞状细胞癌、腺样囊性癌和腺癌。早期诊断恶性肿瘤侵犯上颌窦对患者的预后至关重要。

总之，只用曲面体层摄影对上颌窦病变诊断是不够的，但它对初期诊断是非常重要的。实验研究表明，CT 对诊断上颌窦后壁溶骨性病变更有成效。在诊断累及上颌窦底的病变并定位方面，曲面体层摄影比华特位更有效[14]（图 5.25）。

5.8 曲面体层摄影：牙髓学

曲面体层摄影是牙体牙髓病重要的诊断方法，也是评估根管治疗是否成功的重要手段。

放射学在检测根尖周病变和评估治疗成功方面尤为重要，包括根管治疗后的恢复。不可复性牙髓炎早期没有影像学表现。随着牙髓炎症扩散到根尖周组织，患者会出现局部疼痛和叩诊敏感，此时 X 线片上显示牙周膜间隙变宽、变大。

在根尖周炎急性期，引起骨破坏的细胞尚未被激活。如果刺激物的强度足以引起组织损伤、脓液形成，之后就会形成脓肿。如果病变持续足够长的时间，产生慢性炎症细胞，

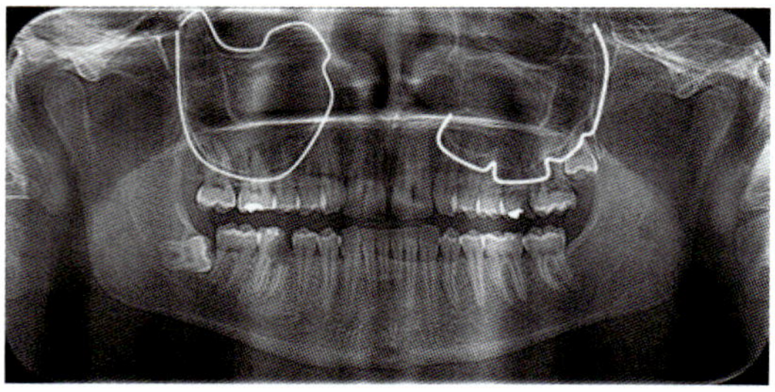

图 5.23 曲面体层片显示上颌窦边界。

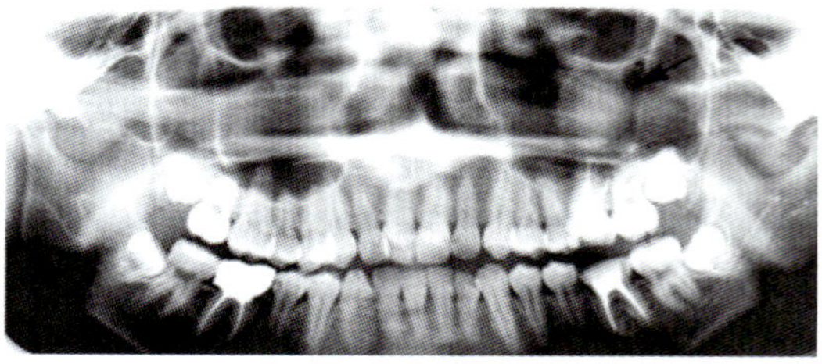

图 5.24 曲面体层片显示巨大黏液潴留囊肿。

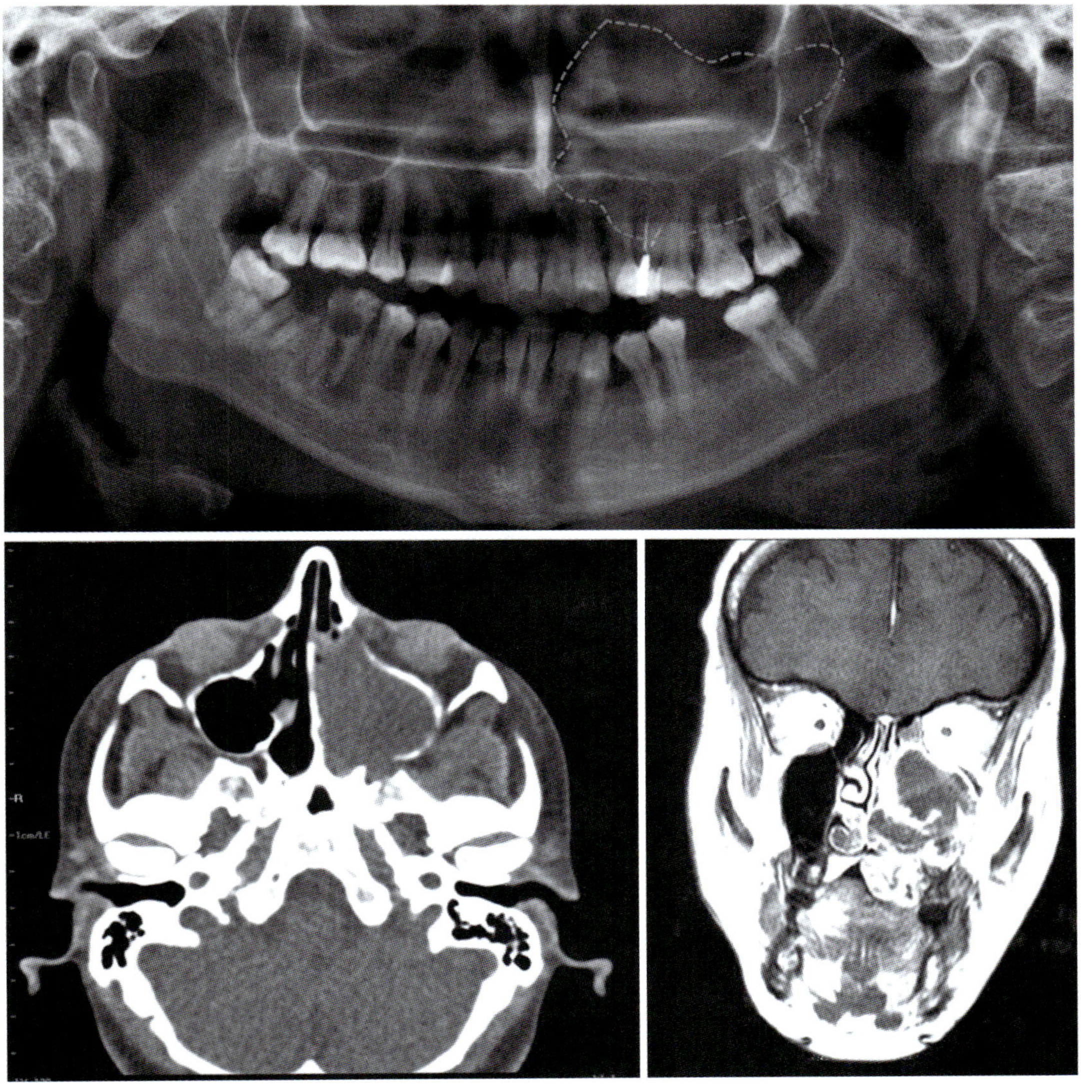

图 5.25　曲面体层片显示左上颌窦内巨大病变。根据 CT 和 MRI，病变被进一步诊断为黏液表皮样癌。

就会形成肉芽组织，引起根尖周透射影。在 X 线片上根尖周透射影>1cm，病变可能包含囊肿成分，而较小的病变可能是囊性的。当病变太大而无法在根尖片上看到边缘时，曲面体层摄影更有优势。因此，当要检查病变边界时，曲面体层摄影更好。曲面体层摄影是一种极好的诊断工具，可为临床医生提供牙槽组织结构的概貌[16]。

Ahlqwist 等对女性进行了一项流行病学研究，以评估她们的口腔健康状况，并比较曲面体层片和口内 X 线片。选取了 75 名女性，对牙齿分布、缺失牙、修复体、根尖周溶骨性病变的根管治疗和龋齿等进行了评估。在曲面体层片与口内 X 线片的比较中，所有观察指标都检测到 100%的相关性，并且发现口内 X 线片更适合确定龋的深度[3]。因此，尽管根尖片是评估根管形态必要的检查方法，但曲面体层摄影可作为综合评估较大根尖周病变的第一张诊断用片，但它不适用牙髓病诊断[3]。

5.9 曲面体层摄影：牙周病变的诊断

曲面体层摄影在诊断和评估颌骨的病理方面有重要的作用。未萌牙的牙冠通常有牙囊包绕，牙囊从釉牙骨质界处开始，以光环的形式包绕牙冠，密度均匀透射，囊壁呈薄线状高密度影，与围绕牙周膜间隙的硬骨板相连。为区分正常和异常的牙囊区域。

除上颌尖牙外，所有牙齿在根尖片上有2.5mm的牙周间隙，在曲面体层片上有3mm的牙周间隙。对于没有临床症状的病例，例如，囊泡较大、正在长大或生长迟缓的病例，应每6个月随访一次，可以采用曲面体层摄影进行评估。如果牙囊泡形成囊肿，它转变为“滤泡囊肿”。如果滤泡囊肿完全包含牙冠，起源于骨，则称为“含牙囊肿”，如果起源于软组织，则称为“萌出囊肿”[17]。虽然含牙囊肿是发育性牙源性囊肿中最常见的一种，但常见于下颌第三磨牙、上颌尖牙、下颌前磨牙，其次是上颌第三磨牙区，有较大可能性发生阻生牙的区域。虽然除牙齿阻生外含牙囊肿无症状，但有时会引起局部受影响部位的颌骨膨隆。含牙囊肿通常会引起受累牙齿移位，也可以导致周围牙齿牙根吸收[18]。曲面体层片上含牙囊肿表现为单房，大小不等，边缘光滑硬化。虽然曲面体层摄影足够对含牙囊肿进行诊断，但在制订治疗方案时，应优先采用更先进的影像学检查方法[19]（图5.26）。

牙源性角化囊肿是一种起源于牙板的牙源性囊肿，一般发生在20~40岁。曲面体层片上表现为单房、界限清楚的放射性透射影，其边缘光滑，呈薄线状高密度影。多房性病变发生率相对较低，但复发率较高[20]。

成釉细胞瘤是一种良性肿瘤，起源于马拉瑟上皮剩余，在骨中具有显著的生长潜力，并可引起颌骨畸形。成釉细胞瘤一般无症状，常规口腔X线片检查可观察到颌骨膨大、受累牙齿移位和牙根吸收[21]。它在曲面体层片上表现为单房或多房，边界清楚。下颌骨病变的边界通常清晰，常为线样骨皮质，有时呈波浪形，但在上颌骨病变中，边缘可不规则，病变可能表现为高低密度混合，完全透射或者有骨分隔。

牙源性钙化上皮瘤（Pindborg瘤）约占牙源性肿瘤的1%。虽然牙源性钙化上皮瘤的侵袭性不如成釉细胞瘤，但其唯一的症状是颌骨膨大。与成釉细胞瘤相似，多发生在下颌骨的磨牙和前磨牙区，约52%与阻生牙有关。病变可为单囊或多囊、透射，内部可有不同数量、不同形状和密度的阻射影。最典型的表现是在牙冠附近可见阻射影，影像学称为“雪堆状”[22]。

牙源性腺样瘤（AOT）起源于上皮，是一种罕见、良性、无痛、非侵袭性、生长缓慢的牙源性肿瘤。AOT常累及上颌尖牙。AOT是

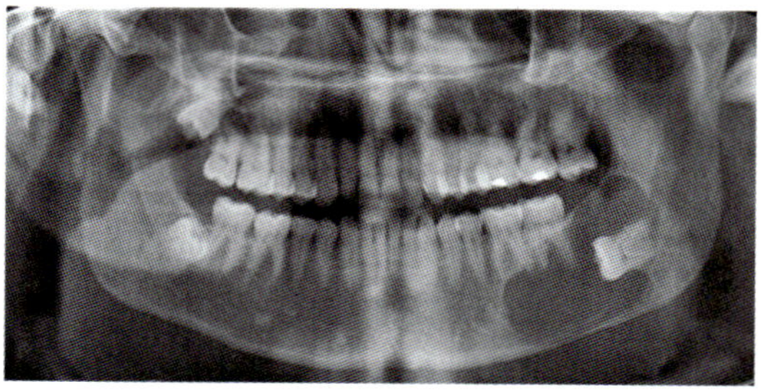

图5.26 曲面体层片显示未萌出第三磨牙引起的较大含牙囊肿。

一种冠周环绕、边界清楚、单囊、高低混合密度病变，通常累及一颗阻生牙，有时累及几颗牙。78%的病变内有阻射点，表现为“粟粒状”，22%的病变内没有阻射点[23]。

牙瘤是最常见的牙源性肿瘤。由于其发展缓慢，能够长时间保持相同大小且不复发，因此，它可能是一种错构瘤，通常在牙列期成形。它分为混合型和组合型，曲面体层片上，牙瘤边界清晰，透射区内有阻射的钙化组织和不规则团块，通常有阻生牙。由于组合型牙瘤的形态分化良好，阻射团块里能观察到牙齿状结构，而混合型牙瘤表现为钙化团块的堆积[22]。

虽然成釉细胞纤维瘤是良性的、混合性牙源性肿瘤，但通常表现为单囊或多囊透射影，呈圆形，边缘硬化，并与阻生牙冠相关[1]。牙源性黏液瘤是一种颌骨的良性牙源性肿瘤。

诊断牙槽突硬组织病变时，首选平片和曲面体层片。曲面体层片上，牙源性黏液瘤通常表现为多囊球形，最典型的影像学特征是“几何状”或“蜂窝状”[24]。

成牙骨质细胞瘤是一种良性肿瘤，常见于下颌骨后部，与牙根有关。影像学表现为包绕吸收牙根的阻射团块[22]。

家族性巨颌症是一种常染色体显性遗传疾病，是一种罕见的纤维骨异常疾病，儿童早期就会发生双侧颌骨肿大。家族性巨颌症一般表现为双侧多囊，多见于下颌骨。通常从下颌角开始，延伸到下颌升支和下颌骨体[25]。

因此，曲面体层片在牙冠周围病变的诊断和术后随访中具有重要的地位，但同时应选择更先进的影像学检查方法来精确定位病变和明确病变轮廓，评估软组织侵犯和治疗计划等[26]。

5.10 曲面体层摄影：颌面部外伤

曲面体层摄影对疑似颌骨骨折的诊断，牙折、下颌骨体和下颌骨角骨折的评估都具有重要作用。然而，不应考虑用曲面体层片诊断颞下颌关节和髁突头部骨折。上颌骨外伤的诊断，除曲面体层摄影外，还应辅以 CT。尽管曲面体层摄影能很好地显示牙齿和牙槽骨变化，但 CT 能更好地评估上颌骨（图 5.27）。曲面体层摄影对颌面外科以下情况很有意义：①阻生牙的检查；②下颌骨骨折和牙折；③颌面部囊肿和肿瘤；④评估颌骨病理学变化[3]。阻生牙是下颌骨折的诱发因素。

许多研究者已经证实，阻生第三磨牙是下颌角骨折的一个危险因素。Ma'aita 和 Alwrikat 研究了 615 例患者的下颌骨骨折的曲面体层片，探讨了下颌骨骨折与第三磨牙有无阻生及阻生程度之间的关系。在 426 例颌面部外伤并伴有阻生牙的患者中，发现下颌骨骨折 127 例。研究发现，有第三磨牙的患者下颌骨骨折发生率高于无第三磨牙的患者[27]。

Meisami 等对 413 张曲面体层片进行了回顾性研究，发现下颌骨骨折 214 例。研究结果表明，相较于无第三磨牙埋伏阻生的患者，第三磨牙埋伏阻生患者发生下颌角骨折

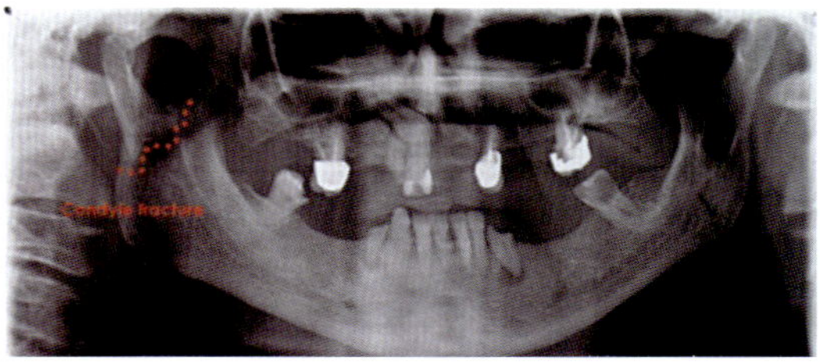

图 5.27　曲面体层片显示髁突骨折。

的风险增加3倍,且男性的发病率高于女性[28]。

Blaeser等用曲面体层片进行了一项研究,检查了第三磨牙拔除后下牙槽神经的损伤情况。对8例拔牙后有神经损伤的患者和17例无神经损伤的对照组患者进行了比较。研究发现,曲面体层片显示下牙槽神经管偏移和第三磨牙牙根看起来很暗的患者,阻生第三磨牙拔除后下牙槽神经损伤更为常见[29]。

下颌骨的强度因为诸如囊肿和肿瘤等病变削弱时,即使有轻微的外伤,也可能发生下颌骨骨折。虽然曲面体层摄影有助于对病变进行可能的诊断,但确定诊断还需要组织病理学检查。另一个引起下颌骨骨折的原因可能是子弹等异物[3]。

5.11 曲面体层摄影:全身性疾病诊断

动脉粥样硬化斑块是由脂肪物质、胆固醇、血小板、细胞碎片和钙在颈动脉和冠状动脉内层形成的斑块。颈动脉内的斑块在临床上无症状,随后引起晚发性脑血管和心血管疾病。

颈动脉分叉区的动脉粥样硬化病变可见于曲面体层片的下角,靠近颈椎和舌骨。动脉粥样斑块在X线片上表现为颈部阻射的结节状肿块或双层阻射线。这些钙化可见于第三或第四椎体下缘,下颌角下后部1.5~2.5cm处。这些病变占普通口腔患者的3%~5%。颈动脉钙化见于颈椎的外侧,甲状腺钙化和会厌钙化则见于的颈椎椎体中线上。

Freidlander等研究了动脉粥样斑块患病率与睡眠呼吸暂停患者之间的关系。睡眠呼吸暂停综合征患者因缺氧可形成动脉粥样硬化斑块(图5.28)。

由于缺氧,中枢神经系统受到刺激,交感神经系统被激活。高血压导致血管壁碎裂,通透性受损。在缺氧时,血小板被激活并向破碎的血管壁运动,相应的,生长因子被激活并引起血管壁肌肉的生长。由于缺氧,低密度脂蛋白被氧化后向受损血管壁移动,被巨噬细胞吞噬。

受损血管壁上的巨噬细胞和平滑肌细胞随后引起动脉粥样硬化斑块形成,钙盐被病变吸收,可以在曲面体层片上观察到[30]。

如果曲面体层片上怀疑下颌角下方有钙化,牙医应告知患者,考虑这可能是动脉粥样斑块,由于有心脏病发作或局部缺血的风险,应咨询患者的主治医生[31]。

甲状旁腺功能亢进症患者的甲状旁腺激素水平高于正常值,曲面体层片表现为骨质疏松、硬骨板减弱或消失,以及单囊或多囊低密度影,称为棕色瘤[32,33]。

结核病是由结核分枝杆菌引起的一种特殊感染。虽然它很少影响口腔组织,但可因细菌直接接种口腔而发生。如果感染累及颌骨,患者有持续的牙疼样疼痛和病变部位的肿胀。当累及颞下颌关节时,患者会牙关紧闭。曲面体层片上可以观察到颈部淋巴结钙化。

癌症很少转移到颌骨,绝大多数转移来自肺、前列腺、乳腺和肾脏。转移会影响口腔软组织、颌骨或二者都受影响。下颌磨牙区是最常见的转移部位。

口腔癌会引起局部疼痛、肿胀、麻木、下

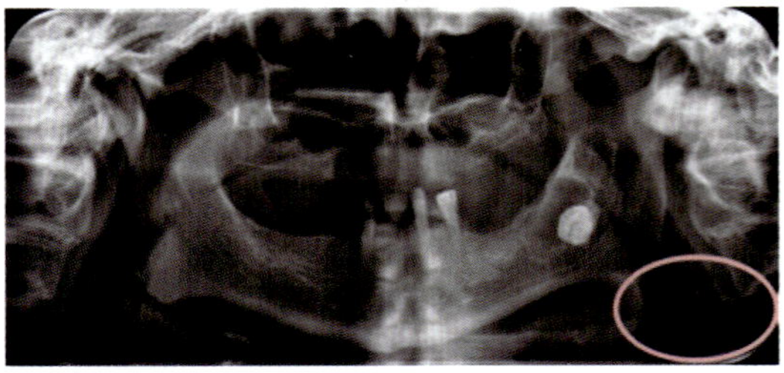

图5.28 曲面体层片显示颈动脉钙化。

颌和嘴唇感觉异常及牙齿脱落。它的 X 线表现取决于成骨细胞和破骨细胞活动的平衡。成骨病变多见于前列腺癌转移，而溶骨病变多见于肾、肺、乳腺转移。下颌骨的病变通常表现为“虫蚀样”，邻近病变的骨皮质吸收，如下颌管、上颌窦和鼻底等[34]。

尽管曲面体层摄影有助于全身性疾病的诊断，但对于牙医来说，能够在曲面体层片中发现全身性疾病引起的变化是非常重要的。这些疾病的早期诊断对进行必要的治疗和提高患者的生活质量非常重要。

5.12 曲面体层摄影和肿瘤学

口腔肿瘤学是口腔医学的一个重点，致力于因癌症治疗而产生的独特牙齿和口腔保健需求。它是口腔医学的一个领域，致力于改善癌症患者的健康和生活质量。

曲面体层摄影是支持口腔肿瘤医学实践的重要因素之一，它不仅仅用于恶性肿瘤的诊断，也可应用于以下几个方面：①在化学治疗和放射治疗前做好口腔准备，以减少和预防可能发生的并发症；②早期诊断颌面部因癌症治疗引起的并发症；③在颌面部复发性癌症诊断方面有重要作用[35]。

口腔肿瘤学是口腔医学的一个分支，主要解决癌症治疗患者的口腔和牙齿健康问题，尤其是化学治疗和放射治疗。

5.12.1 肿瘤学方法

- 在癌症治疗之前，准备确保口腔健康应对因治疗而产生的可能副作用。
- 指导患者面对短期和长期治疗可能发生的并发症。
- 为患者提供必要的口腔卫生培训，保护患者的口腔健康。
- 由于癌症治疗后可能复发，有责任对患者进行长期随访[3]。

曲面体层摄影是口腔肿瘤最重要的诊断方法（图 5.29）。它对颌面部肿瘤的初步诊断有重要作用。曲面体层摄影优于口内 X 线片，因为接受癌症治疗的患者口腔可能由于化学治疗和放射治疗而非常敏感和疼痛[36]。

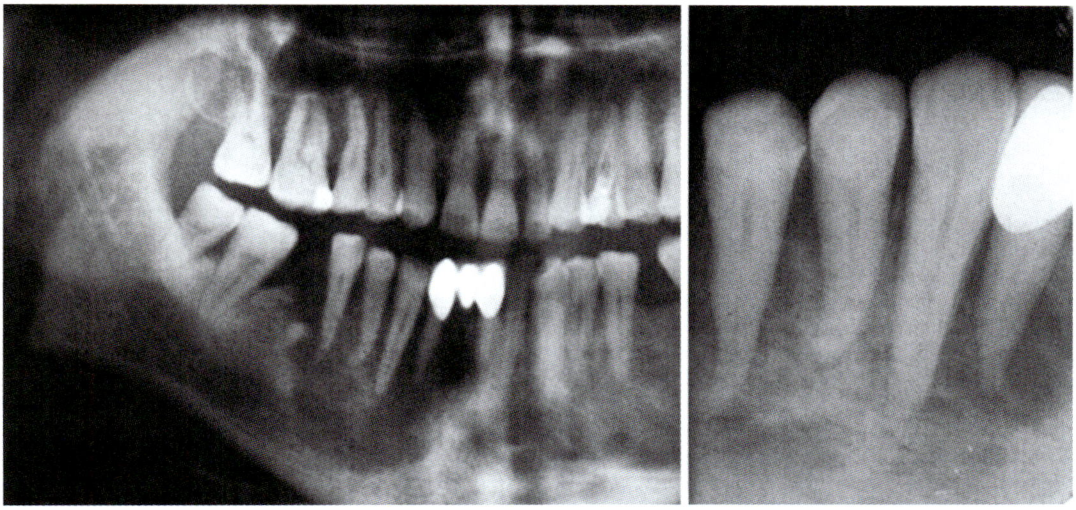

图 5.29 曲面体层片和根尖片显示前列腺癌转移至下颌骨。

（李志民 葛久禹 周浩 译）

参考文献

1. Whaites E. Essentials of dental radiography and radiology. 3rd ed. China: Elsevier Science; 2002.
2. Kathariya MD, Nikam AP, Chopra K, Patil NN, Raheja H, Kathariya R. Prevalence of dental anomalies among school going children in India. J Int Oral Health. 2013;5:10–4.
3. Farman AG. Panoramic radiology. New York: Springer; 2007.
4. Köşger H, Konarılı M, Ay S. Taurodontizm (vaka raporu). Atatürk Üniv Diş Hek Fak Derg. 2003;13(2):51–5.
5. Patil S, Doni B, Kaswan S, Rahman F. Prevalence of dental anomalies in Indian population. J Clin Exp Dent. 2013;5(4):e183–6.
6. Neves FS, Souza TC, Almeida SM, Haiter-Neto F, Freitas DQ, Boscolo FN. Correlation of panoramic radiography and cone beam CT findings in the assessment of the relationship between impacted mandibular third molars and the mandibular canal. Dentomaxillofacial Radiol. 2012;41:553–7.
7. English JD, Peltomaki T, Pham-Litscel K. Mosby's orthodontic review. St. Louis, MO: Mosby; 2009.
8. Quintero JC, Trosien A, Hatcher D, Kapila S. Craniofacial imaging in orthodontics: historical perspective, current status, and future developments. Angle Orthod. 1999;69(6):491–506.
9. Kim MS, Yoon SJ, Park HW, Kang JH, Yang SY, Moon YH, diğerleri. A false presence of bifid mandibular canals in panoramic radiographs. Dentomaxillofac Radiol. 2011;40:434–8.
10. Haghnegahdar AA, Bronoosh P, Khojastepour L, Tahmassebi P. Prevalence of bifid mandibular condyle in a selected population in south of Iran. J Dent Shiraz Univ Med Sci. 2014;15(4):156–60.
11. Correr GM, Iwanko D, Leonardi DP, Ulbrich LM, de Araújo MR, Deliberador TM. Classification of bifid mandibular canals using cone beam computed tomography. Braz Oral Res. 2013;27(6):510–6.
12. Orhan K, Aksoy S, Bilecenoglu B, Sakul BU, Paksoy CS. Evaluation of bifid mandibular canals with cone-beam computed tomography in a Turkish adult population: a retrospective study. Surg Radiol Anat. 2011;33:501–7.
13. Orhan K, İçen M, Aksoy S, Ozan O, Berberoğlu A. Cone-beam CT evaluation of morphology, location, and course of mandibular incisive canal: considerations for implant treatment. Oral Radiol. 2014;30(1):64–75. https://doi.org/10.1007/s11282-013-0138-0.
14. Mathew LA, Sholapurkar AA, Pai KM. Maxillary sinus findings in the elderly: a panoramic radiographic study. J Contemp Dent Pract. 2009;10(6):E041–8.
15. Orhan K, Kocyigit D, Turkoglu K, Kartal Y, Arslan A. Aspergillosis of maxillary sinus in immunocompromised patient: case report. N Y State Dent J. 2012;78(1):46–9.
16. Molander B, Ahlqwist M, Grondahl HG, Hollender L. Comparison of panoramic and intraoral radiography for the diagnosis of caries and periapical pathology. Dentomaxillofac Radiol. 1993;22:28–32.
17. Farah CS, Savage NV. Pericoronal radiolucencies and the significance of early detection. Aust Dent J. 2002;47(3):262–5.
18. Gonzalez SM, Spalding PM, Payne JB, Giannini PJ. A dentigerous cyst associated with bilaterally impacted mandibular canines in a girl: a case report. J Med Case Rep. 2011;5:230.
19. Kasat VO, Karjodkar FR, Laddha RS. Dentigerous cyst associated with an ectopic third molar in the maxillary sinus: a case report and review of literature. Contemp Clin Dent. 2012;3(3):373–6.
20. Srivatsan KS, Kumar V, Mahendra A, Singh P. Bilateral keratocystic odontogenic tumor: A report of two cases. Natl J Maxillofac Surg. 2014;5(1):86–9.
21. Paikkatt VJ, Sreedharan S, Kannan VP. Unicystic ameloblastoma of the maxilla: a case report. J Indian Soc Pedod Prev Dent. 2007;25(2):106–10.
22. White SC, Pharoah MJ. Oral radiology: principles and interpretation. St. Louis: Mosby/Elsevier; 2009.
23. More CB, Das S, Gupta S, Bhavsar K. Mandibular adenomatoid odontogenic tumor: radiographic and pathologic correlation. J Nat Sci Biol Med. 2013;4(2):457–62.
24. Friedrich RE, Scheuer HA, Fuhrmann A, Zustın J, Assaf AT. Radiographic findings of odontogenic Myxomas on conventional radiographs. Anticancer Res. 2012;32:2173–8.
25. Wagel J, Łuczak K, Hendrich B, Guziński M, Sąsiadek M. Clinical and radiological features of nonfamilial cherubism: a case report. Pol J Radiol. 2012;77(3):53–7.
26. More C, Tailor M, Patel HJ, Asrani M, Thakkar K, Adalja V. Radiographic analysis of ameloblastoma: a retrospective study. Indian J Dent. 2012;23:698.
27. Maaita J, Alwrikat A. Is the mandibular third molar a risk factor for mandibular angle fracture? Oral Surg Oral Med Oral Pathol Oral Radiol Endod. 2000;89:143–6.
28. Meisami T, Sojat A, Sandor GKB, Lawrence HP, Clokie CML. Impacted third molars and risk of angle fracture. J Oral Maxillofac Surg. 2002;31:140–4.
29. Blaeser BF, August MA, Donoff RB, Kaban LB, Dodson TB. Panoramic radiographic risk factors for inferior alveolar nerve injury after third molar extraction. J Oral Maxillofac Surg. 2003;61(4):417–21.
30. Friedlander AH, Altman L. Carotid artery atheromas in postmenopausal women. Their prevalence on panoramic radiographs and their relationship to atherogenic risk factors. J Am Dent Assoc. 2001;132:1130–6.
31. Barkhuysen R, Berge SJ, van Damme PA. Non ordinary radiopacity on a panoramic radiograph. Ned Tijdschr Tandheelkd. 2006;113:148–9.
32. Morano S, Cipriani R, Gabriele A, Medici F, Pantellini F. Recurrent Brown tumors as initial manifestation of primary hyperparathyroidism. An unusual presentation. Minerva Med. 2000;91:117–22.
33. Ganibegovic M. Dental radiographic changes in

chronic renal diseases. Med Arh. 2000;54:115–8.
34. Kumar GS, Manjunatha BS. Metastatic tumors to the jaws and oral cavity. J Oral Maxillofac Pathol. 2013;17(1):71–5.
35. Huber MA, Terezhalmy GT. The head and neck radiation oncology patient. Quintessence Int. 2003;34(9):693–717.
36. Marsiglia H, Haie-Meder C, Sasso G, Mamelle G, Gerbaulet A. Brachytherapy for T1-T2 floor-of-the-mouth cancers: the Gustave-Roussy institute experience. Int J Radiat Oncol Biol Phys. 2002;52(5):1257–63.

第 6 章 X线头影测量摄影

Athina Chatzigianni

6.1 基本原则及解读

在临床医学和口腔医学中，对患者的骨骼、牙齿和软组织结构等进行 X 线检查一直是临床检查的重要辅助诊断方法，以便对患者的疾病或状态进行最终诊断评估。目前，已经提出了许多 X 线检查技术，它们各不相同，需要根据拟检查组织器官结构和头部相对于 X 射线束的方位来选择。

1922 年，Pacini 和 Carrera 首次拍摄了全头颅标准侧位 X 线片[1]。Pacini 方法从 X 射线源到胶片盒之间的距离较大且固定。1931 年 X 线头影测量被完全接受，当年美国的 Broadbent[2]和德国的 Hofrath[3]同时推出了在标准化条件下拍摄的头颅 X 线片。该方法包括安装胶片、为受检者摆位和将 X 射线源放置在固定、标准化、可重复的位置。

标准化的 X 线头影测量片，可以用来研究颅骨骨骼随时间发生的变化。可以研究颅颌面骨骼和软组织的大小和形状随年龄增长而发生的变化[4]。1988 年，Moyers 将头影测量定义为一种将人类头骨转换成可测量的几何形状的 X 线技术[5]。

此外，还可以分析同一或不同种族人群样本的颅颌面变异，以及男性和女性之间的解剖学差异。例如，不同性别的颅颌面形态比较，女性颅骨的平均尺寸明显小于男性，但鼻骨、枕骨大孔和眶内间距除外。在颅骨形状方面，女性的额骨更突出，鼻骨较不突出。采用平均值比较不同性别之间头颅形状的差异，女性头颅明显小于男性[6]。

头影测量片也可以用来描绘头颅解剖结构，在正畸领域和正畸正颌联合治疗方案设计中具有重要意义。几十年来，头影测量一直是口腔正畸医生的主要诊断方法之一。为描绘患者的牙齿、骨骼和面部特征，多年来人们为 X 线头影测量片提出了各种测量分析方法。根据头颅解剖标志的测量，采用许多不同的方法来分析牙齿、骨骼和软组织之间的关系。头影测量已被广泛应用于颅颌面结构的识别和测量，既有颅颌面发育正常患者，也有颅颌面畸形患者。X 线头影测量片可以将患者的牙颌面关系与同一种族或民族的正常对照组进行比较，同时能发现其与正常标准的偏差。X 线头影测量片还用于评估颅颌面复合体、牙齿面部比例、错畸形、软组织，以及与生长或治疗有关的变化，这些对正畸治疗设计和评估都至关重要。

X 线头影测量片投照时需要使用耳杆，

防止头绕纵轴、矢状轴和横轴旋转。此外，可用鼻稳定器防止鼻绕横轴旋转[2,7]。即使如此，虽有这些技术装置，但仍然可能无法避免患者头部的轻微旋转。因此，X 线头影测量摄影的一个主要局限是难以正确和可重复地定位头部。解剖结构重叠或图像质量不好也限制标志点的识别，并且使患者暴露在 X 线之下[8–12]。在计算解剖结构的尺寸、应用角度或线性测量时会出现另一个问题，了解测量值是否准确反映了物体的真实尺寸非常重要，如果不是，是否可以计算并纠正误差。标准化的胶片–物体距离消除了放大误差的问题，常用方法是图像中采用标尺控制放大倍数。

此外，值得一提的是，2D X 线头影存在固有的局限性：解剖结构的放大、失真、重叠和失实等[13]。最近，对 2D X 线头影测量的有效性进行了研究，结果发现，这种 X 线摄影技术在正畸学中的实用性仍然缺乏科学证据[14]。

传统的 X 线头影测量片是 3D 物体的 2D 投影，因此只能部分显示整个颅颌面部的形状。遗憾的是，尽管 2D X 线头影测量图像已被广泛接受和使用，但似乎很多 3D 解剖结构缺失，同时也无法显示细节。为了解决上述问题，提出了将头影测量从 2D 转到 3D[15,16]。

CT 和 CBCT 可提供颅颌面结构的 3D 重建，然而，与传统的 X 线摄影相比，成本和辐射剂量的问题使它们在牙科和正畸中的日常应用至今仍受到限制[13]。但毫无疑问，3D 软件的进步已经使真实的 3D 成像和测量成为现实。

尽管 X 线头影测量片有局限性，但深入了解不同 X 线头影测量片所能识别的头颅解剖结构，对于图像的解读、解剖标志的识别和临床医生正确的头影测量分析都非常重要。了解头颅解剖和理解每种结构的 X 线表现，可以最大限度地减少每个解剖测量点的识别误差[17]。

6.2　X 线头影测量解剖

6.2.1　X 线头影测量侧位片

X 线头影测量侧位片（图 6.1）投照时，X 线束垂直于患者的头颅正中矢状面，正中矢状面平行于胶片。X 射线源、患者头部与胶片之间有许多不同的距离用于放大补偿，但是，应用最广泛的 X 射线源与患者正中矢状面之间的距离约为 150cm，正中矢状面与胶片之间的距离为 13~15cm[18–20]。

X 线头影侧位片提供颅颌面、骨骼矢状面和垂直面的信息。总之，应用 X 线头影测量侧位片分析和头影测量描绘有助于理解以下几个方面：

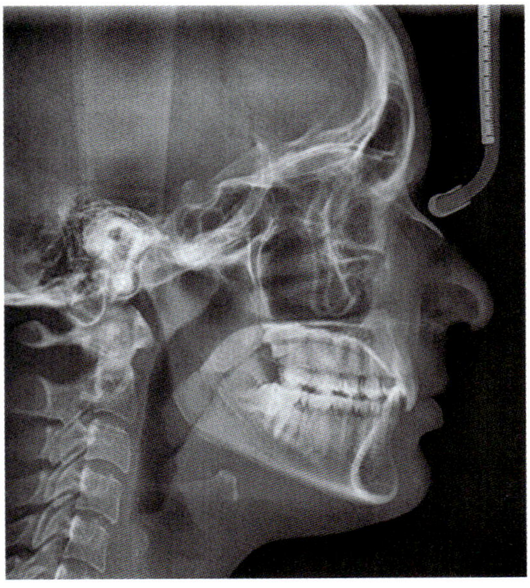

图 6.1　X 线头影测量侧位片。

• 颅颌面生长的矢状向和纵向研究。

• 软组织的矢状向和纵向研究。

• 上呼吸道、鼻窦和舌的研究。

• 建立特定人群的侧位头影测量标准。

• 不同性别或不同种族/民族之间的颅颌面差异研究。

• 颅颌面骨和软组织在矢状向和纵向上的增龄性变化研究。

• 错𬌗畸形、颅颌面畸形,以及矢状向和纵向的骨骼畸形的诊断。

• 矢状向和纵向问题的正畸和正颌治疗计划。

• 评估正畸治疗对软硬组织的治疗结果。

• 通过颈椎分析评价骨龄。

• 发现颅骨或脊柱异常。

通过 X 线头影测量侧位片可以描绘许多单侧、中线或双侧的解剖结构。重要的是要理解双侧解剖结构将被视为单一投影。在许多情况下,可以观察到两条线,代表两个双侧解剖结构的轮廓,这可能是由于两个解剖结构之间固有的不对称或是由于头部在头颅固定装置里发生旋转。

患者自然头位、自然咬合、自然唇形闭合、生理休息位和良好的头部方向都有助于显示颅骨、关节和软组织的解剖结构。X 线头影测量侧位片的描绘主要包括两部分,即硬组织(包括骨性结构和义齿)和软组织(包括鼻窦、气道和神经管)。

6.2.1.1 硬组织解剖结构

X 线头影测量侧位片上可识别的最重要的硬组织解剖结构可分为以下几类(图 6.2a)。

■ *颅骨和上颌面部解剖结构。*

1.额骨:构成前额和眼眶上部的颅骨。它有内侧(1a)和外侧(1b)皮质板。

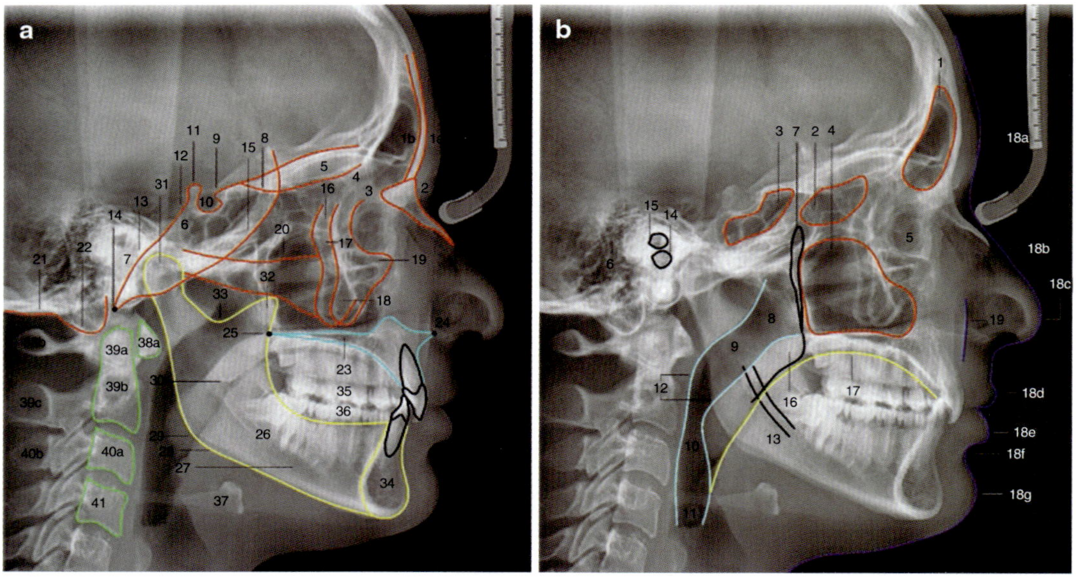

图 6.2 (a)X 线头影测量侧位片上最重要的是骨骼和牙齿解剖结构的识别和(b)颅颌面部的主要非硬组织结构的识别。编号与正文一致。[Images were created by Dr. Athina Chatzigianni with the use of Viewbox 4 Software(dHAL Software, Kifissia, Greece)][28]

2.鼻骨：鼻骨是位于中线的2块对称小骨，构成鼻梁。在X线头影测量侧位片上，两侧鼻骨只能显示一侧。

3.筛骨：筛骨复合体位于两眼眶之间，在X线头影测量侧位片，其位于鼻腔上方，将鼻腔与大脑隔开。

4.筛板：位于前颅窝和鼻腔之间，含许多小孔。

5.前颅底：前界为额窦后壁，后界为蝶骨平台和前床突。它们构成前颅窝底、鼻腔顶、额窦顶、筛窦和蝶窦顶，以及眼眶顶。

6.中颅底：从前颅底延伸至鞍背。

7.后颅底：从鞍背延伸至枕骨。

8.蝶骨平台：前颅底的一部分形成蝶窦的顶，位于前床突的前方。

9.前床突：蝶骨小翼的两个骨性突起之一，它是颅底和颅窝前、中部的边界。

10.蝶鞍：脑垂体所在的垂体窝，呈弧形，边界是前床突和后床突。

11.后床突：与前床突一起围绕着蝶鞍，它是鞍背的2个结节之一。

12.鞍背：蝶骨的一部分，位于蝶鞍后方。

13.斜坡：位于鞍背和枕骨大孔之间的骨面，呈向下和向后倾斜的直线。

14.枕骨大孔前缘：是颅骨枕骨开口的前缘。

15.蝶骨大翼：蝶骨的骨突。

16.额骨颧突：下端通过颧额缝与颧骨额突相接。

17.颧骨额突：通过颧额缝与额骨颧突上端相接。

18.颧骨的上颌突：下端与上颌骨相接，形成上颌骨的眶面。

19.眶缘：眼眶周围的环状骨性边缘。

20.颧弓：上颌骨周围头侧面的水平骨，眼眶和颧骨的后面部分。

21.枕骨：枕骨位于枕骨大孔和乳突后方。

22.乳突：是枕骨下部的骨性突起。

■ 上颌骨解剖结构。

23.硬腭（鼻腔底部）：硬腭是口腔与鼻腔和上颌窦的分界线，它从前鼻棘延伸至后鼻棘。

24.前鼻棘：硬腭中线的最前点。

25.后鼻棘：硬腭中线的最后点。

■ 下颌骨解剖结构。

26.下颌骨：又称下颌，是颅颌面复合体中唯一可活动的骨骼，通过颞下颌关节与颅骨相接。它由1个体部、2个升支、2个髁突、2个喙突、2个下颌角和1个正中联合组成。在X线头影测量侧位片中，只识别双侧下颌骨结构的一个投影，除非下颌骨不对称或患者头部在头颅定位装置中的位置不正确，在这种情况下，两侧下颌骨结构可能有2个投影出现在X线片上。

27.下颌骨体：又称下颌体部，是下颌骨的水平部分，延伸至两侧下颌角。

28.角前切迹：下颌骨下缘的凹陷，位于下颌角的前方。

29.下颌骨角：也称下颌角，下颌骨体下缘与下颌升支后缘之间的夹角。

30.下颌升支：下颌骨有2个升支，每个升支都有下颌神经管和两个突，即髁突和喙突。

31.髁突：下颌骨的一部分，在颞下颌关节处与颅骨相接。

32.喙突：下颌骨的突起，位于髁突的近中。

33.下颌骨乙状切迹：下颌骨上缘的一个深凹，由髁突和喙突围成。

34.正中联合：下颌骨最正中下部，包括外皮质板和内皮质板。

■ 牙列。

35.上颌牙列：描述上颌的牙齿。

36.下颌牙列：描述下颌的牙齿。

■ 颈部骨骼。

37.舌骨：位于下颌骨的后下方，在第三和第四颈椎的高度。

38.第一颈椎(寰椎)：一个非典型颈椎，位于乳突下方，下颌升支后方。在X线片上可以看观察寰椎的前弓(38a)和后弓(38b)。

39.第二颈椎(枢椎)：位于寰椎下方的非典型椎体。在X线片上可以观察到一个垂直突(齿状突)(39a)、一个本体(39b)和一个棘突(39c)。枢椎的齿状突是第二颈椎大的垂直突起，在X线片上可以观察到其与第一颈椎的椎体相交。

40.第三颈椎：典型的椎体，位于第二和第四颈椎之间。在X线片上可以观察到椎体(40a)和棘突(40b)。

41.第四颈椎：与第三颈椎一样，为典型椎体。

6.2.1.2 软组织和其他解剖结构

X线头影测量侧位片上可识别的软组织可分为以下几类(图6.2b)。

■ 鼻旁窦(包含额窦、筛窦、蝶窦和上颌窦)。

1.额窦：有2个额窦。在X线头影测量侧位片中，2个鼻旁窦的投影是位于鼻骨上方的一个气室。

2.筛窦：筛窦有2个，在X线头影测量前后位片上，在鼻周围可以更好地观察到。在X线头影测量侧位片上只能观察到2个乙状窦中的1个，在眼眶后方、颧弓上方、前颅窝下方。

3.蝶窦：蝶骨有2个大的蝶窦。在X线头影测量侧位片上，只能观察到1个蝶窦，位于蝶鞍下部、鞍背和蝶骨大翼之间。

4.上颌窦：上颌骨有2个上颌窦，它们是最大的鼻旁窦。在X线头影测量侧位片上，两个上颌窦的投影为一个大气腔，其周围有硬腭、眼眶、筛窦底和翼上颌裂。

■ 腔。

5.眼眶：它是一个椭圆形的骨腔(眼窝)，包裹眼球。

6.乳突气房：颅骨乳突内的微小气腔。

7.翼上颌裂：它是X线头影测量侧位片上的垂直开口，位于后鼻棘和软腭的正上方和后方。两侧开口，描绘两个阴影之间的中线。

■ 上气道(从鼻腔至喉部的空气通道)。

8.鼻咽：是鼻咽部的气道区，也是咽部的最上部，在X线片上起始于鼻腔和上颌窦的后方，止于硬腭和软腭的高度。

9.后咽：从硬腭后部延伸至咽后壁。

10.口咽：位于软腭至会厌上缘之间的气道部分。

11.喉咽：位于咽的下部，延伸至第六颈椎的高度。

12.咽壁：在X线片上可见咽前壁和咽后壁。

■ 神经管。

13.下颌神经管：下颌体内有2条神经管，其中包括下牙槽神经、动脉和静脉。每条神经管在X线片上表现为贯穿下颌骨体的两条可分辨线。

14.外耳道：是一个乙状的骨性管道，起始于头外侧。外耳道呈环形，在X线头影测量片上，其位于下颌骨髁突的后上方。

15.内耳道：起始于内耳门的管道，呈环状，X线头影测量片上，其位于外耳道的上方。

■ 软组织和肌肉。

16.软腭：由肌肉和结缔组织组成，位于硬腭后方。

17.舌背：舌的上表面，可以观察到一条凹线，位于硬腭下方，从前牙起始，止于舌骨。

18.软组织轮廓：这是颅颌面部周围软

组织的轮廓标记。显示了前额、鼻梁、鼻尖、上唇、下唇、唇颏沟和颏部的软组织(分别为 a 至 g)。

19.面颊:在面部眼睛以下的肉质部分。

6.2.2　X 线头影测量后前位摄影

X 线头影测量后前位片(图 6.3a)投照时,X 线束垂直于患者头颅冠状面。X 射线源在患者头部后方,胶片放置于患者面部前方,前额和鼻部面对胶片盒[21,22]。患者的听眦线与水平面成 10°角,法兰克福平面垂直于胶片[23]。

X 线头影测量后前位片(PAC)分析和描绘能提供横向和纵向双侧解剖结构的信息,可有以下应用:

- 颅颌面生长的横向和纵向研究。
- 颌骨不对称研究。
- 两侧鼻窦研究。
- 建立特定人群的后前位头影测量标准。
- 不同性别或不同种族/民族之间的颅颌面差异研究。
- 颅颌面骨增龄性变化研究。
- 错殆畸形、颅颌面畸形,以及横向和纵向骨骼畸形的诊断。
- 横向和纵向问题的正畸和正颌治疗计划。
- 横向和纵向的正畸治疗效果评价。

与 X 线头影测量侧位片相同,X 线头影测量后前位片主要描绘两部分,即硬组织(骨和义齿)和非硬组织(如鼻窦和腔)。

6.2.2.1 硬组织解剖结构

X 线头影测量后前位片(图 6.3b)上可识别的硬组织解剖结构可分为以下几类。

■ 颅骨和上面部解剖结构。

1.鸡冠:筛骨中线上方的三角形突起。

2.蝶骨小翼:蝶骨上部的两个骨性突起。

3.蝶骨大翼:蝶骨下部的骨性突起。

4.眶上缘:眼眶的上缘。

5.眶下缘:眼眶的下缘。

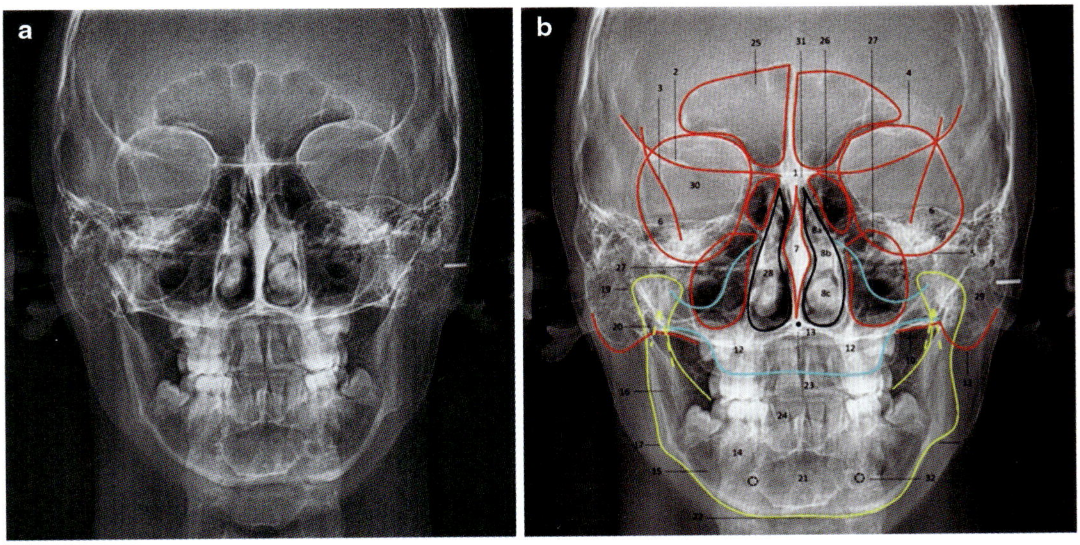

图 6.3　(a)X 线头影测量后前位片。(b)最重要的是骨骼、牙齿和非硬组织解剖结构的识别。编号与正文一致。[Images were created by Dr. Athina Chatzigianni with the use of Viewbox 4 Software (dHAL Software, Kifisia, Greece)][28]

6.岩骨嵴：颞骨的一部分，将前颅窝和中颅窝分隔开来。

7.鼻中隔：分隔2个鼻腔的垂直线。

8.鼻甲：鼻腔侧壁的3个骨性突起，分为上(a)、中(b)和下(c)鼻甲。

9.颧弓：头侧面的水平骨，围绕上颌骨呈双侧分布。

10.枕骨：枕骨构成颅底，在X线片上，它与上颌骨处于同一水平。

11.乳突：与X线头影测量侧位片相同，是枕骨下部的骨性突起。

■ 上颌解剖结构。

12.上颌骨：有2块上颌骨，通过上颌间缝融合在一起。

13.前鼻棘：是2块上颌骨融合的中线最前点。

■ 下颌解剖结构。

14.下颌骨：在X线片上可见1个下颌骨体、2个升支、2个髁突、2个喙突、2个下颌角和1个正中联合。

15.下颌骨体：又被称为下颌体部，是下颌骨的水平部分，从中线延伸至双侧下颌角。

16.下颌升支：X线片显示2个下颌升支，每个升支都包含下颌神经管和2个突起，即髁突和喙突。

17.下颌骨角：也称下颌角，下颌骨体下缘与下颌升支后缘之间形成的夹角。

18.角前切迹：下颌骨下缘的凹陷，位于下颌角的前方。

19.髁突：下颌骨的一部分，在颞下颌关节处与颅骨相接。X线头影测量后前位片上可见两个髁突。

20.喙突：下颌骨的突起，位于髁突的近中。X线头影测量后前位片上，可以观察到2个喙突紧邻髁突，但很难辨认。

21.正中联合：在X线头影测量后前位片上，它位于下颌骨的中线。

22.下颌中点：下颌骨的中线。

■ 牙解剖结构。

23.上颌牙列：描述上颌的牙齿。

24.下颌牙列：描述下颌的牙齿。

6.2.2.2 窦、腔和孔

X线头影测量后前位片(见图6.3b)上显示的非硬组织结构主要包括窦、腔和孔，如下所述。

■ 鼻旁窦。

25.额窦：在额骨内有2个额窦，它们之间由一条垂线隔开，称为额窦中隔。

26.筛窦：两眼眶之间，双侧鼻骨的外侧有2个筛窦。

27.上颌窦：位于鼻腔侧面稍向后。

■ 腔。

28.鼻腔：位于面中部的气室，被鼻中隔分为2个腔。

29.乳突气房：颅骨乳突内的微小气腔。

30. 眼眶：它是一个椭圆形的骨腔（眼窝），包裹眼球。

■ 孔。

31.筛板：是在颅底和鼻腔之间，含小孔的结构。

32.颏孔：位于下颌骨体靠近第二前磨牙的孔，它是下颌神经管的末端。

6.2.3 其他X线头影测量片

除了上述已在口腔正畸和正颌外科中应用多年的标准X线头影测量片外，还使用了其他各种头影测量片来从不同角度检查头骨。例如，颏顶位和枕颏位，这些技术应用于特定场合，主要是当怀疑颅颌面骨骨折时。理想的X线头影测量颏顶位片(SMV)，患者头位是X线中心，X线从从颏下射入，垂直于正中矢状面和冠状面，头向后上仰10°[23]，枕颏位采用 30°。

X 线头影测量颏顶位和枕颏位片在正畸中的应用主要包括：

- 确定髁突的长轴，便于校正颞下颌关节断层扫描。
- 测量下颌长度。
- 评价骨骼不对称。
- 评价鼻旁窦。
- 评估骨折。

如图 6.4 所示，根据头的方向，在这些 X 线片上可以识别以下解剖结构：

1.额窦。
2.蝶窦。
3.上颌窦。
4.鼻腔。
5.鼻中隔。
6.眶下缘(6a)和眶外侧壁(6b)。
7.颧弓。
8.上颌牙列。
9.下颌骨。
10.下颌骨体。
11.下颌角。
12.下颌升支。
13.髁突。
14.喙突。
15.颅底。
16.第一颈椎(寰椎)。
17.第二颈椎的齿状突。
18.乳突气房。
19.枕骨大孔。
20.破裂孔。
21.卵圆孔。
22.上颌骨间缝：位于 2 块上颌骨之间的中线缝，在该片上与鼻中隔影重叠。

6.2.4　3D 头影测量成像

为克服 2D X 线头影测量摄影方法的局限性，颅颌面骨的 3D 图像正逐渐取代 2D X 线头影测量片，从而以 3D 形式描述颅颌面差异。

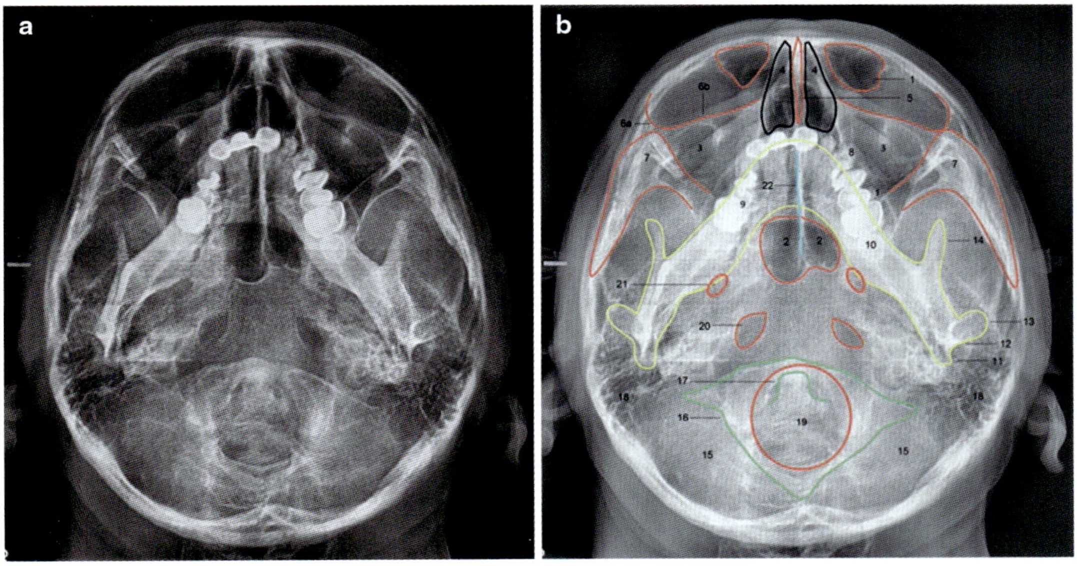

图 6.4　(a)X 线头影测量颏顶位和枕颏位片示例。(b)最重要的解剖结构描绘。[Images were created by Dr. Athina Chatzigianni with the use of Viewbox 4 Software (dHAL Software, Kifissia, Greece)][28]

为此，1972 年由 G.Hounsfield（1979 年获得诺贝尔奖[24]）推出的医用 CT 迅速在口腔和正畸影像、诊断和治疗计划中得到普及。然而，由于成本高、患者辐射剂量高等原因，CBCT 替代技术被引入口腔领域，并从此成为 3D 硬组织重建和成像的首选方法[25]。最近，高分辨率 3D MRI 作为一种头颈部 3D 成像的更好替代方法，以及作为一种正畸和正颌外科 3D 治疗计划的工具，取得了良好的效果[26]。

在口腔正畸领域，颅颌面结构的 3D 渲染和 3D 解剖标志的采集和识别催生了颅颌面复合体和面部的 3D 头影测量分析，并开发了用于 3D 正畸评价的新软件。尽管 3D 头颅标志的可靠性仍然存疑，并且在此领域也有待进一步研究[27]，但颅颌面 3D 图像模式是头影测量分析和治疗规划的新途径。

总的来说，颅颌面部 3D 头影测量图像的主要临床应用包括以下几个方面：

- 3D 颅颌面形状和生长研究。
- 3D 骨骼不对称研究。
- 3D 软组织研究。
- 3D 上气道研究。
- 建立特定人群的 3D 头影测量标准。
- 不同性别或不同种族/民族之间的 3D 颅颌面差异研究。
- 3D 颅颌面骨和 3D 软组织的增龄性变化研究。
- 错殆畸形、颅颌面畸形和骨骼畸形的 3D 诊断。
- 正畸治疗计划。
- 3D 虚拟正颌外科治疗规划；评价 3D 软硬组织的正畸治疗效果。
- 发现 3D 颅骨和 3D 颈椎的异常。

可在 3D 头影测量渲染图像上识别的硬组织解剖结构如下（图 6.5）。

■ 3D颅骨和上面部解剖结构。

1.额骨。

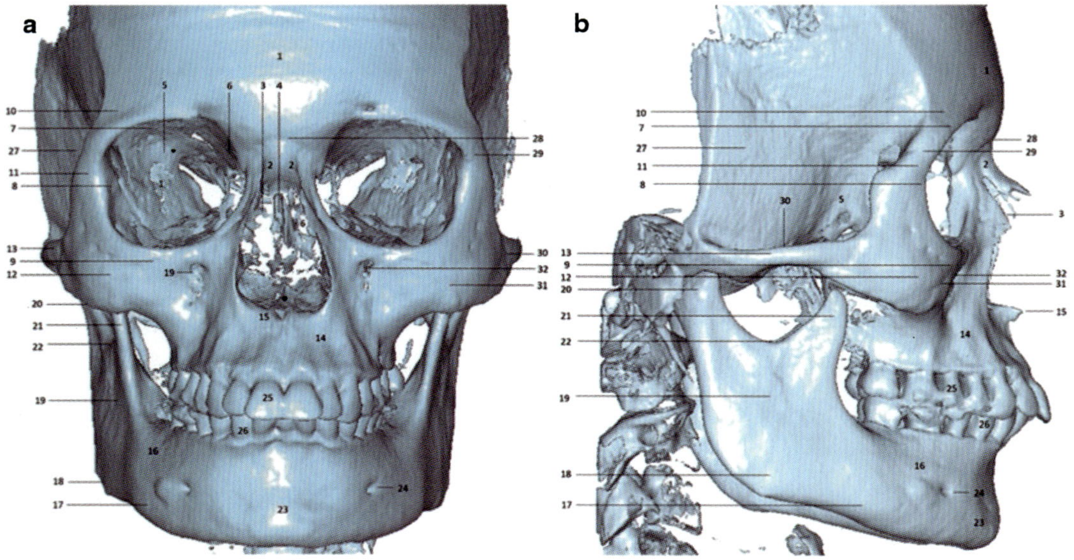

图 6.5 CBCT 创建的 3D 头影测量图像，以及重要解剖结构的编号。(a)正视图。(b)侧视图。编号与正文一致。[Images were created by Dr. Athina Chatzigianni with the use of Viewbox 4 Software (dHAL Software, Kifissia, Greece)][28]

2.鼻骨。

3.鼻腔。

4.鼻中隔。

5.蝶骨。

6.筛骨。

7.眼眶顶。

8.眼眶侧壁。

9.眶下缘。

10.额骨颧突。

11.颧骨额突。

12.颧骨的上颌突。

13.颧弓。

■ 3D上颌骨解剖结构。

14.上颌骨。

15.前鼻棘。

■ 3D下颌骨解剖结构。

16.下颌骨。

17.下颌骨体。

18.下颌角。

19.下颌升支。

20.髁突。

21.喙突。

22.角前切迹。

23.正中联合。

24.颏孔。

■ 3D牙解剖结构。

25.上颌牙列。

26.下颌牙列。

■ 在3D颅颌面部图像中识别的其他解剖结构,在之前的2D图像中无法被清晰地识别。

27.颞骨:位于颅骨侧面和颅底,与颧骨、下颌骨、蝶骨、顶骨和枕骨衔接。

28.额鼻缝:额骨和 2 块鼻骨之间的骨缝。

29.额颧缝:连接额骨和颧骨的骨缝。

30.颧颞缝:连接颞骨和颧骨的骨缝。

31.颧颌缝:连接上颌骨颧突和颧骨上颌突的骨缝。

32.眶下孔:位于上颌骨,在眶下缘下方,有眶下神经、动脉和静脉通过。

6.3 总结

总之,本章的目的既不是探究 X 线头影测量检查的技术问题,也不是介绍头影测量标志或头影测量分析。主要介绍 X 线头影测量方法,这些方法可对骨骼、鼻窦、神经管,以及颅颌面部骨骼的其他重要解剖结构进行成像。深入了解 X 线头影测量解剖对于正确识别颅颌面部的所有解剖结构至关重要。在正畸和正颌外科中进行绝对可靠的头影测量分析,需要能够正确识别这些解剖结构。头影测量分析是对不同颅颌面结构解剖标志的识别和运用,标志位置的可能偏差会导致测量误差和诊断错误。尽管 2D X 线头影测量图像存在不可避免的局限性,但对于临床医生来说,它们仍然是一种有价值的影像工具。向 3D X 线头影测量摄影的过渡已经开始,且已经显示出了巨大的进步。但要在日常临床实践中完全采用这种成像方法,还需要更多的研究。

(李志民　王铁梅　译)

参考文献

1. Pacini AJ, Carrera. First X-ray picture of skull: roentgen ray anthropometry of the skull. J Radiol. 1922;3:230–8.
2. Broadbent BH. A new X ray technique and its application to orthodontia. Angle Orthod. 1931;1:45–66.
3. Hofrath H. Bedeuting der rontgenfern und abstands aufnahme fur die diagnostic der kieferanomalien. Fortschr Orthod. 1931;1:232–58.
4. Bjork A. Prediction of mandibular growth rotation.

Am J Orthod. 1969;55:585–99.
5. Moyers RE, Bookstein FL, Hunter WS. Analysis of the craniofacial skeleton: cephalometrics. In: Moyers RE, editor. Handbook of orthodontics. Chicago: Year Book Medical; 1988. p. 247–309.
6. Ingerslev CH, Solow B. Sex differences in craniofacial morphology. Acta Odontol Scand. 1975;33:85–94.
7. Broadbent BH Sr, Broadbent BH Jr, Golden WH. Bolton standards of dentofacial developmental growth. St. Louis, MO: CV Mosby; 1975.
8. Houston WJB. The analysis of errors in orthodontic measurements. Am J Orthod. 1983;83:382–90.
9. Baumrind S, Frantz RC. The reliability of head film measurements. I: landmark identification. Am J Orthod. 1971;60:111–27.
10. Na KC, Yoon YJ, Kim KW. A study on the errors in the cephalometric measurements. Korean J Orthod. 1998;28:75–84.
11. Malkoc S, Sari Z, Usumez S, Koyuturk AE. The effect of head rotation on cephalometric radiographs. Eur J Orthod. 2005;27:315–21.
12. Athanasiou AE, Miethke RR, Van De Meij AJW. Random errors in localization of landmarks in postero-anterior cephalograms. Br J Orthod. 1999;26:273–84.
13. Scarfe WC, Farman AG. What is cone-beam CT and how does it work? Dent Clin N Am. 2008;52: 707–30.
14. Durão AR, Pittayapat, Rockenbach MIB, Olszewski R, Ng S, Ferreira AP, Jacobs R. Validity of 2D lateral cephalometry in orthodontics: a systematic review. Prog Orthod. 2013;14:31.
15. Grayson B, Cutting C, Bookstein FL, Kim H, McCarthy JG. The three-dimensional cephalograms: theory, technique, and clinical application. Am J Orthod Dentofacial Orthop. 1988;94:327–37.
16. Zhu M, Cai Z, Zhang LY, et al. Establishment of 3D analysis system of craniomaxillofacial skeleton. Chin J Oral Maxillofac Surg. 1998;8:15.
17. Athanasiou AE. Orthodontic cephalometry. London: Mosby-Wolf; 1995.
18. Proffit WR, Fields HW Jr, Sarver DM. Contemporary orthodontics. 4th ed. St. Louis, MO: Mosby Elsevier; 2007.
19. Bergensen EO. Enlargement and distortion in cephalometric radiography: compensation tables for linear measurements. Angle Orthod. 1980;50:230–44.
20. Weems RA. Radiographic cephalometric technique. In: Jacobson A, editor. Radiographic cephalometry from basics to video imaging. Carol Stream: Quintessence; 1995. p. 39–52.
21. Richardson ME. Reproducibility of depressed posterioranterior cephalometric radiographs. Angle Orthod. 1967;37:48–51.
22. Ricketts RM. Perspectives in the clinical application of cephalometrics: the first fifty years. Angle Orthod. 1981;51:115–50.
23. Tetradis S, Kantor ML. Extraoral radiographic examinations. In: White SC, Fharoah MJ, editors. Oral radiology: principles and interpretation. 6th ed. St. Louis, MO: Mosby, Elsevier; 2009. p. 191–206.
24. Hounsfield GN. Computed medical imaging. Nobel lecture, 1979. J Comput Assist Tomogr. 1980;4:665–74.
25. Mozzo P, Procacci C, Tacconi A, Martini PT, Andreis IA. A new volumetric CT machine for dental imaging based on the cone-beam technique: preliminary results. Eur Radiol. 1998;8:1558–64.
26. Juerchott A, Saleem MA, Hilgenfeld T, Freudlsperger C, Zingler S, Lux CJ, Bendszus M, Heiland S. 3D cephalometric analysis using magnetic resonance imaging: validation of accuracy and reproducibility. Sci Rep. 2018;8:13029.
27. Sam A, Currie K, Oh H, Flores-Mir C, Lagravere-Vich M. Reliability of different three-dimensional cephalometric landmarks in cone-beam computed tomography: a systematic review. Angle Orthod. 2019;89:317–32.
28. Halazonetis DJ. Computer-assisted cephalometric analysis. Am J Orthod Dentofacial Orthop. 1994;105:517–21.

第 7 章

MDCT/CBCT的基本原理及在口腔颌面影像中的应用

Antigoni Delantoni，Alexandros Sapountzis

7.1 传统断层扫描

传统断层扫描是一种成像技术，通过X线球管和X线接收器围绕断层扫描中心构成的假想轴或点的联合运动来生成射线图像。在断层摄影机的机架上，X线球管通过一个固定的臂与X线接收器相连，这样它们之间就能在相反方向上平稳地同步移动。X线球管和X线接收器之间的空间形成了断层域[1]，在体层域中，扫描仪生成感兴趣解剖结构的断层图像。通过有意模糊断层域外的所有结构，并在X线接收器的固定位置上清晰投影断层域内的结构，以生成各个断层图像。将解剖结构尽可能垂直于射线源是避免断层扫描图像失真的先决条件[2]。

影响断层成像质量的主要因素包括X线球管的运动方式、断层的厚度和放大程度[3]。

X线球管可以沿线性、圆形、椭圆形、半周或螺旋轨迹移动。除了线性运动类型，即X线球管在水平或垂直直线上移动，其他所有运动类型都是在一个以上的平面上进行的。复杂的非线性运动类型会在断层图像中产生更均匀的模糊影[3-5]。之前提到的复杂运动类型的优点是产生的图像没有多余的投影和阴影[6]。

产生断层图像的厚度取决于断层角度。50°~60°的较大角度会产生1~2mm的薄断层图像，而随着X线球管速度的降低，放射角度变钝，断层图像的厚度增加。

最后，传统断层扫描中的放大程度根据扫描仪而异，放大程度在10%~30%，对于同一扫描区域内的所有解剖结构的放大程度是恒定且可比较的[7]。

传统断层扫描缺点是增加患者的辐射量，图像放大，因重叠和透光性导致相似密度区域细节分辨率降低，以及在生成的断层图像中缺乏便于识别采集区域的特征[8]。

7.2 CT

7.2.1 工作原理和断层扫描仪的组成部分

CT是一种数字成像方式，1971年首次

在英国用于脑肿瘤的诊断[9]。CT 的主要发明者 Hounsfield 和 Cormack 于 1979 年获得了诺贝尔奖。

CT 扫描仪通过旋转的 X 线束和复杂数学算法软件从各种投影中重建图像。这使它能够生成被检查解剖结构不同厚度的切面，而不会出现在传统断层扫描中发现的典型清晰度缺乏的情况，也不会出现因相邻解剖结构密度相似或更高而造成的重叠效应。所有的 CT 扫描仪都由扫描系统、计算系统、图像显示和记录系统组成。

CT 扫描仪的扫描系统包括 X 线球管、辐射探测器阵列和检查台。X 线球管在约 1.5m 直径的环上旋转 360°，发射出狭窄的扇形 X 线束。辐射探测器和射线球管安装在同一圆环上，位置与 X 线球管相反，当衰减后的 X 线从相关结构中射出时，辐射探测器对其进行收集。辐射探测器成排安装，通常是荧光或电离室类型。X 线球管的运动通常是螺旋形的，并一直持续到感兴趣的区域被覆盖而不中断照射，而不会像老式扫描仪那样中断辐照并移动检查台[4]。最后，检查台被设计成可以沿着其轴线移动，并且被定位成垂直于由射线球管和探测器确定的平面。

计算系统测量 X 线束穿过被检查结构后的衰减。光束的衰减是不均匀的，取决于所经过组织的成分和密度。断层扫描计算机从探测器阵列接收衰减值，然后将它们转换成图像。为了生成图像，计算机形成一个由大量像素(基本体素)组成的矩阵。每个矩阵以大小来表示其特征，即每行和每列都有一定数量的像素。计算机首先记录 X 线通过感兴趣结构后的各种线性衰减系数。线性衰减系数如下式所示，通常称为比尔–朗伯定律。

$$I=I_0e-\mu\chi$$

其中 I 表示射线通过感兴趣结构后的强度；I_0 是射线进入感兴趣结构的强度；e 是欧拉常数，等于 2.718；μ 是线性衰减系数或吸收系数；χ 是射线通过的结构的厚度。计算机根据 Hounsfield 量表将线性系数的结果值与灰色色调相对应，称为 Hounsfield 单位（HU）。Hounsfield 单位的数值通常为 –1000~+1000，前者表示对射线的零衰减，后者表示对射线的完全吸收[5]。一般来说，对射线吸收强的结构对应于量表的亮区，反之，对射线吸收弱的结构对应于暗区。从白到黑的 Hounsfield 数值总和构成窗口范围，影响成像的对比度。作为参考，水被定义为 0，空气为–1000，脂肪组织为–100~–50，实质性器官为+40~+80，松质骨为+300~+800，皮质骨>+800。这些结果值将作为灰色色调包含在矩阵生成的每个体积单元中。

一旦选择了感兴趣的区域和剖面，记录和显示系统就会将 3D 矩阵转换为计算机屏幕上的 2D 呈现。在生成的图像中，所选截面的体素以称为像素的小方块形式显示。每个像素对应于矩阵横截面的截面面积[5]。

CT 的一个重要特点是，在球管的运动过程中取得的原始横截面被储存起来，扫描仪的计算机可以在不同的平面和方向上对其进行重建(多平面重建)，这样就可以根据诊断需要在不同的截面上对感兴趣的结构进行成像。尽管从多平面重建得到的图像没有原始 CT 图像的质量，但它们仍具有很高的诊断价值。

7.2.2 图像特征

任何断层扫描的图像质量都取决于空间分辨率能力、密度分辨率能力、噪声和模糊[10]。

空间分辨率是扫描机区分彼此非常接近的小物体或结构的能力，用每毫米线对数

(l/mm)来衡量。空间分辨率与切片厚度成反比。

密度分辨率是扫描机区分密度差异非常小的物体或结构的能力。由于其窗宽范围大(-1000~+1000),CT 扫描仪能够区分密度差异<1%的解剖结构[5]。

噪声被定义为断层图像中包含的所有无诊断价值的信息,而图像中对诊断有用的信息总和称为信号。断层图像的清晰度也取决于信噪比(SNR)。噪声不能被完全消除,但随着扫描仪及其软件的发展,噪声可以大大减少。因此,通过减少噪声或增加信号,可以提高断层图像的质量。

造成断层图像不清晰的原因可能有很多,例如,患者的移动(身体移动或呼吸运动)、患者在检查过程中不配合、被检查的解剖结构的厚度、选择的切片厚度、电子部件(探测器系统等)和断层扫描软件的限制,以及 X 线球管焦点的有效尺寸。

7.2.3　CT 的发展

CT 扫描仪经历了几个阶段的演变,在电子组件和软件中都采用了各种技术并进行了改进。

第一代扫描仪带有一个辐射探测器,使用聚焦良好的细铅笔状 X 线束。通过连续的投影对感兴趣的结构进行扫描,探测器系统每旋转 1°便创建其中一个投影。为了创建一个切片,需要 180 次连续投影,平均检查时间为 25~30 分钟。

在第二代扫描仪中,探测器的数量增加到 30 个,呈弧形排列,X 线球管发出的 X 线呈扇形,这使平均检查时间缩短到 90 秒以内成为可能。

在第三代扫描仪中,探测器的数量最初为 288 个,而在更先进的扫描仪中则增加到 700 个,呈弧形配置。光束的射程增加且可以覆盖整个检查对象,因此,随着探测器数量的增加,平均检查时间进一步缩短到 5 秒左右。

在第四代,也就是最先进的 CT 扫描仪中,辐射探测器的数量已经增加到 2000 多个,探测器被安装在一个外环上,在检查过程中不会移动,从而克服了由扫描系统的移动对图像成像的影响。平均检查时间缩短到几秒钟。

在第三代和第四代 CT 扫描仪中,已经进行了各种改进,例如,螺旋式 CT 扫描,即在探测器系统旋转时移动患者。探测器的信息收集过程是连续的,检查过程中不会中断,因此,检查时间大大缩短,由于减少了由患者的身体和呼吸运动引起的失真,图像质量也得到了改善[11,12]。现代扫描仪另一项改进是双能计算机断层扫描(DECT),根据扫描机的不同,使用单束或双束源,以及能够检测不同能量数据的探测器。DECT 的优点是可减少噪声,提高识别和区分组织的能力,减少因光束硬化而产生的伪影,并在不对图像质量产生负面影响的情况下进一步减少患者接受的光束剂量[13]。

7.2.4　CT 在牙科学的应用

在牙科学中,CT 已经被用于颌骨和相邻解剖结构的病变识别、牙齿咬合的评估、颞下颌关节疾病的诊断、种植体植入的术前研究,以及种植体周围骨结构修复的术后评估[14]。此外,由于放大率为 0,能够将每个切面都与采集区域相匹配,因此,它还能测量骨的高度和厚度,对其密度进行估算,并将这些信息与患者感兴趣的骨骼结构相匹配。最后,断层扫描仪能够在不同的平面和方向上重建图像,克服了颌面部区域的解剖特异性，并使患者在检查过程中的定位更具可调性。

7.2.5 CT 的缺点

CT 有几个缺点。高密度结构的存在会导致 X 线束的硬化，尤其是金属结构，如金属充填物、固定义齿的金属框架、种植体等，从而导致图像中出现黑色区域[15]。这些黑色区域被称为线性伪影或硬化伪影，降低了断层图像的诊断能力，因为它们会遮挡感兴趣解剖结构的部分，或模拟透射性病理病变。患者接受的辐射剂量比传统的成像方式增加。尽管近年来已经开发了低剂量的成像方案，但诊断信息相应减少[16]。最后，与之前的成像方式相比，检查费用的增加也是一个不利因素。

7.3 锥形束计算机断层扫描

7.3.1 操作原理

CBCT 是 CT 的一种发展。它最初应用于血管造影术、放射治疗和乳房 X 线造影术，后来扩展到牙科学领域[17-19]。首台用于牙科学的锥形束扫描仪于 1998 年在欧洲安装，随后于 2001 年在美国安装。它是一种现代且广泛使用的成像方式，使用一个旋转的球管产生的锥形 X 线束，并固定在辐射探测器系统的对面，与口腔曲面断层片相似。这个球管-检测器系统通常围绕患者的头部旋转 180°~360°，并连续拍摄断层图像。产生的射线呈圆锥状，圆锥的大小，以及探测器系统的位置和大小使断层扫描仪能够收集所有射线，它们离开患者的各种组织，从而在一次旋转中完成对感兴趣区域的扫描[20]（图7.1）。

在其旋转过程中，扫描仪会拍摄 120~1024 幅类似于头影测量片的 2D 图像，而不是在 CT 中的轴向 2D 图像[21]。总检查时间取决于制造商和使用的方案，为 5~40 秒。

CBCT 将 X 线束的形状从扇形改变为锥形，提高了效率，与普通 CT 扫描仪相比减少了机械复杂性。而普通 CT 逐步扫描兴趣区结构，生成预选厚度的轴向切片，因此使用更多的机械部件并增加了检查时间[22]（图 7.2）。

CBCT 图像的生成分为 4 个阶段：产生射线并穿过兴趣区结构，由探测器收集辐射，重建图像和查看图像[23]。

7.3.2 射线生成系统

射线由固定在阳极的 X 线球管产生，该球管与口腔曲面断层摄影中使用的球管相似。CBCT 扫描仪的辐射系统与传统 CT 的主要区别在于引入了限束器系统，该系统使光束呈锥形，其基底面积与扫描系统的基底面积大致相等，并将辐射照射限制在感兴趣的区域[24]。当球管围绕患者旋转时，会产生多幅图像，每幅图像表示在对应辐射角度上兴趣区的投影。由于探测器系统在连续接收信号方面存在技术限制，从球管发射出的射线并不是连续的，而是间断的（脉冲光束）。脉冲射线的频率经过调整，使连续曝光之间的间隔与扫描仪探测器系统处理每次曝光产生的数据所需的时间相吻合。由于采用的是脉冲射线，患者的辐射照射时间要比整个检查时间短得多[23,24]。每个脉冲产生一个称为基础或结构图像的投影图像。如上所述，CBCT 中的基础图像更类似于头颅侧位图像，而不是传统 CT 生成的基本轴向切面。在大多数现代 CT 扫描机中，生成的结构图像数量是恒定的。在 CBCT 扫描中结构图像的数量越多，检测系统接收到的信号就越多，

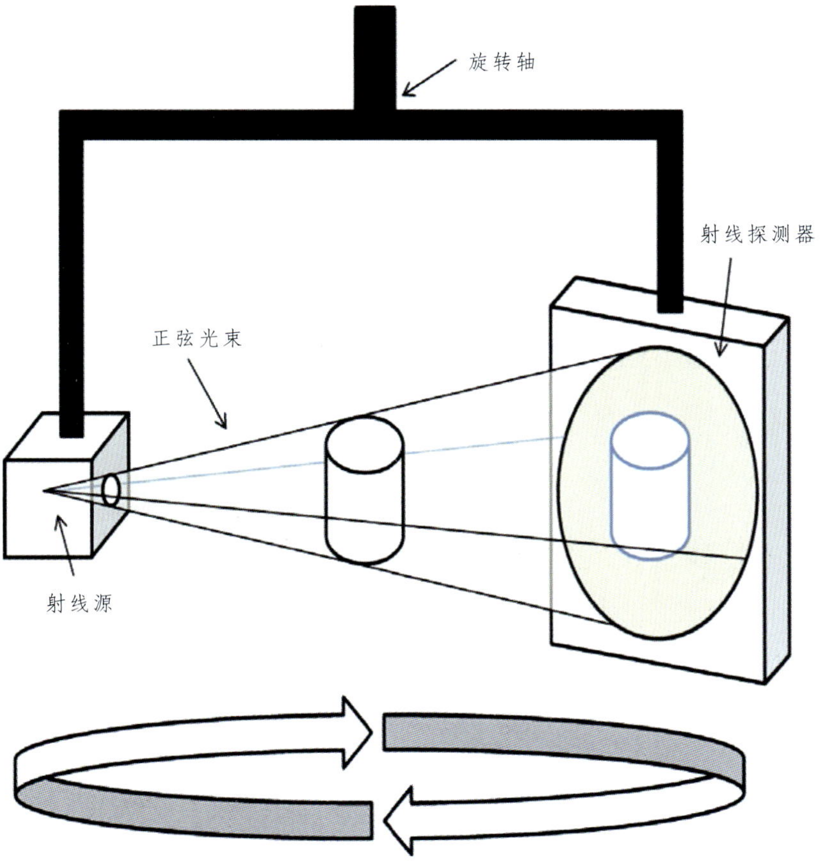

图 7.1 CBCT 机器中射线束旋转的基本原理。

最终断层图像的质量和清晰度也就越高，这是因为 SNR 得到了改善。但是，在采集率保持不变的情况下，结构图像数量的增加会导致患者的照射时间增加。

7.3.3 辐射探测器系统

在射线穿过兴趣区后，CBCT 扫描仪的探测器系统对衰减的射线进行收集。探测器系统可能由影像增强管或更先进且体积更小的平板探测器组成[23]。

影像增强管通常由一个闪烁屏阵列，两个碘化铯增强板，矫正透镜和一个电荷耦合器件（CCD）传感器阵列组成[23-25]。在这种类型的探测器系统中，衰减的射线束进入真空管，并使用放大的“输入磷光体”转换为光。然后在光电阴极中将光信号转换为电子束，该电子束通过电场加速，并通过使用第二个输出磷光体再次转换为光信号。最后，光信号的强度由一系列透镜和光学光圈调整。被矫正的光信号在 CCD 传感器阵列中转换为电信号[25]。由 CCD 传感器产生的电信号强度与最初入射在输入增强板上的射线束强度成正比。管状影像增强器因真空管的形状和获取图像涉及许多步骤，导致断层图像重建中的几何失真，以及增加了伪影的产生。这种类型的扫描系统通过扫描仪软件中的矫正数学算法进行处理来应对噪声的增加[23-25]。另外，管状影像增强器的缺点包括体积大，由于其对磁场的高敏感性而需要更频繁的校准，以及增强板随时间和使用而衰退[26]。

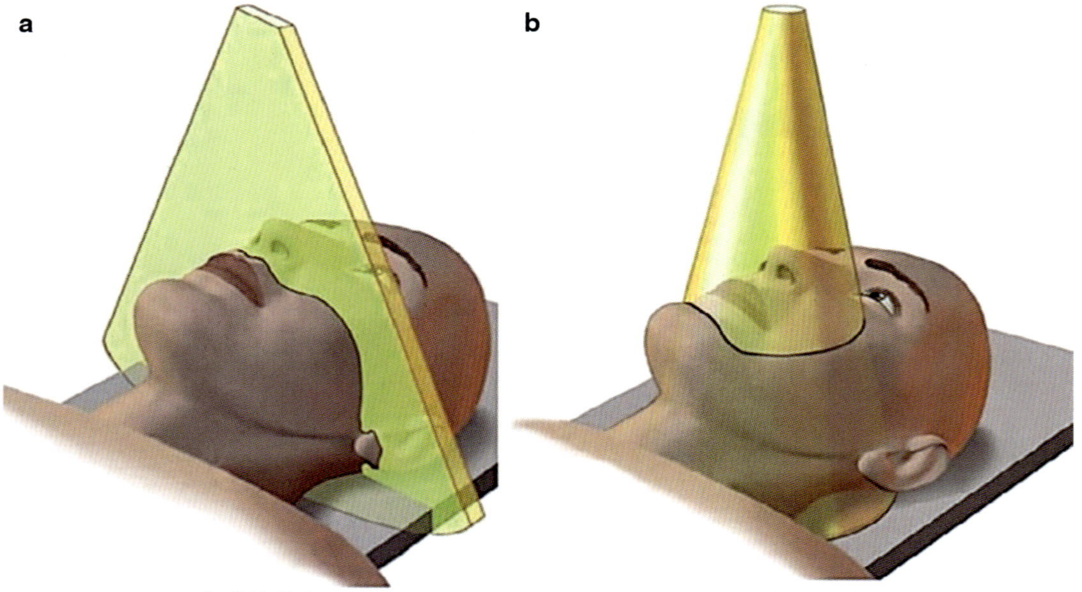

图 7.2 CBCT 与普通医用 CT 相比,射线束形状的关键差异。(a)普通医用 CT 射线束形状。(b)CBCT 射线束形状。

平板探测系统使用一个碘化铯放大板将入射辐射转换为光信号,然后由包含在非晶硅(a-si)薄层中的传感器阵列捕获并转换为电信号。传感器产生的电信号强度与光信号的强度成正比,而光信号的强度又与入射在放大板上的辐射强度成正比。这些系统不会造成管状影像增强器中的几何失真和伪影[5],因此,降低了断层图像中的噪声水平。这些系统的缺点是它们对低或高辐射强度的非线性敏感性,增强板的衰减,以及它们的辐射检测能力在其表面的不同点上表现不均。

在两种类型的探测器中,收集信号的单元的尺寸和数量在探测器系统的分析能力中起着非常大的作用。随着传感器单元面积的减小,探测器系统的分析能力(空间分辨率)增加,但同时信噪比降低。信号传输子系统的需求也限制了探测器表面上探测单元的数量,因此降低了系统的分析能力。在比较了两种类型的探测器系统后,使用平板系统产生的断层图像具有更高的分辨率[24]。最后,与 CT 相比,CBCT 中的图像分辨率取决于探测器系统的传感器单元大小,而不是选择的切片厚度。

7.3.4 断层图像的重建

将探测器系统产生的电信号转换为图像的过程是由计算机完成的。首先,对生成的结构图像的不均匀性进行预校正。这种不均匀性是探测器系统表面的各部分包含单元的不同敏感性级别及增强板效率不均匀性的结果。预校正后,计算机使用复杂的数学算法,最常见的是 Feldkamp 算法或 FDK 方法[27],对原始结构图像的数据进行排序和校正,最后以与原始图像完全相反的像素亮度显示,这种技术被称为反投影技术。

7.3.5 查看扫描图像

CBCT 扫描仪将从原始结构图像重建的断层图像投影在轴位、冠状位或矢状位切面。这些图像被称为二次重建图像。用户可以选择每次重建的切片厚度,通过扫描软件中可用的一些工具优化结果图像,以及进行测量和术前规划。CBCT 可以存储和使用所有扫描数据,并根据用户的诊断需求在三个基本平面之外的其他平面重建图像(MPR)。最后,与传统 CT 一样,使用特定的算法,扫描仪的计算机通过照亮投射体积来创建阴影,使结果图像呈现出 3D 效果。

7.3.6 CBCT 的优点

与其他成像方式相比,CBCT 的优点包括扫描和数据获取时间短(5~40 秒),降低了由患者的身体或呼吸运动引起的图像失真的可能性。在现代 CBCT 中,各向同性体素大小为 80~400μm, 足够分辨颌面部区域的结构, 从而允许操作人员准确地进行测量。与传统 CT 相比,CBCT 兴趣区的金属结构引起的伪影明显较少[28],患者受到的辐射剂量(有效剂量,取决于扫描仪、协议和视野大小)较低[28]。互动性,即现代系统允许将断层扫描数据传输到其他计算机系统进行研究的能力,也是一个重要的优点。最后,与传统 CT 相比,CBCT 的设备大小、场地要求和成本显著降低。

7.3.7 CBCT 的缺点

在 CBCT 中,由于产生的 X 线束的锥形性质, 患者头部的大部分区域都会被照射。这一事实在统计上增加了光子散射的概率,从而产生次级辐射,该辐射在扫描仪的探测系统中被记录为噪声。

这个现象导致最终的断层图像分辨率和诊断能力都有所降低。与 CBCT 相比,在传统 CT 扫描仪中,扇形束可以改善次级(散射辐射)到主辐射的比率(SPR)。单层 CT 的 SPR 值为 0.01, 螺旋 CT 的 SPR 值为 0.05~0.15,而 CBCT 的 SPR 值为 0.4~2[23]。最后,增加锥形束的角度范围会导致锥底面积增大,成像范围更大,从而进一步增加次级辐射和噪声的产生。

如前所述,CBCT 与传统 CT 相比,伪影的产生减少了,制造商也努力使用改进的数学算法来进行优化,但它们的存在仍然影响图像的诊断。扫描仪用于 3D 图像重建的数学模型和参与其中的各种元素 (探测器系统,待检查对象)的物理属性之间的差异导致了伪影的产生。CBCT 相关的伪影包括线束硬化伪影、部分容积伪影、患者运动伪影消光伪影、环形伪影和量化噪声引起的伪影。

7.3.8 CBCT 的应用

CBCT 在口腔科中有许多用途。在颌面部的手术中,它为治疗骨折和畸形提供诊断和手术计划,了解阻生牙及其与邻近结构(上颌管、鼻窦、相邻牙齿的根)的关系,以及识别和确定异物位置所需的信息[24-27]。在种植学中,CBCT 有助于术前 3D 规划和评估种植位点, 评估种植体周围组织的健康状况, 计划术后可能的校正操作, 以及制作术中导板进行引导种植。近年来,CBCT 在正畸和根管治疗中的价值也得到了研究。

7.3.9 CBCT 的指南

CBCT 与任何使用电离辐射的成像检查一样,应遵循保护患者的指南。最近的一项研究推测，在美国，多达 2%已录入的恶性肿瘤病例可能是由 CT 扫描的辐射曝光引起的。CBCT 扫描仪数量的增加及其在牙科领域越来越多地应用，促使美国和欧洲正在努力建立指南标准，用于规范使用 CBCT 的适应证、方案和检查行为。

最初，美国口腔和颌面放射学会在 2008 年 ALARA 原则，在一篇相关文章中提出了一系列关于如何使用 CBCT 的建议，包括检查人员的责任、辐射保护的基本原则、设备质量保证，以及每次扫描的合理性。同样，在欧洲，SEDENTEXCT 项目在欧洲原子能委员会和欧洲牙科放射学会的推动下得以发展。该项目发布了一套包括使用 CBCT 的基本原则，其在颌面区域的应用建议模式、辐射剂量，以及患者和医务人员的辐射防护等方面的指南。SEDENTEXCT 项目在 2011 年结项，而在 2012 年 5 月，一篇相关的文章 (*Radiation Protection: Cone beam CT for Dental and Maxillofacial Radiology. Evidence based guidelines*) 发布的指南被纳入欧盟辐射保护系列中。

（刘澍 王铁梅 译）

参考文献

1. Coin CG. Tomography of the temporomandibular joint. Med Radiogr Photogr. 1974;2:26–39.
2. Curry TS, Dowdey JE, Murry RC. Christensen's physics of diagnostic radiology. 4th ed. Philadelphia, PA: Lea & Febiger; 1990. p. 243–56, 289–322.
3. Misch CE. Contemporary implant dentistry. 2nd ed. St. Louis, MO: Mosby; 1999. p. 73–87.
4. Bushong SC. Radiologic science for technologists: physics, biology and protection. 5th ed. St. Louis, MO: Mosby; 1993. p. 325–35.
5. White SC, Pharoah M. Oral radiology: principles and interpretation. 6th ed. St. Louis, MO: Mosby; 2008. p. 79–99, 207–224.
6. Yune HY. Two-dimensional-three-dimensional reconstruction computed tomography techniques. Dent Clin N Am. 1993;4:613–26.
7. Grondahl K, Ekestubbe A, Grondahl HG. Radiography in oral endosseous prosthetics. Goteborg: Nobel Biocare; 1996.
8. Eckerdal O, Kvint S. Presurgical planning for osseo-integrated implants in the maxilla: a tomographic evaluation of available alveolar bone and morphological 145 relations in the maxilla. Int J Oral Maxillofac Surg. 1986;15(6):722–6.
9. Beckmann EC. CT scanning the early days. Br J Radiol. 2006;79(937):5–8.
10. Jurik AG, Jessen KA, Hansen J. Image quality and dose in computed tomography. Eur Radiol. 1997;7(1):77–81.
11. Brink JA, Wang G, Mcfarland EG. Technical developments optimal section spacing in single-detector helical CT. Radiology. 2000;214(4):575–8.
12. Hanazawa T, Sano T, Seki K, Okano T. Radiologic measurements of the mandible: a comparison between CT-reformatted and conventional tomographic images. Clin Oral Implants Res. 2004;15(2):226–32.
13. Grajo JR, Patino M, Prochowski A, Sahani DV. Dual energy CT in practice: basic principles and applications. Appl Radiol. 2016;45(7):6–12.
14. Abrahams JJ. Dental CT imaging: a look at the jaw. Radiology. 2001;2:334–45.
15. Draenert FG, Coppenrath E, Herzog P, Müller S, Mueller-Lisse UG. Beam hardening artefacts occur in dental implant scans with the NewTom® cone beam CT but not with the dental 4-row multidetector CT. Dentomaxillofac Radiol. 2007;36(4):198–203.
16. Rustemeyer P, Sireubühr U, Suttmoeller J. Low-dose dental computed tomography: significant dose reduction without loss of image quality. Acta Radiol. 2004;45(8):847–53.
17. Robb RA. The dynamic spatial reconstructor: an X-ray video-fluoroscopic CT scanner for dynamic volume imaging of moving organs. IEEE Trans Med Imaging. 1982;1(1):22–33.
18. Chen B, Ning R. Cone-beam volume CT breast imaging: feasibility study. Med Phys. 2002;29(5):755–70.
19. Cho PS, Johnson RH, Griffin TW. Cone-beam CT for radiotherapy applications. Phys Med Biol. 1995;40(11):1863–83. Detection PU. 154/Pulmonary Disease. 2007; 154–5.
20. Araki K, Maki K, Seki K, Sakamaki K, Harata Y, Sakaino R, et al. Characteristics of a newly developed dentomaxillofacial X-ray cone beam CT scanner (CB MercuRayTM): system configuration and physical properties. Dentomaxillofac Radiol. 2004;33(1):51–9.
21. Venkatesh E, Elluru SV. CBCT: basics and applications in dentistry. J Istanbul Univ Fac Dent. 2017;51:102–21.
22. Yamamoto K, Ueno K, Seo K, Shinohara D. Development of dento-maxillofacial cone beam X-ray computed tomography system. Orthod Craniofac Res. 2003;6:160–2.
23. Scarfe WC, Farman AG. What is cone-beam

CT and how does it work? Dent Clin N Am. 2008;52(4):707–30.
24. Scarfe WC, Farman AG, Sukovic P. Clinical applications of cone-beam computed tomography in dental practice. J Can Dent Assoc (Tor). 2006;72(1):75–80.
25. Baba R, Konno Y, Ueda K, Ikeda S. Comparison of flat-panel detector and image intensifier detector for cone-beam CT. Comput Med Imaging Graph. 2002;26(3):153–8.
26. Abramovitch K, Rice DD. Basic principles of cone beam computed tomography. Dent Clin N Am. 2014;58(3):463–84.
27. Feldkamp LA, Davis LC, Kress JW. Practical cone-beam algorithm. J Opt Soc Am. 1984;1(6):612–9.
28. Ritter L, Elger MC, Rothamel D, Fienitz T, Zinser M, Schwarz F, et al. Accuracy of peri-implant bone evaluation using cone beam CT, digital intra-oral radiographs and histology. Dentomaxillofac Radiol. 2014;43(6):20130088.

第 8 章 CBCT解剖成像

Spyros Damaskos, Antigoni Delantoni

8.1 引言

众所周知,CBCT 掀起了牙科影像学领域的一场革命[1,2]。由于 CBCT 能够提供高对比度组织结构的重建图像,在头颈部(包括牙颌面区域),其开启了牙科横截面诊断的新纪元[3]。因此,它现在已广泛应用于头颈部疾病的评估和治疗方案的制订。同时值得注意是,CBCT 成像所需的辐射剂量也显著低于 MDCT[3,4]。

在此基础上,CBCT 多平面重建图像尤其适用于评估颌面复合体,以及颅底、颞骨和鼻窦的解剖结构[5-8]。

本章展示了颅颌面复合体常规 CBCT 扫描所见的正常解剖结构[3,4,6-15]。请注意,在每张图像之前,都标明了获取和处理该横断面图像的切片方向。第一部分包括了颅颌面复合体的轴位、冠状位和矢状位图像。第二部分是颞骨的解剖图像,第三部分包含了基于 Pöschl 投影和 Stenvers 平面重建的图像。

8.2 第一部分

注意

- 轴位图像的扫描间隔约为 2mm,自头至尾方向。已在蓝色边框的参考图像中标示。
- 冠状位图像(从前向后方向)的重建水平已在红色边框的参考图像中标示。
- 矢状位图像(从外侧向中央方向)的重建水平已在绿色边框的参考图像中标示。

CBCT 容积数据集获取机器：NewTom™ VGi CBCT 成像单元（QRS.r.l.，Verona，Italy）。数据容积重建通过机器制造商专有软件（NNT v6.2，Verona，Italy）实现（FOV:15cm×15cm；体素大小为 0.2mm）。

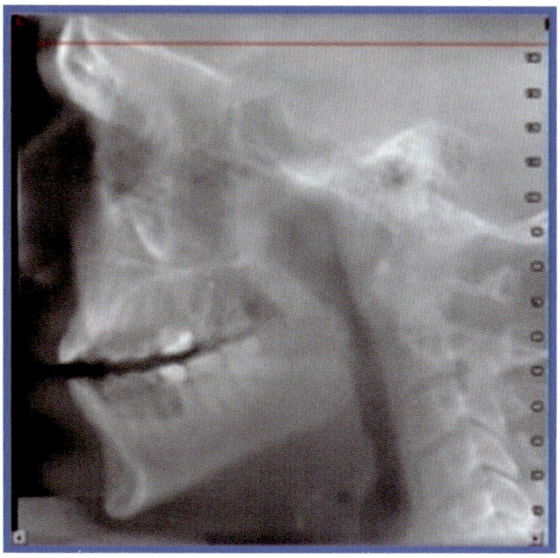

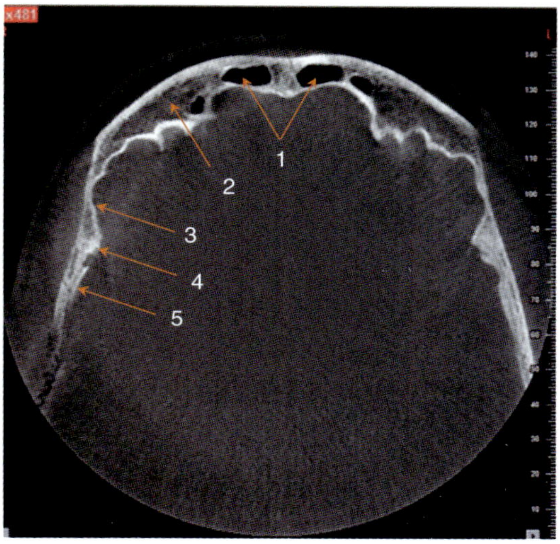

1. 额窦
2. 额骨
3. 蝶骨
4. 蝶鳞缝
5. 颞骨

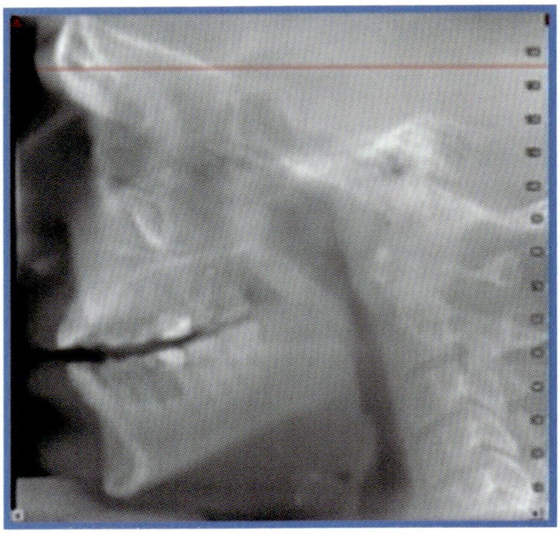

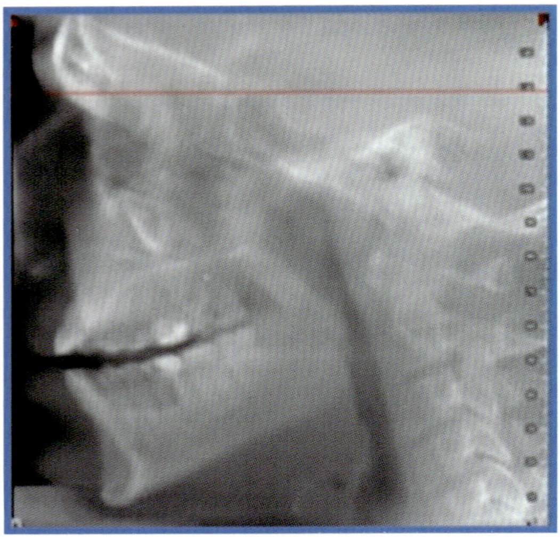

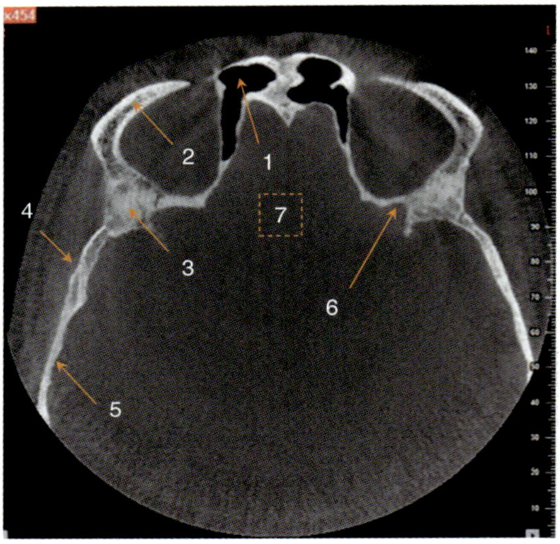

1. 额窦
2. 额骨
3. 蝶骨
4. 蝶鳞缝
5. 颞骨
6. 视神经管
7. 颅前窝

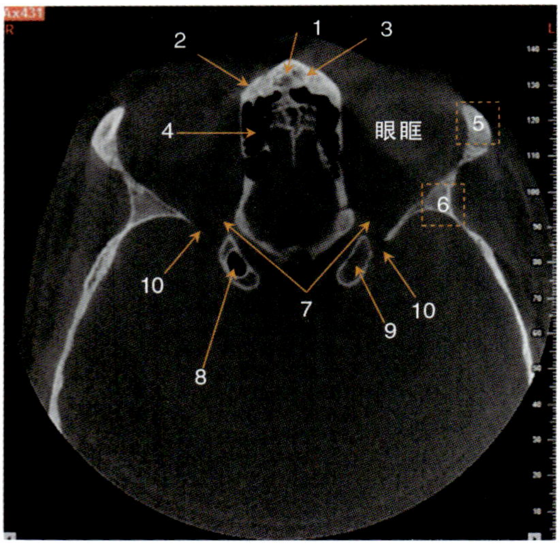

1. 鼻骨
2. 上颌骨
3. 鼻颌缝
4. 筛窦气室
5. 额骨
6. 蝶骨
7. 视神经管(视交叉)
8. 蝶窦
9. 前床突
10. 眶上裂

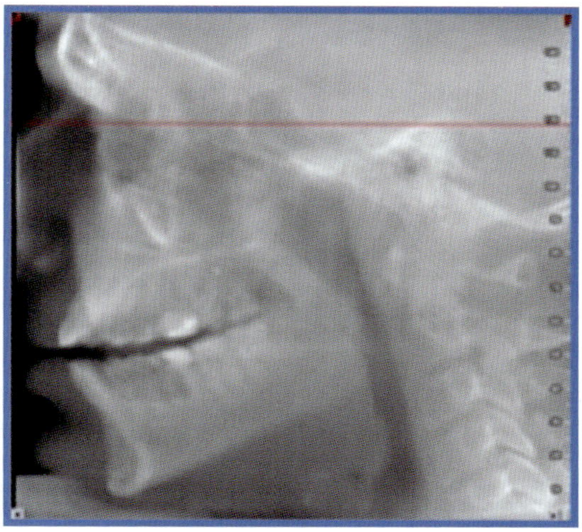

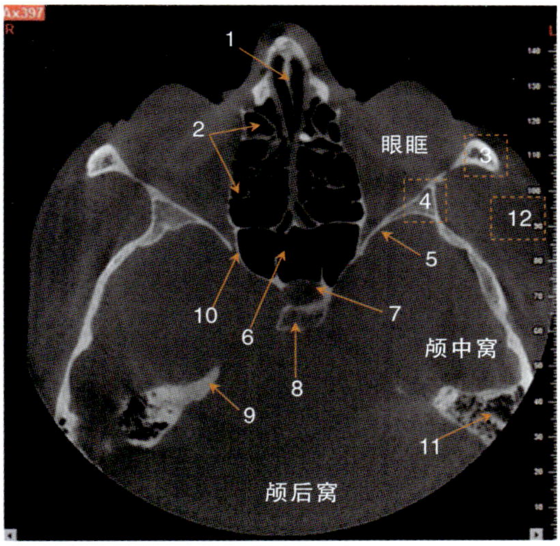

1. 鼻中隔
2. 筛窦气室
3. 额骨
4. 蝶骨
5. 蝶骨大翼
6. 蝶窦和隔膜
7. 蝶鞍
8. 鞍背
9. 内听道
10. 眶上裂
11. 乳突气房
12. 颞窝

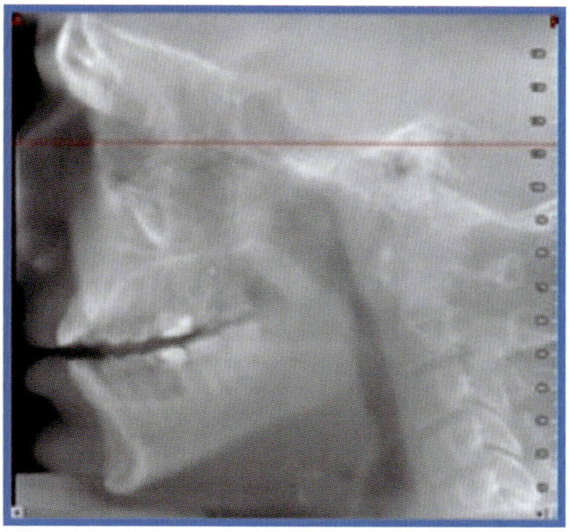

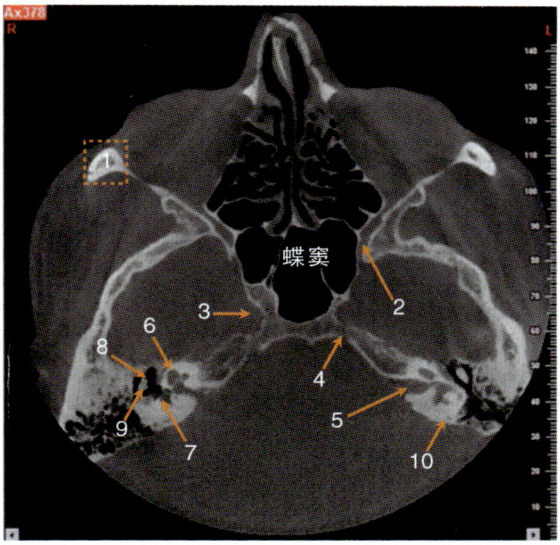

1. 颧骨
2. 圆孔
3. 颈动脉管
4. 岩枕裂
5. 内听道
6. 耳蜗
7. 前庭
8. 锤骨
9. 砧骨
10. 后半规管

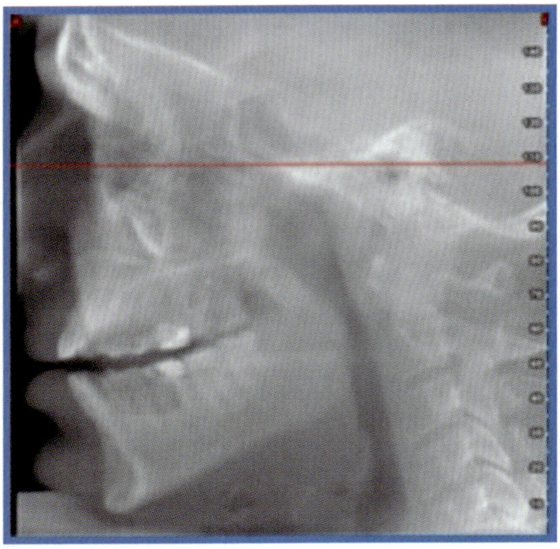

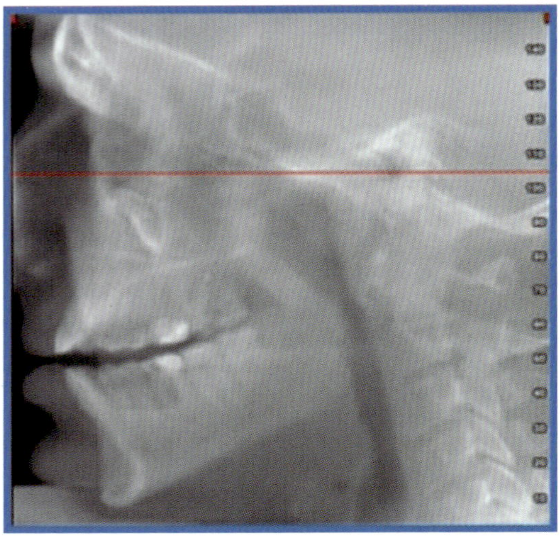

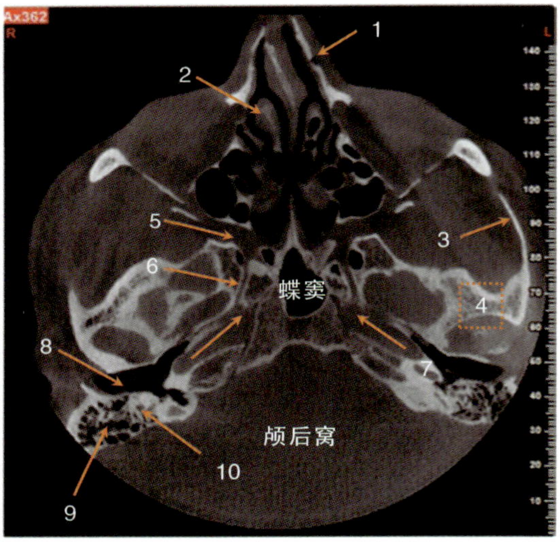

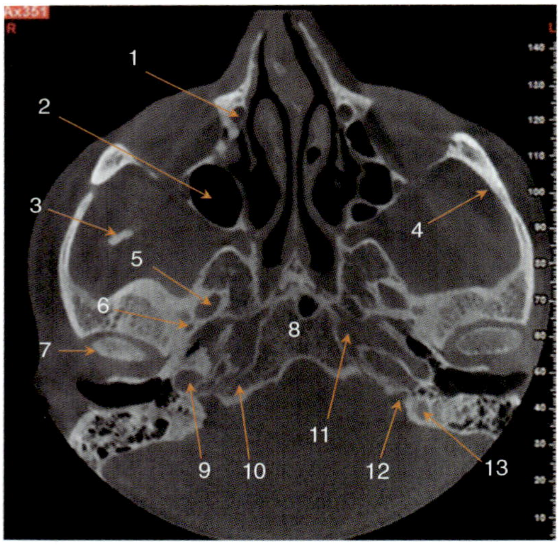

1. 鼻颌缝
2. 中鼻甲
3. 颧弓
4. 颞骨
5. 翼腭窝
6. 翼(Vidian)管
7. 颈动脉管
8. 外耳道
9. 乳突气房
10. 面神经管

1. 鼻泪管
2. 上颌窦
3. 下颌骨喙突
4. 颧颌缝
5. 卵圆孔
6. 棘孔
7. 下颌骨髁突
8. 枕骨斜坡
9. 颈动脉管(垂直面)
10. 枕骨
11. 破裂孔
12. 颈静脉孔
13. 颈静脉球

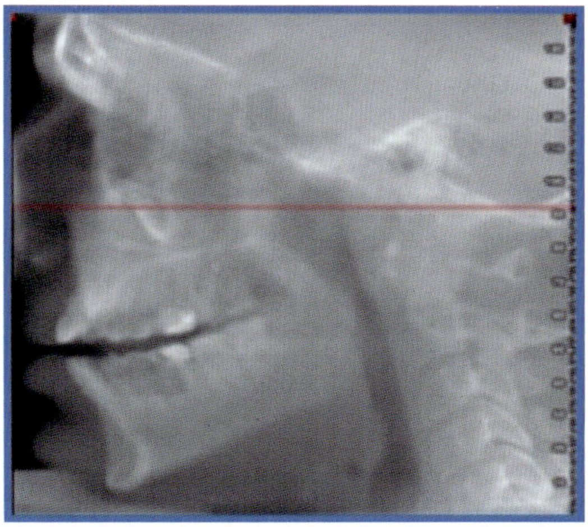

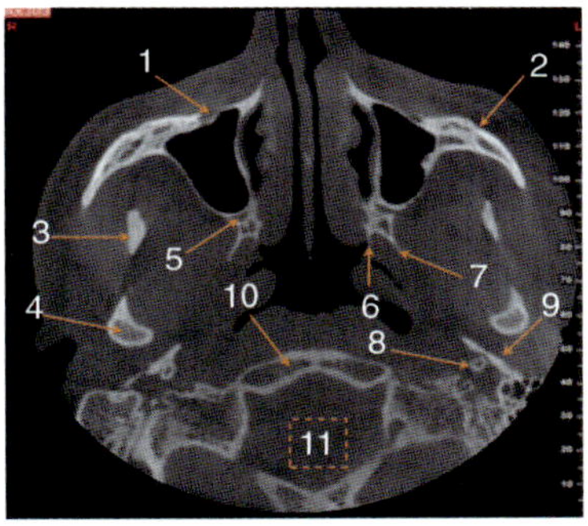

1. 眶下管
2. 颧颌缝
3. 下颌骨喙突
4. 下颌骨髁突
5. 翼腭窝
6. 翼突内侧板
7. 翼突外侧板
8. 茎突
9. 颞骨鼓部(鞘突)
10. 枕髁
11. 枕骨大孔

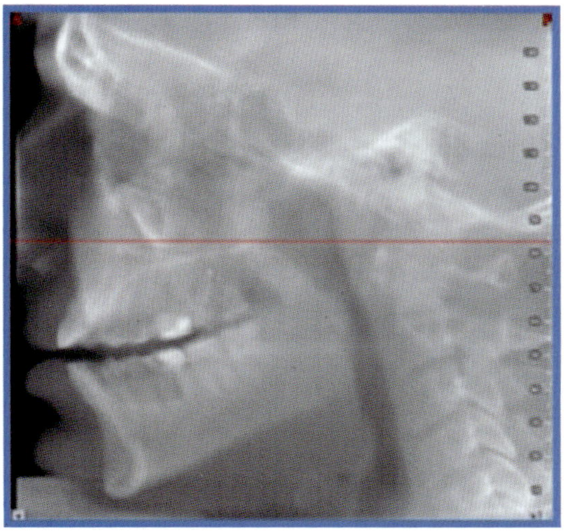

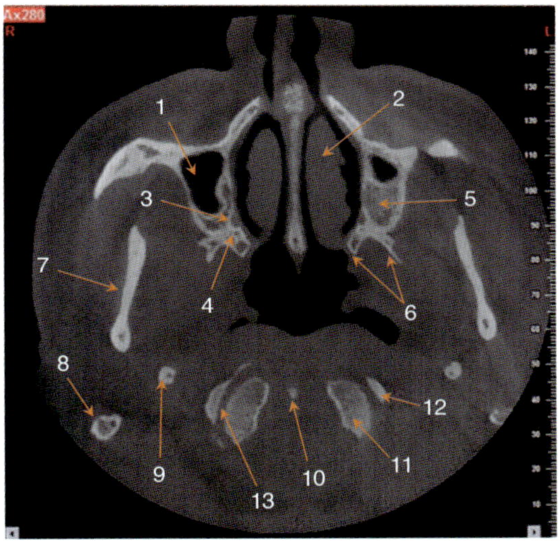

1. 上颌窦
2. 下鼻甲
3. 腭大孔
4. 腭小孔
5. 上颌骨
6. 翼突内、外侧板
7. 下颌升支
8. 乳突
9. 茎突
10. 枢椎(C2)齿状突
11. 枕髁
12. 寰椎(C1)侧块
13. 寰枕关节

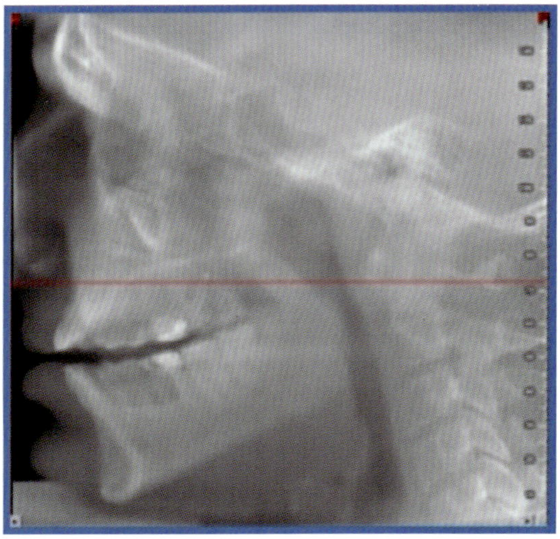

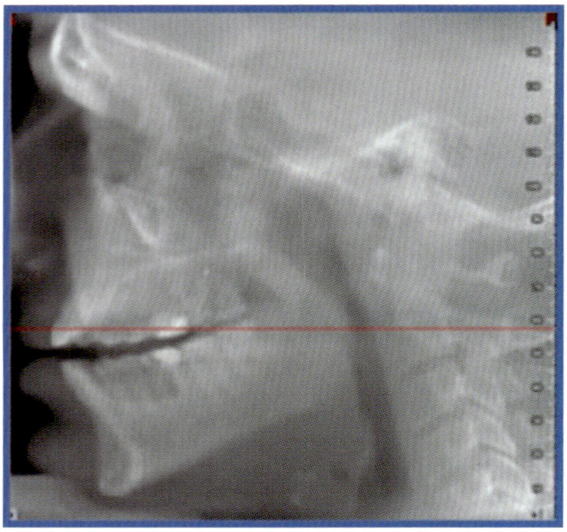

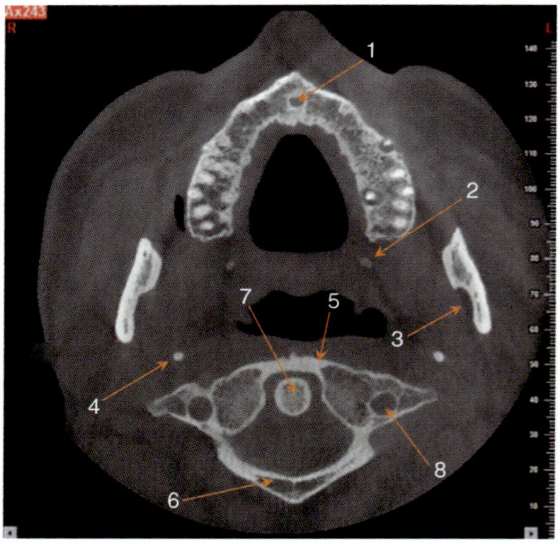

1. 切牙孔
2. 翼突外侧板
3. 下颌孔
4. 茎突
5. 寰椎(C1)前弓
6. 寰椎(C1)后弓
7. 枢椎(C2)齿状突
8. 颈椎横突孔

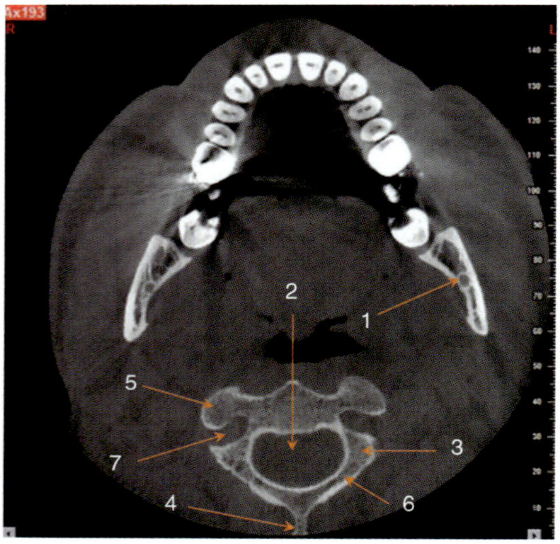

1. 下颌管
2. 椎孔
3. 椎弓根
4. 枢椎(C2)棘突
5. 枢椎(C2)横突
6. 枢椎(C2)椎板
7. 颈椎横突孔

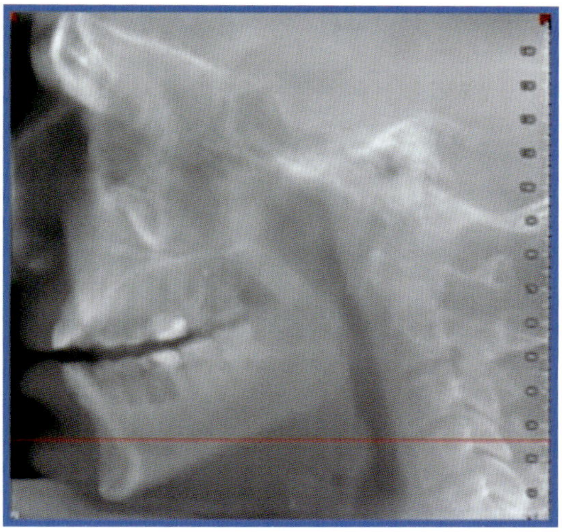

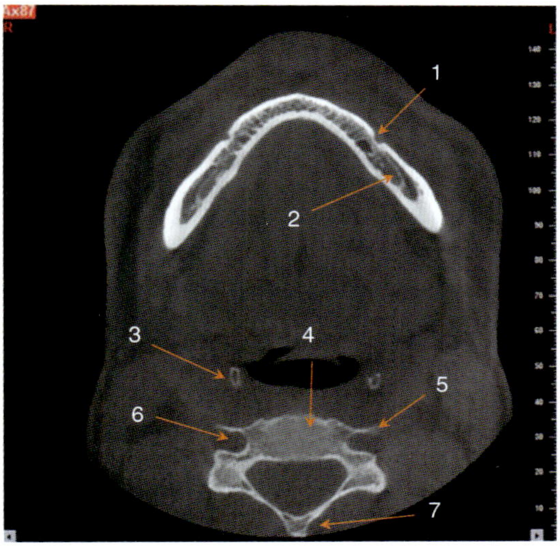

1. 颏孔
2. 下颌管
3. 舌骨大角
4. 椎体(C4)
5. 横突(C4)
6. 横突孔(C4)
7. 棘突(C4)

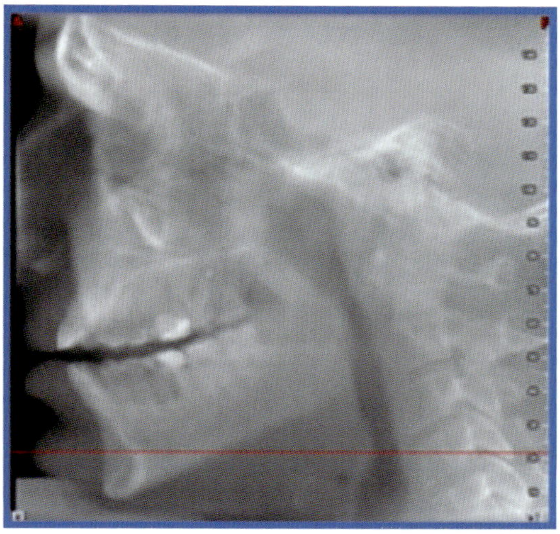

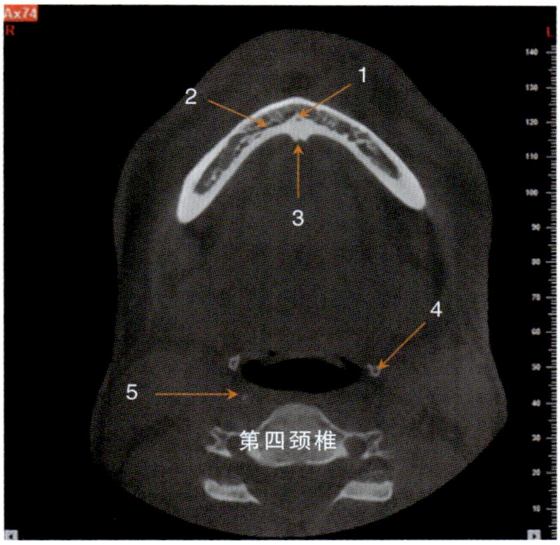

1. 舌孔
2. 下颌切牙管
3. 颏棘
4. 舌骨大角
5. 麦粒软骨

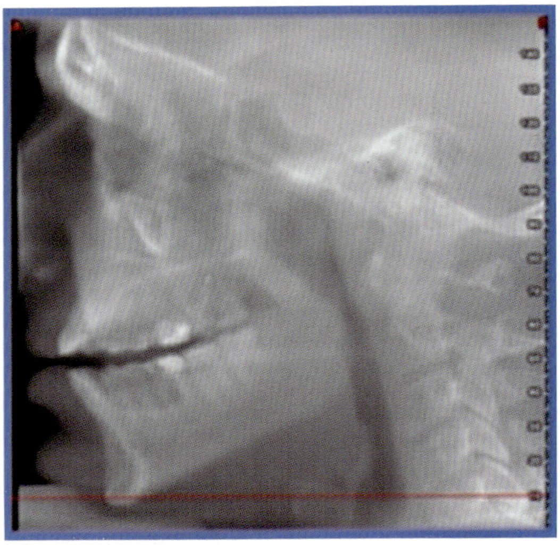

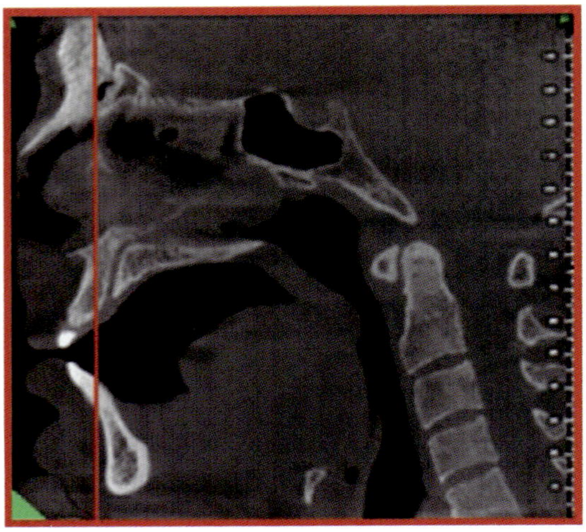

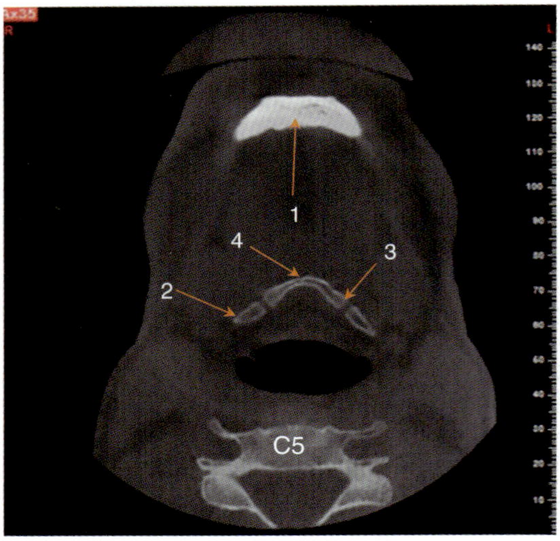

1. 舌孔
2. 舌骨大角
3. 舌骨小角
4. 舌骨体

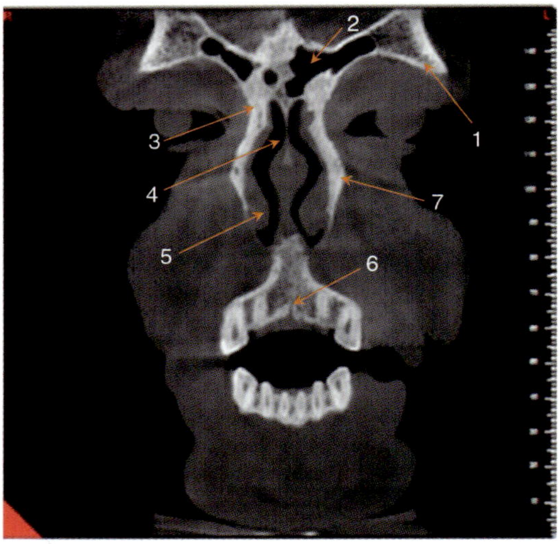

1. 额骨
2. 额窦
3. 鼻骨
4. 鼻中隔
5. 下鼻甲
6. 切牙管
7. 上颌骨额突

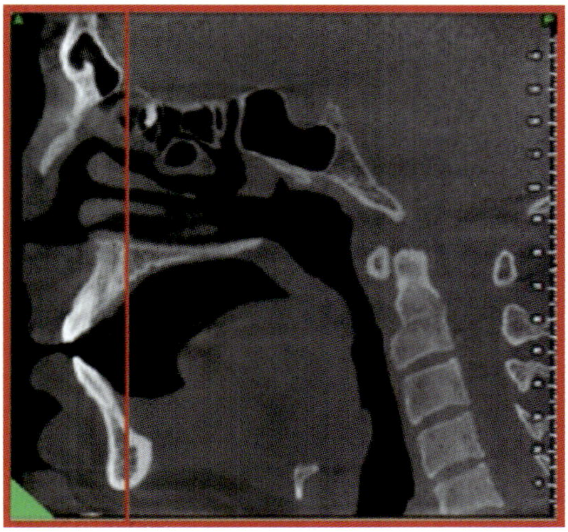

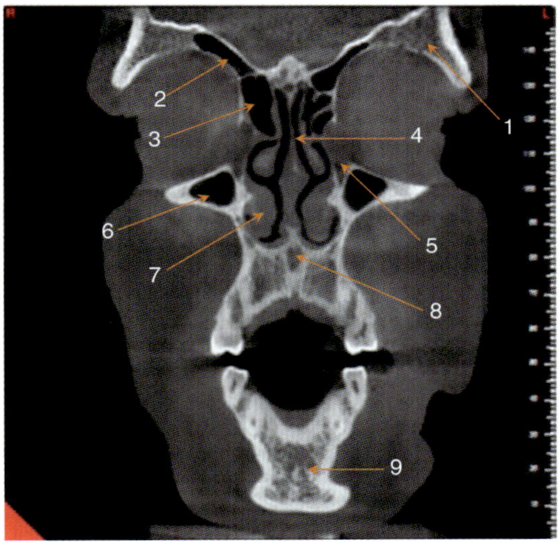

1. 额骨
2. 额窦
3. 筛窦气室
4. 鼻中隔
5. 鼻泪管
6. 上颌窦
7. 下鼻甲
8. 切牙管
9. 舌孔

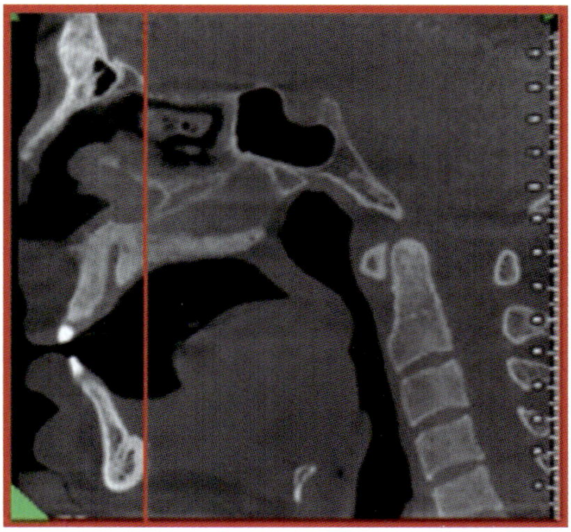

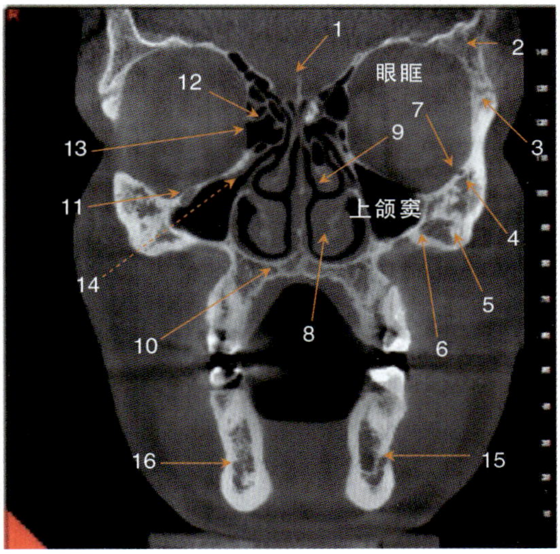

1. 鸡冠
2. 额骨
3. 额颧缝
4. 颧骨
5. 颧颌缝
6. 上颌骨
7. 颧面孔
8. 下鼻甲
9. 中鼻甲
10. 硬腭
11. 眶下管
12. 筛窦气室
13. 筛骨
14. 上颌窦开口(上颌窦引流通道)
15. 颏孔
16. 下颌管

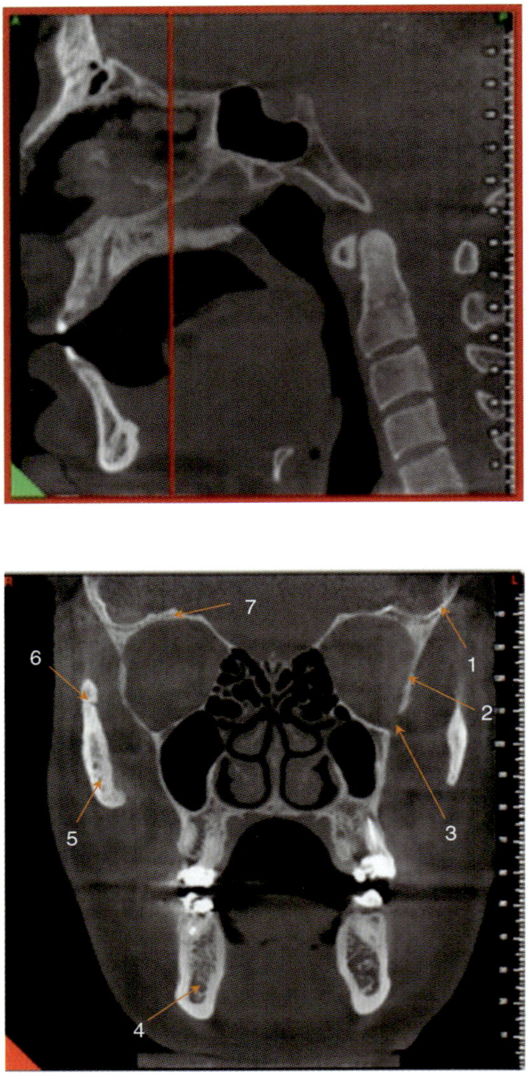

1. 额骨
2. 蝶骨大翼
3. 眶下裂
4. 下颌管
5. 颧骨
6. 额颧缝
7. 眶顶

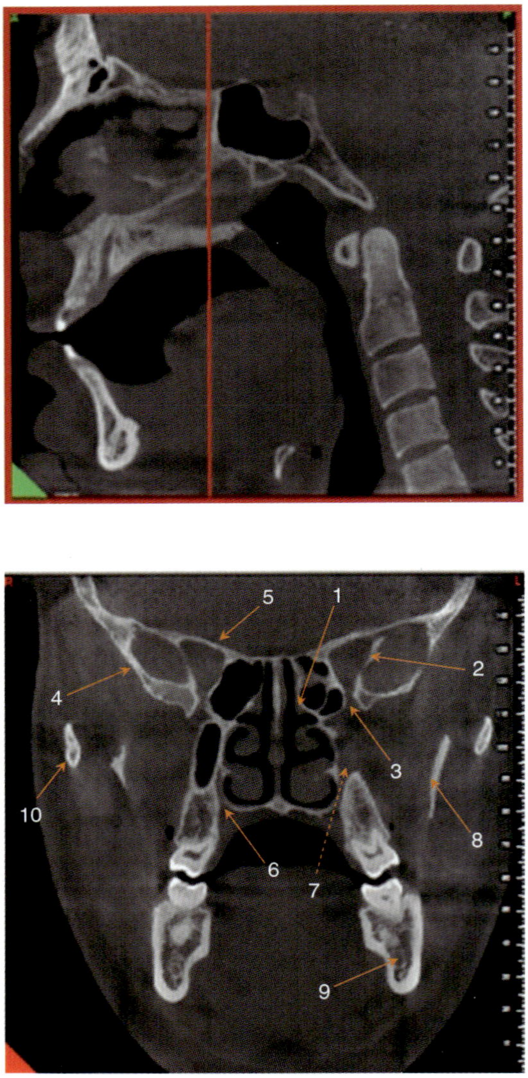

1. 上鼻甲
2. 蝶骨大翼
3. 眶上裂
4. 蝶骨
5. 蝶骨小翼
6. 腭大孔
7. 翼腭窝
8. 下颌骨喙突
9. 下颌管
10. 颧弓

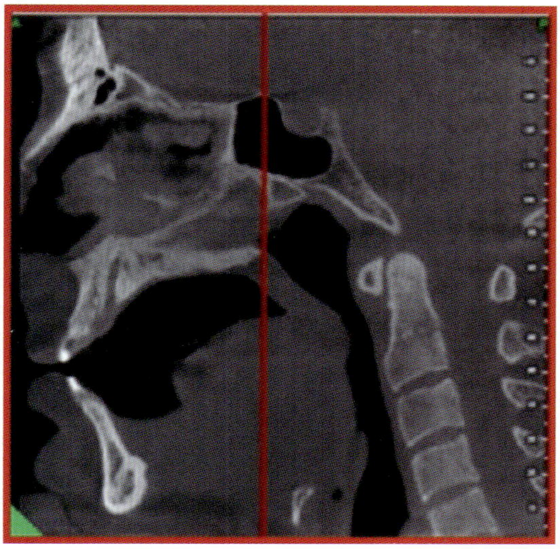

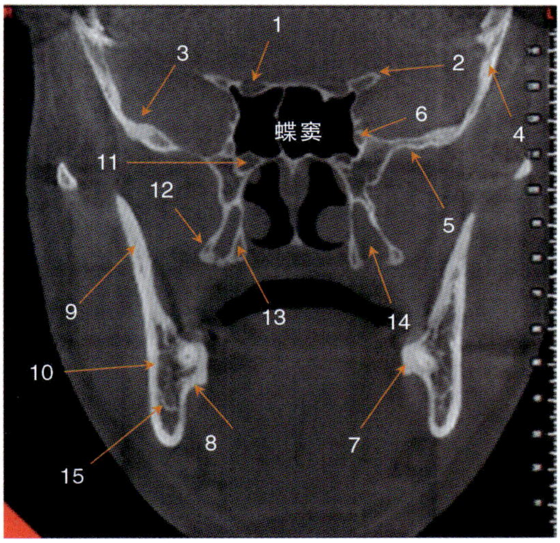

1. 视神经管
2. 蝶骨小翼
3. 蝶鳞缝
4. 颞骨
5. 蝶骨大翼
6. 圆孔
7. 下颌舌骨肌线
8. 下颌下腺窝
9. 下颌升支
10. 下颌骨
11. 翼腭窝
12. 翼突外侧板
13. 翼突内侧板
14. 翼窝
15. 下颌管

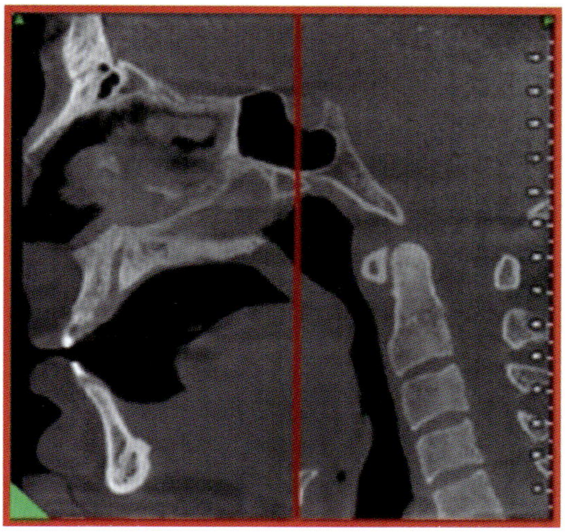

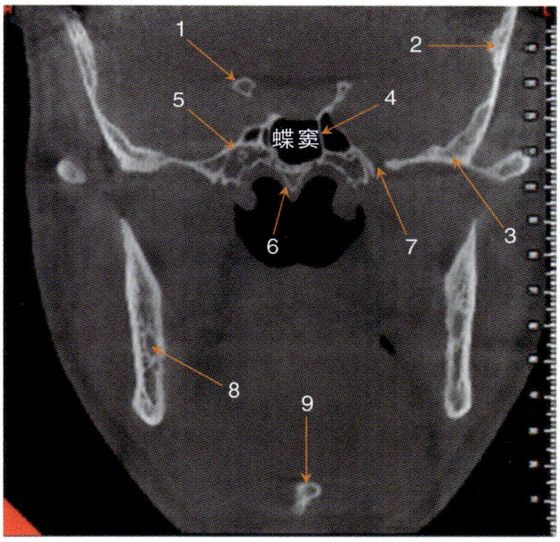

1. 前床突
2. 鳞缝
3. 蝶鳞缝
4. 蝶窦间隔
5. 翼（Vidian）管
6. 鼻中隔
7. 卵圆孔
8. 下颌管
9. 舌骨体

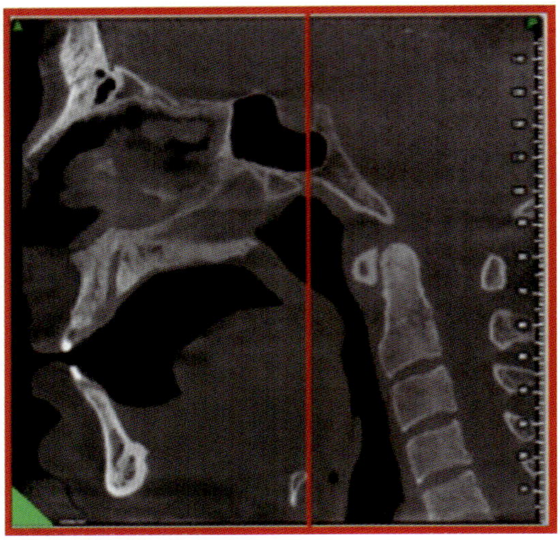

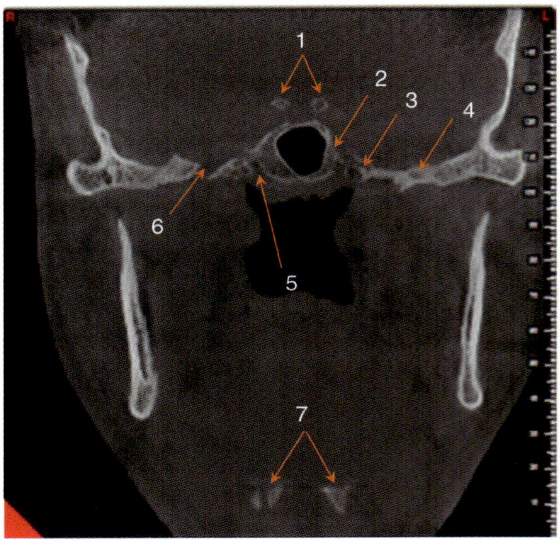

1. 后床突
2. 颈动脉沟
3. 颈动脉管
4. 棘孔
5. 破裂孔
6. 卵圆孔
7. 舌骨体

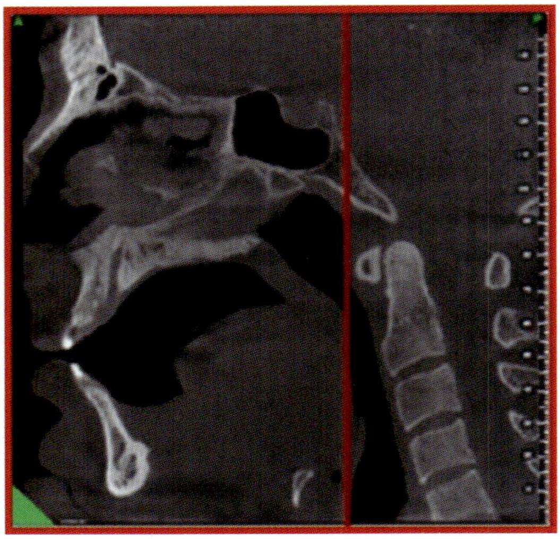

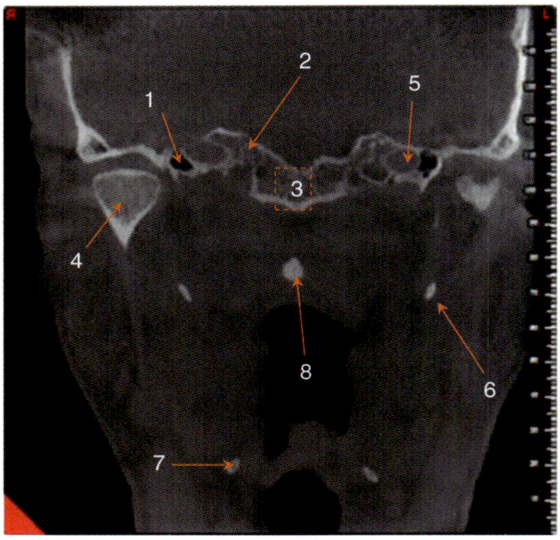

1. 外耳道
2. 岩枕裂
3. 枕骨
4. 下颌骨髁突
5. 颈动脉管
6. 茎突
7. 舌骨大角
8. 寰椎(C1)前弓

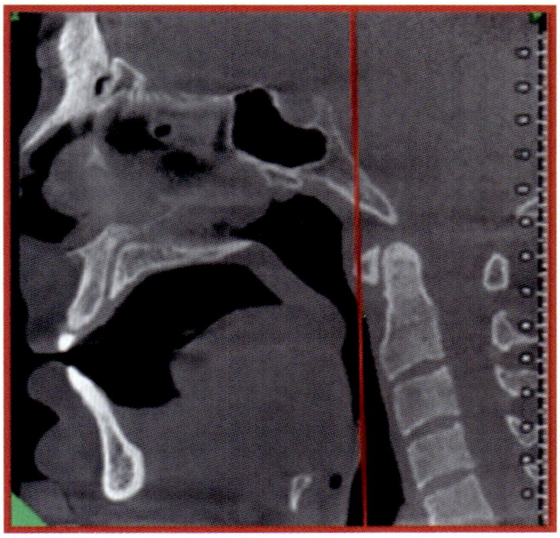

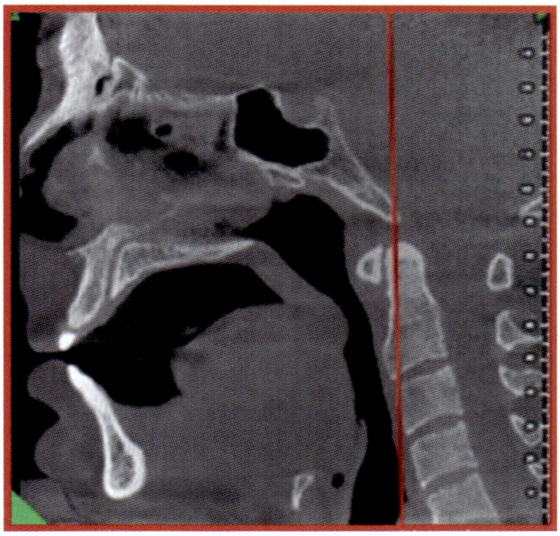

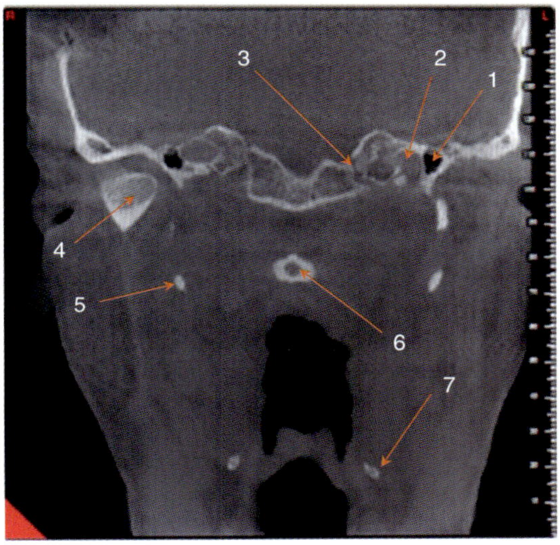

1. 外耳道
2. 颈动脉管
3. 岩枕裂
4. 下颌骨髁突
5. 茎突
6. 寰椎(C1)前弓
7. 舌骨大角

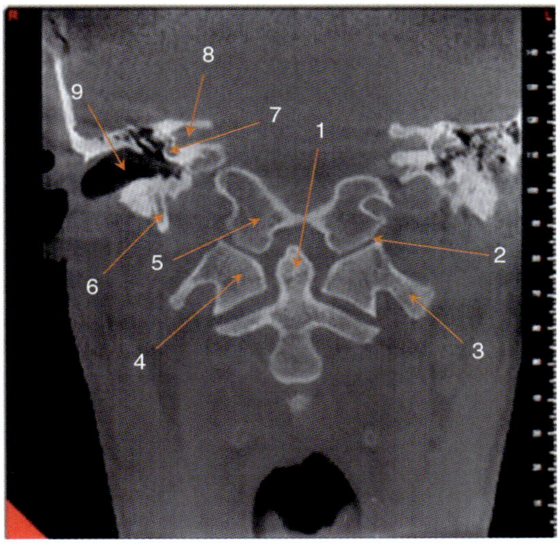

1. 枢椎(C2)齿状突
2. 寰枕关节
3. 寰椎(C1)横突
4. 寰椎(C1)侧块
5. 枕髁
6. 茎突
7. 鼓室圆窗
8. 内听道
9. 外耳道

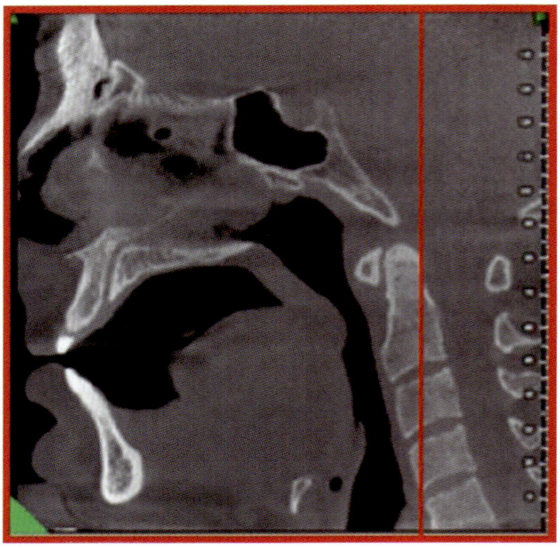

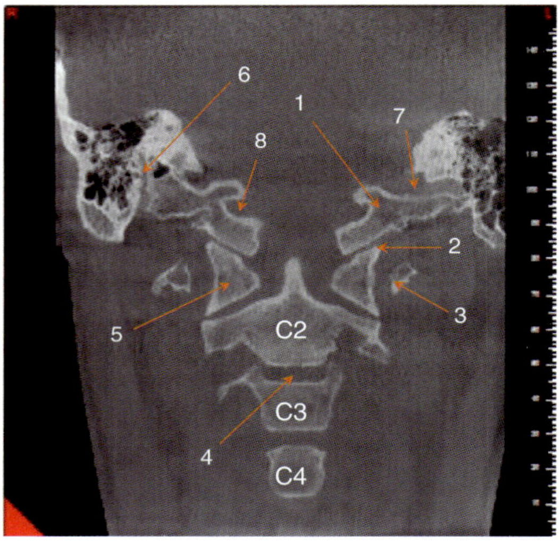

1. 枕髁
2. 寰枕关节
3. 寰椎(C1)横突
4. 椎间隙(C2/C3)
5. 寰椎(C1)侧块
6. 面神经管
7. 颈静脉孔
8. 舌下神经管

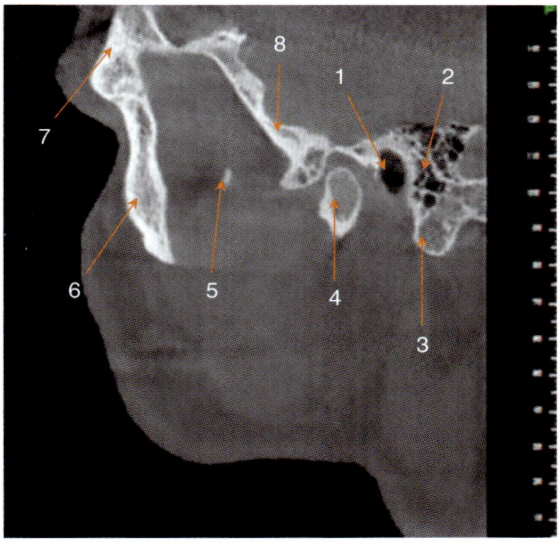

1. 外耳道
2. 乳突气房
3. 乳突
4. 下颌骨髁突
5. 下颌骨喙突
6. 颧骨
7. 额骨
8. 颞骨

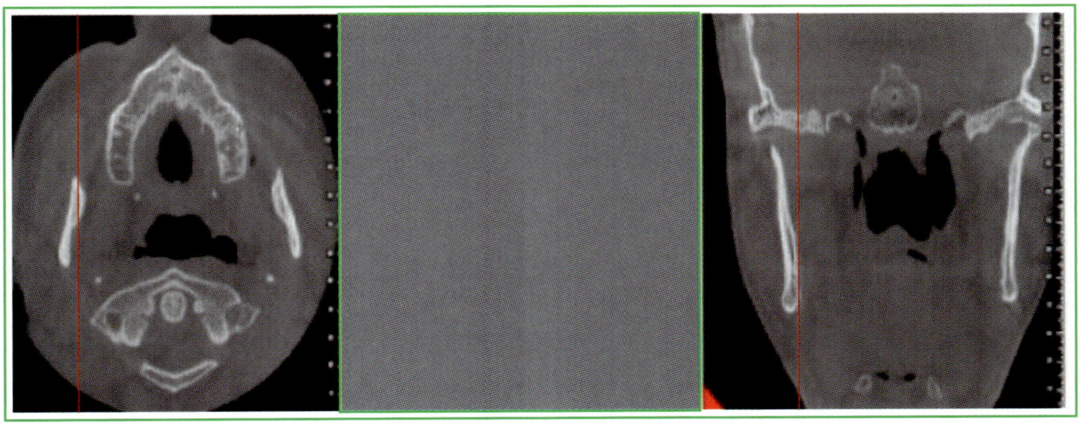

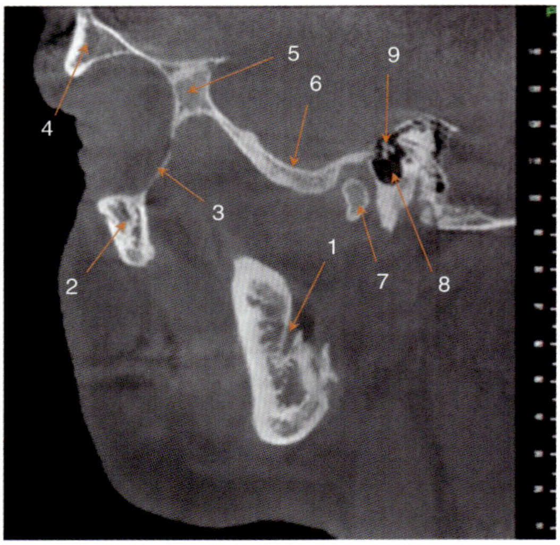

1. 下颌管
2. 颧骨
3. 蝶骨大翼
4. 额骨
5. 蝶骨
6. 颞骨
7. 下颌骨髁突
8. 外耳道
9. 砧骨和锤骨

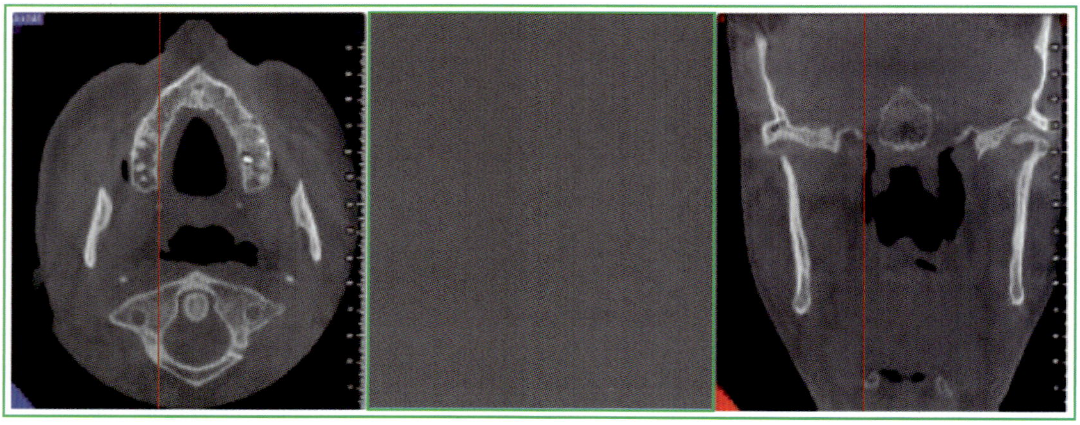

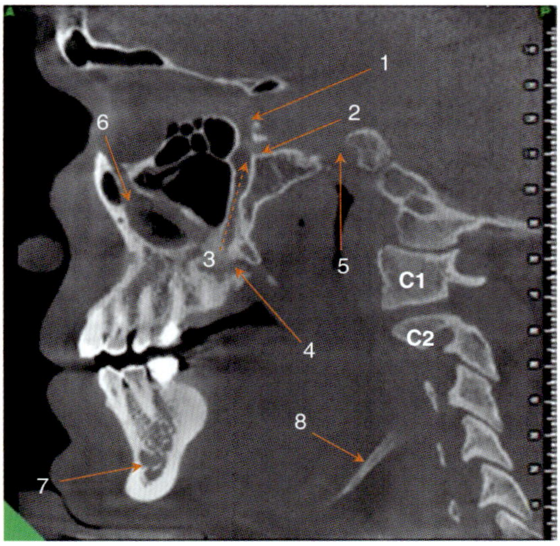

1. 眶上裂
2. 圆孔
3. 翼腭窝
4. 腭大孔
5. 颈动脉管
6. 鼻泪管
7. 颏孔
8. 舌骨

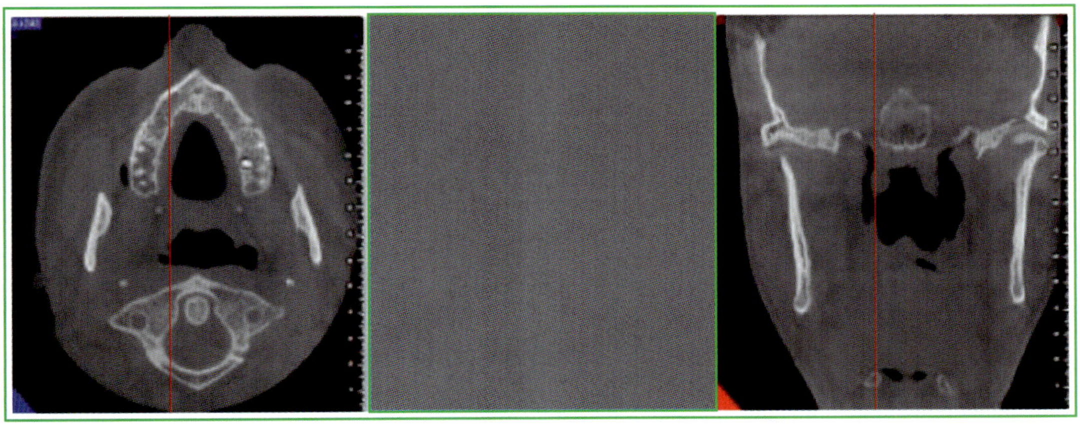

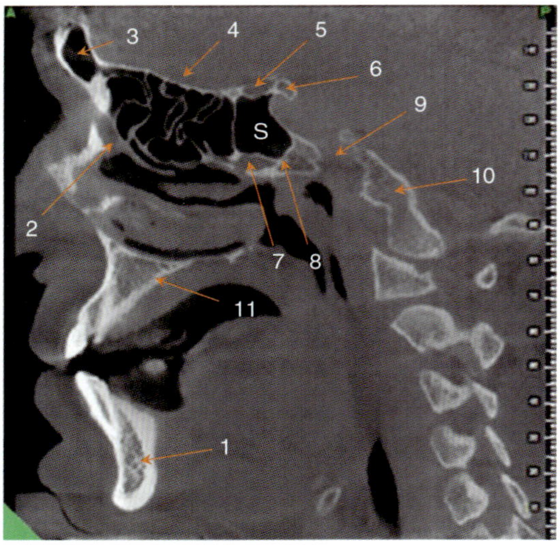

1. 下颌管
2. 鼻泪管
3. 额窦
4. 筛骨筛状板
5. 视神经管
6. 前床突
7. 翼腭窝
8. 翼(Vidian)管
9. 破裂孔
10. 枕骨斜坡
11. 上颌骨腭突

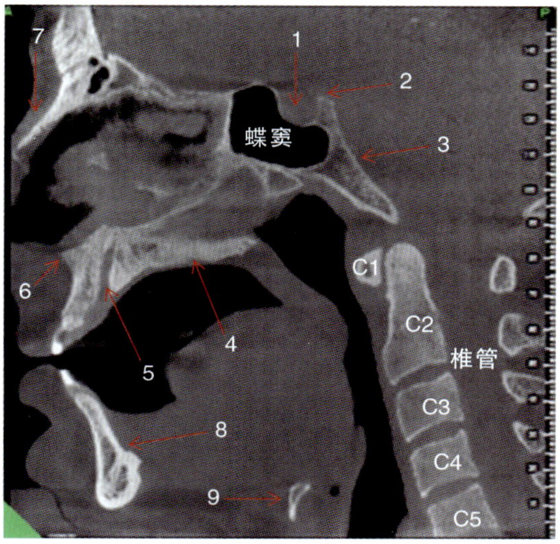

1. 垂体窝
2. 鞍背
3. 枕骨斜坡
4. 上颌骨腭突
5. 切牙管
6. 前鼻棘
7. 鼻骨
8. 下颌舌侧孔
9. 舌骨

8.3 第二部分

注意

• 轴位图像的扫描间隔约为 2mm，自头至尾方向。已在蓝色边框的参考图像中标示。

• 冠状位图像（从前向后方向）的重建水平已在红色边框的参考图像中标示。

• 矢状位图像（从外侧向中央方向）的重建水平已在绿色边框的参考图像中标示。

CBCT 容积数据集获取机器：NewTom™ VGi CBCT 成像单元（QRS.r.l.，Verona，Italy）。数据容积重建通过机器制造商专有软件（NNT v6.2，Verona，Italy）实现：FOV:15cm×15cm；体素大小为 0.2mm）。

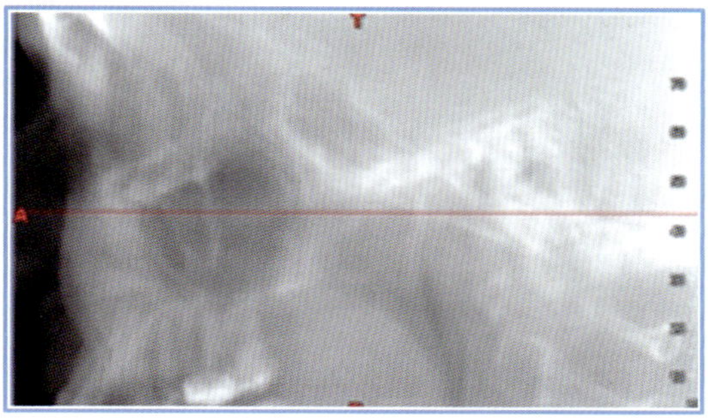

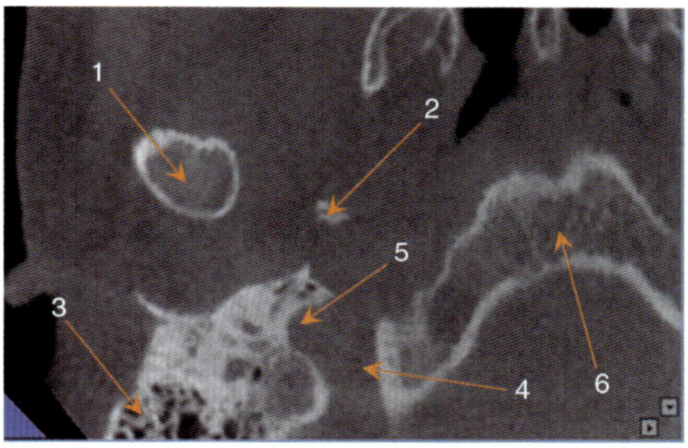

1. 下颌骨髁突
2. 茎突
3. 乳突（乳突气房）
4. 舌下神经管
5. 颈静脉孔
6. 枕骨斜坡

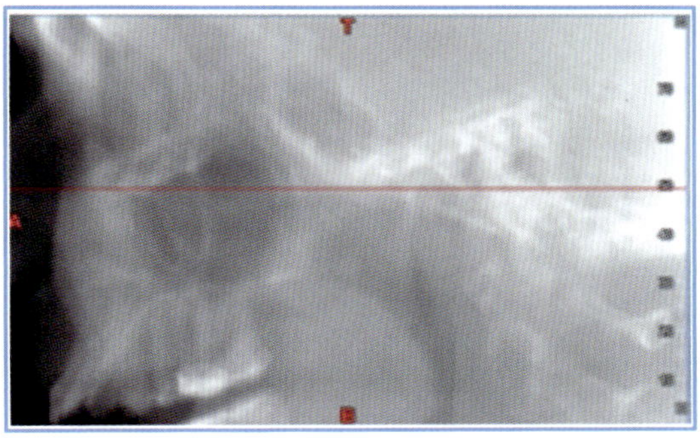

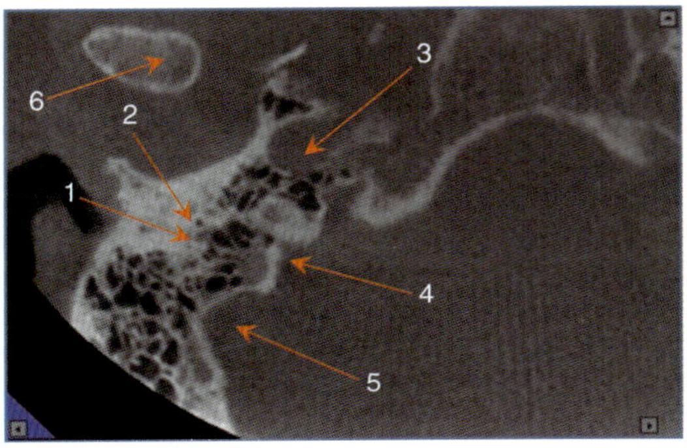

1. 面神经管(乳突段)
2. 鼓索管
3. 颈动脉管(岩部)
4. 颈静脉球
5. 乙状窦
6. 下颌骨髁突

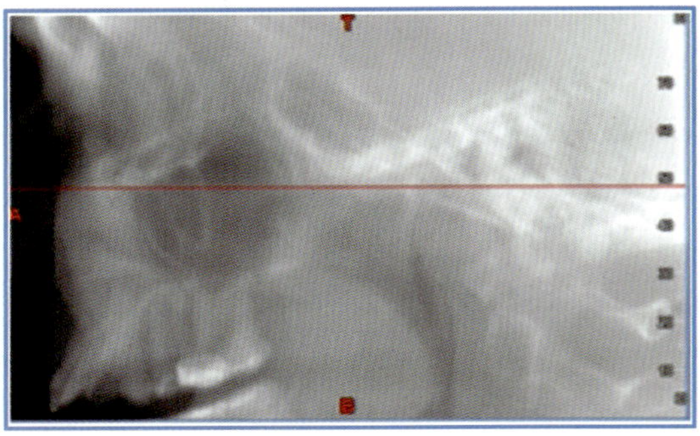

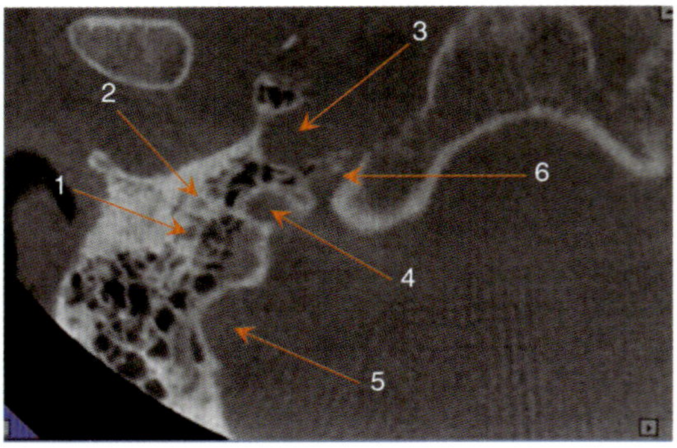

1. 面神经管
2. 鼓索管
3. 颈动脉管(岩骨段)
4. 颈静脉球
5. 乙状窦
6. 颈静脉孔

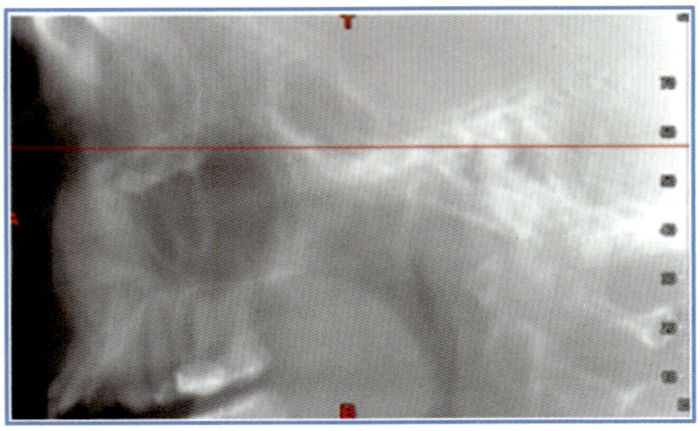

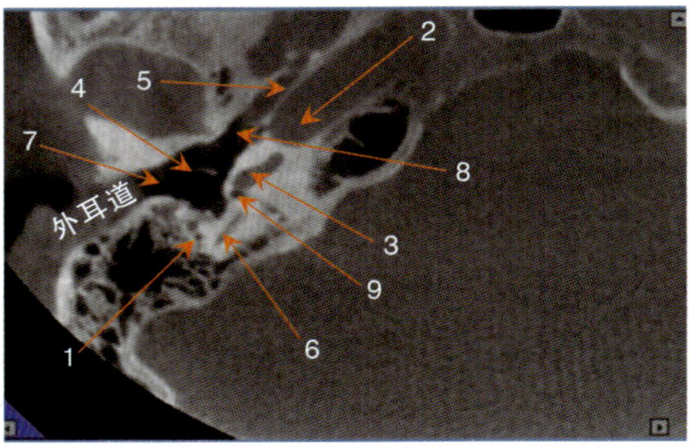

1. 面神经管
2. 颈动脉管(水平段)
3. 耳蜗(底转)
4. 锤骨柄
5. 鼓室张肌管
6. 后半规管壶腹
7. 鼓膜
8. 咽鼓管开口
9. 鼓室圆窗

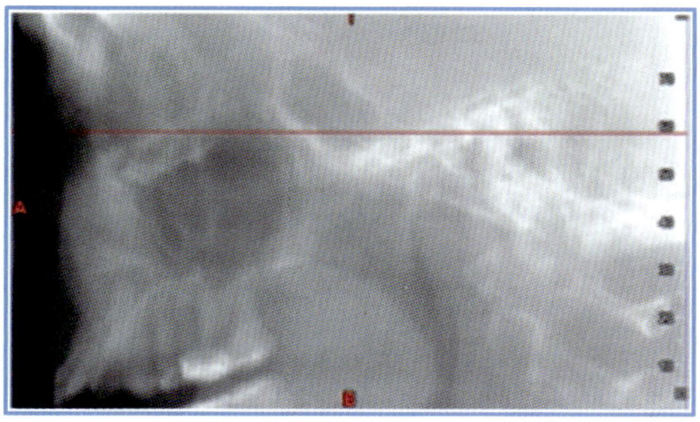

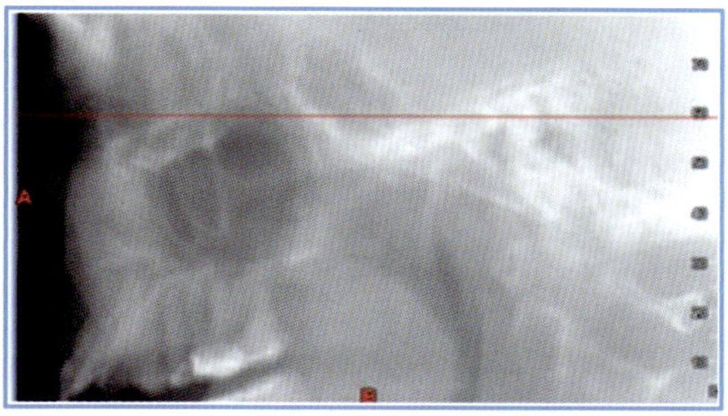

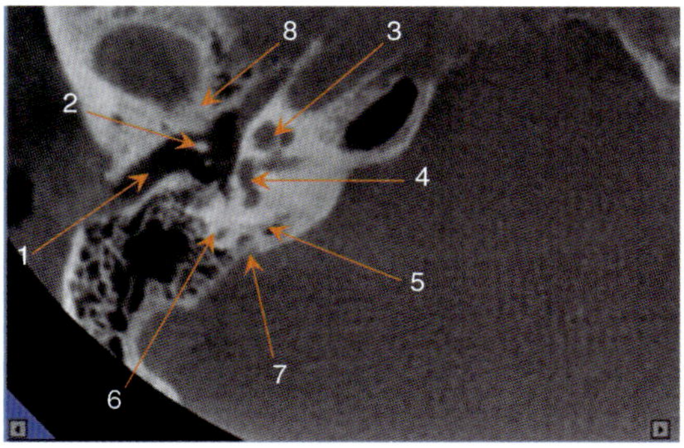

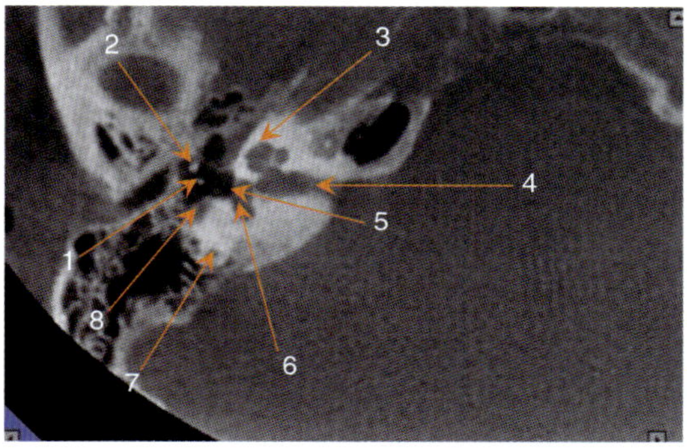

1. 外耳道
2. 锤骨
3. 耳蜗(底转)
4. 前庭
5. 后半规管壶腹
6. 后半规管
7. 前庭导水管
8. 岩鼓裂

1. 砧骨
2. 锤骨
3. 蜗轴
4. 内听道
5. 前庭窗
6. 前庭
7. 后半规管
8. 面神经管

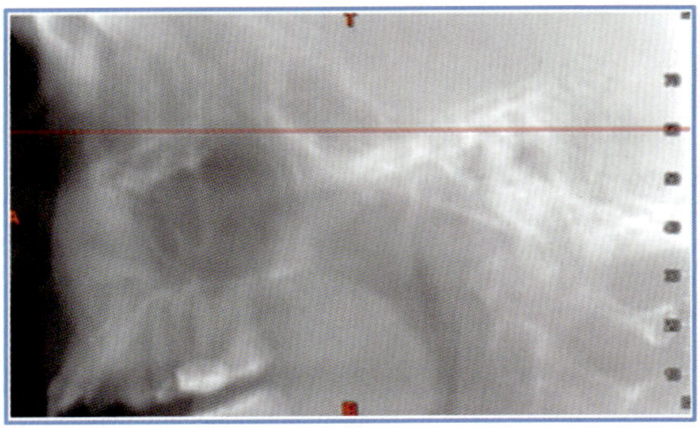

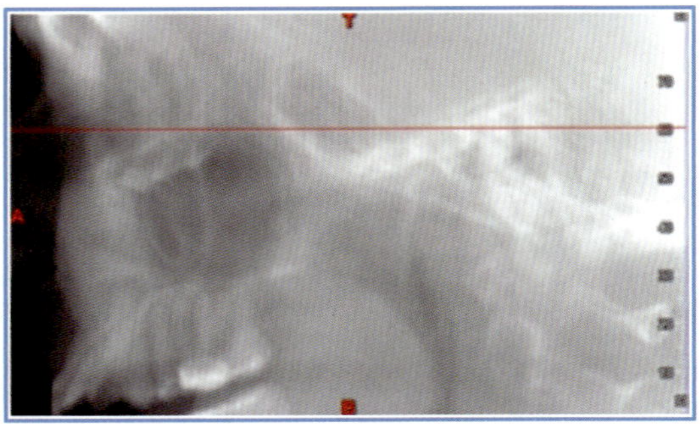

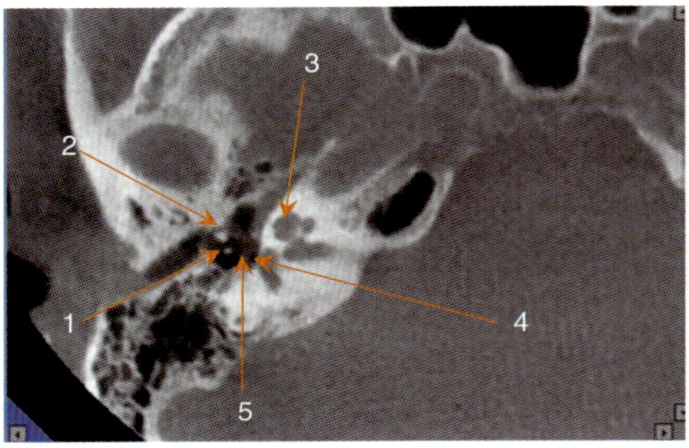

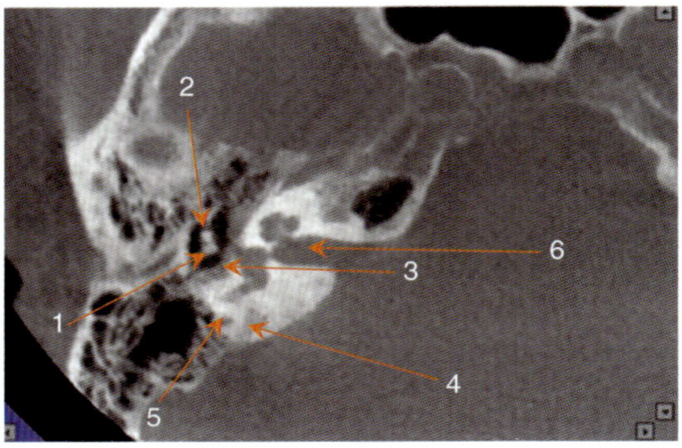

1. 砧骨(长脚)
2. 锤骨(长脚)
3. 蜗轴
4. 前庭窗
5. 镫骨

1. 砧骨
2. 锤骨
3. 面神经管
4. 前庭导水管
5. 后半规管
6. 内听道

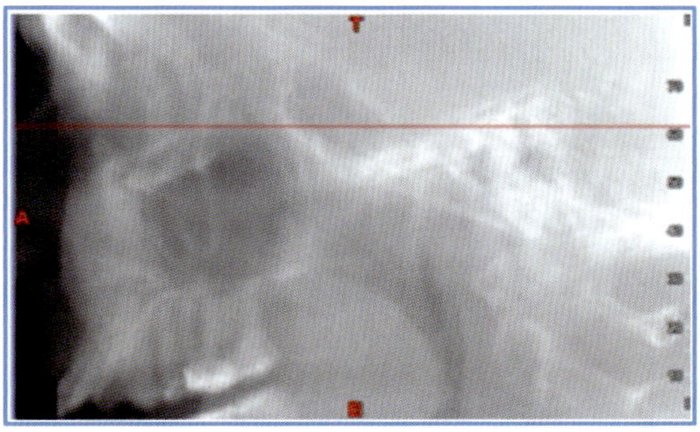

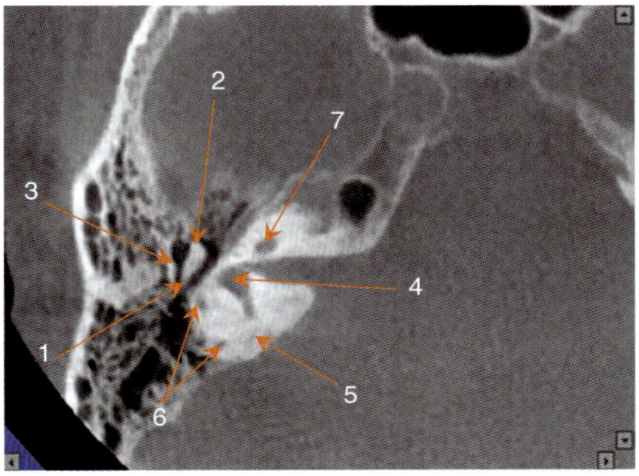

1. 砧骨体
2. 锤骨头
3. Köerner 隔膜
4. 前庭
5. 前庭导水管
6. 后半规管
7. 耳蜗(顶转)

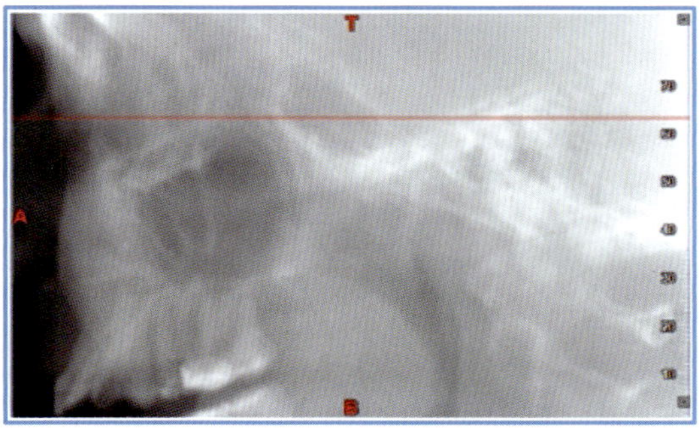

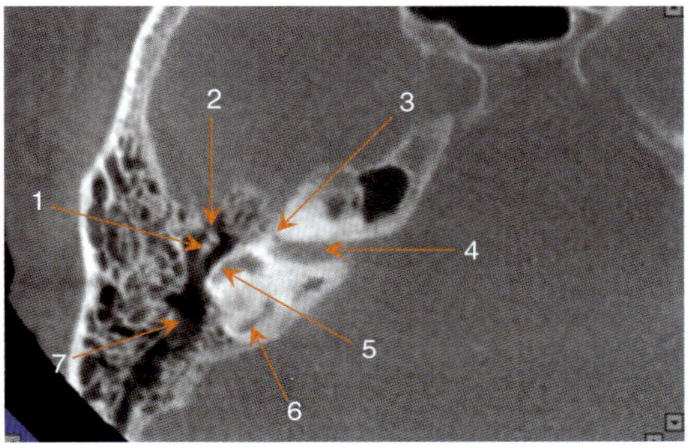

1. 砧骨体
2. 锤骨头
3. 面神经管
4. 内听道
5. 外半规管
6. 后半规管
7. 鼓窦

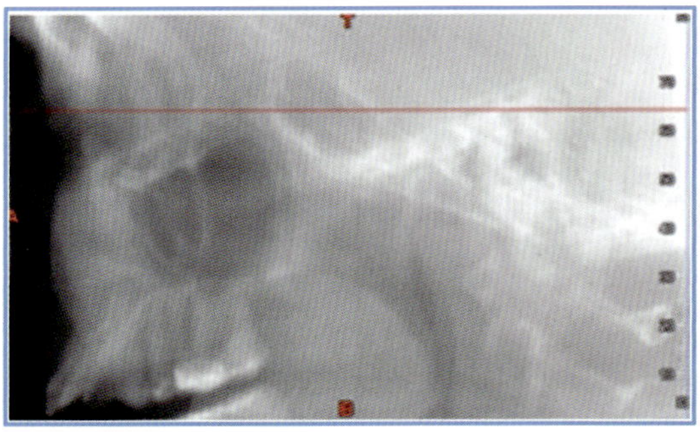

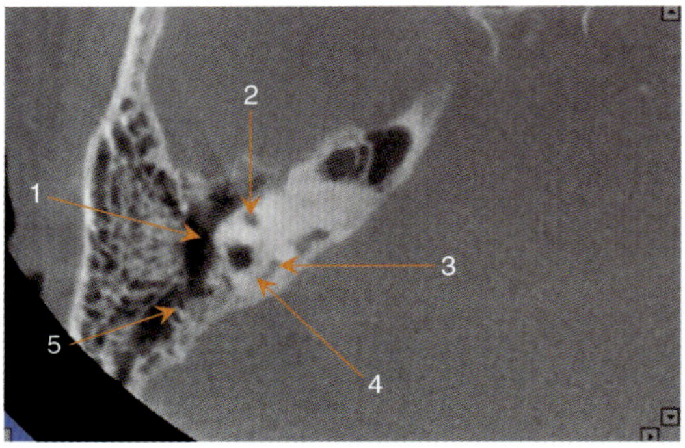

1. 鼓室(上鼓室)
2. 前半规管(前骨)
3. 前半规管(后骨)
4. 外半规管
5. 鼓窦

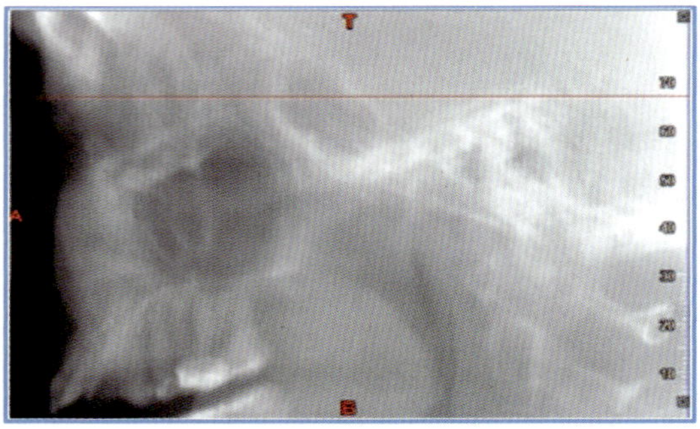

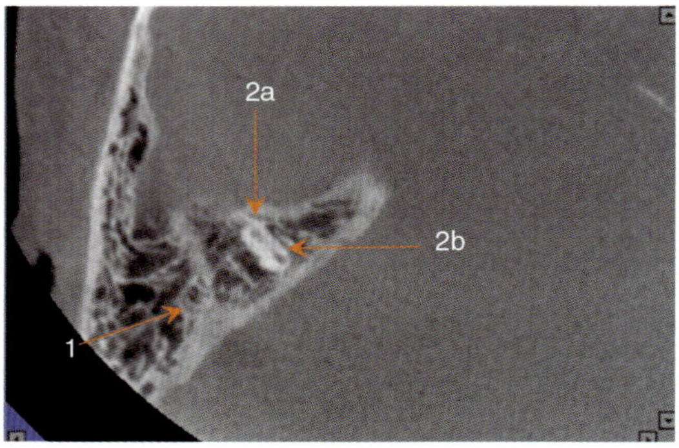

1. 乳突气房
2a. 前半规管前支
2b. 前半规管后支

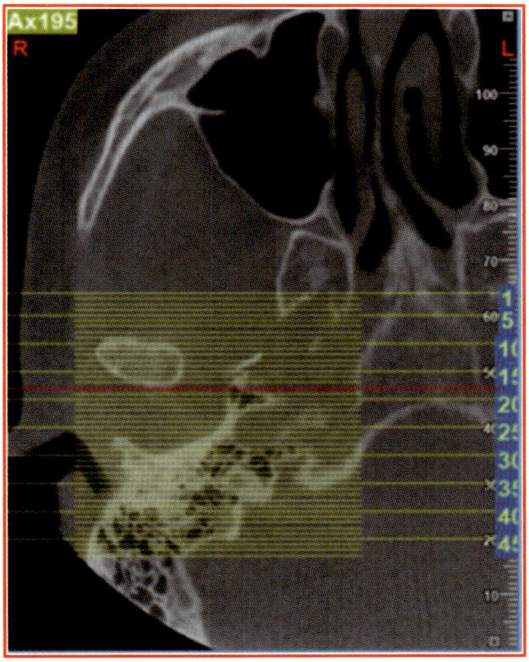

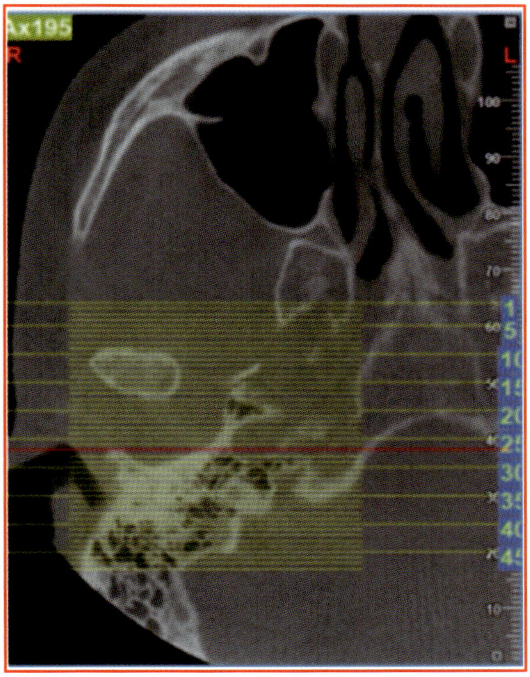

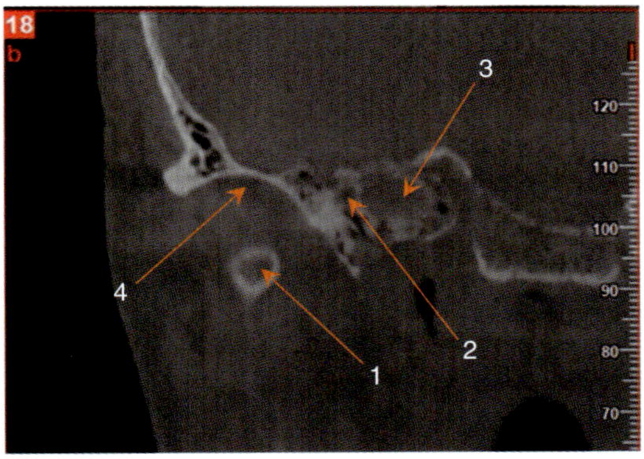

1. 下颌骨髁突
2. 咽鼓管
3. 颈动脉管(水平段)
4. 下颌窝

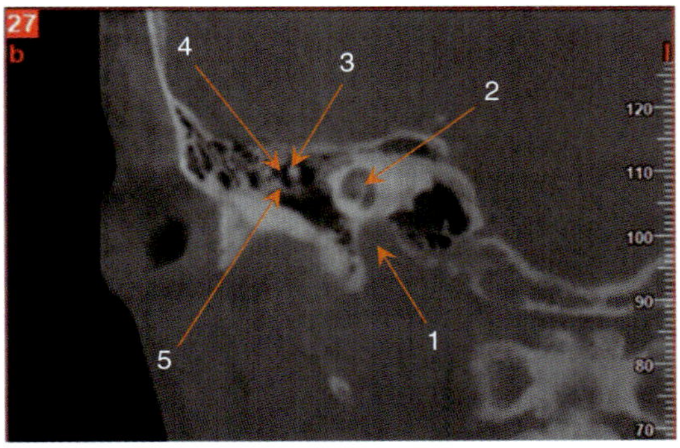

1. 颈动脉管(垂直段)
2. 耳蜗底转
3. 锤骨头
4. Prussak 间隙
5. 鼓室盾板

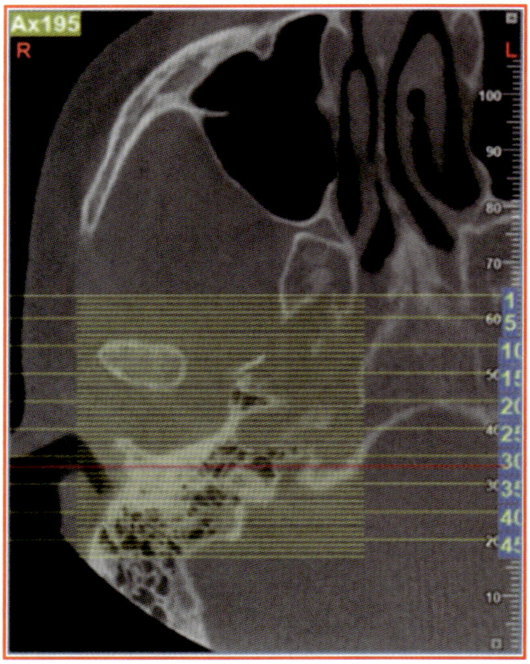

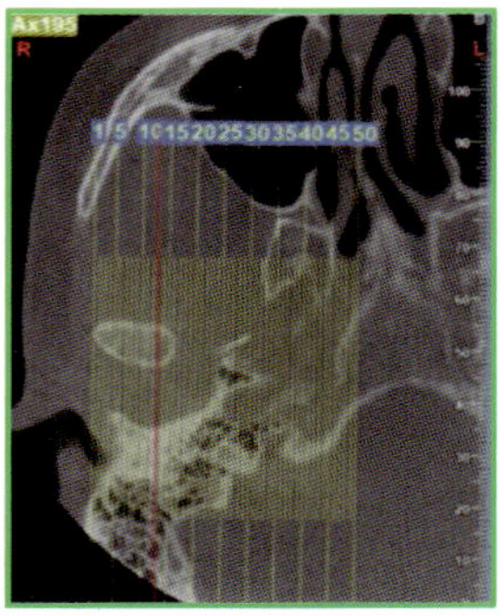

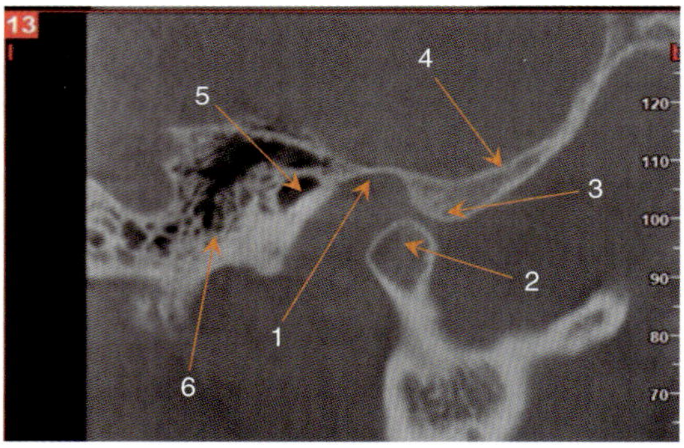

1. 下颌窝
2. 下颌骨髁突
3. 关节结节
4. 颞骨
5. 外耳道
6. 乳突气房

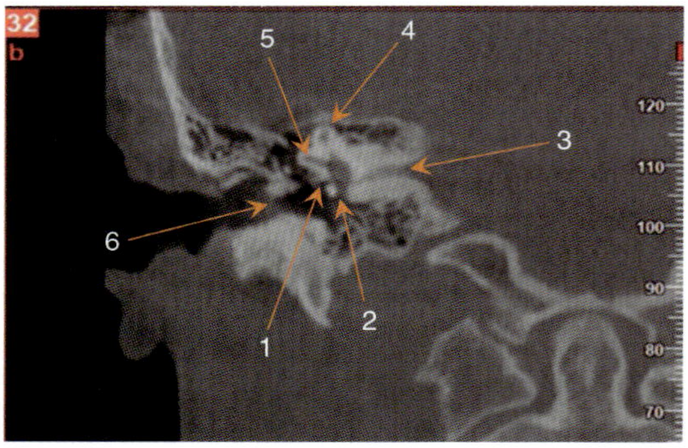

1. 前庭窗
2. 鼓室圆窗
3. 内耳道
4. 前半规管
5. 后半规管
6. 外耳道

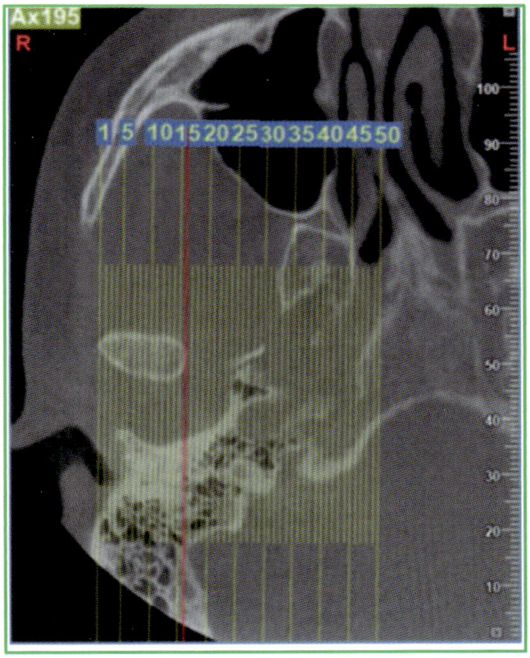

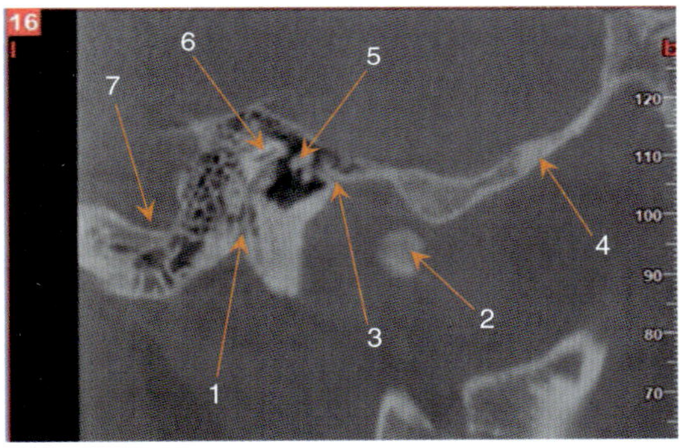

1. 茎乳孔
2. 下颌骨髁突
3. 岩鼓裂
4. 蝶鳞缝
5. 锤骨
6. 前半规管
7. 乙状窦

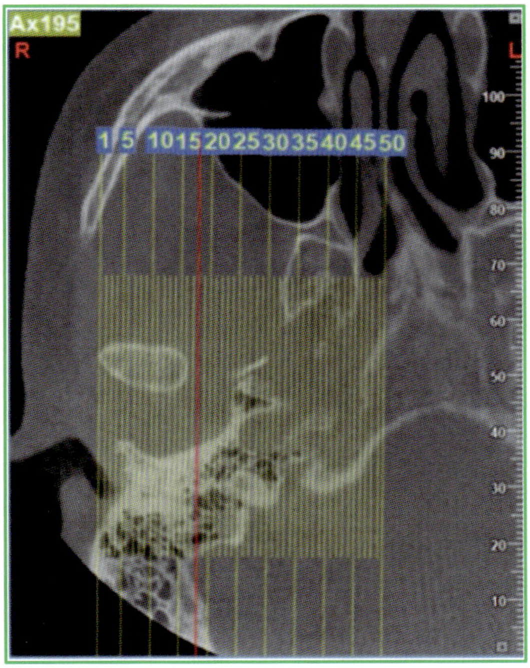

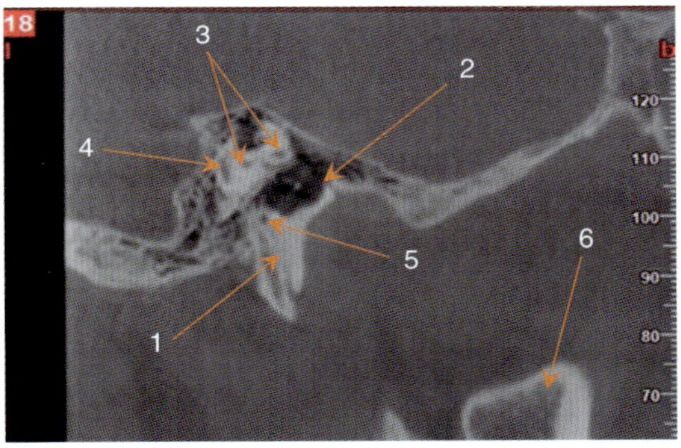

1. 面神经管(乳突段)
2. 岩鼓裂
3. 前半规管
4. 后半规管
5. 鼓索管
6. 下颌骨升支

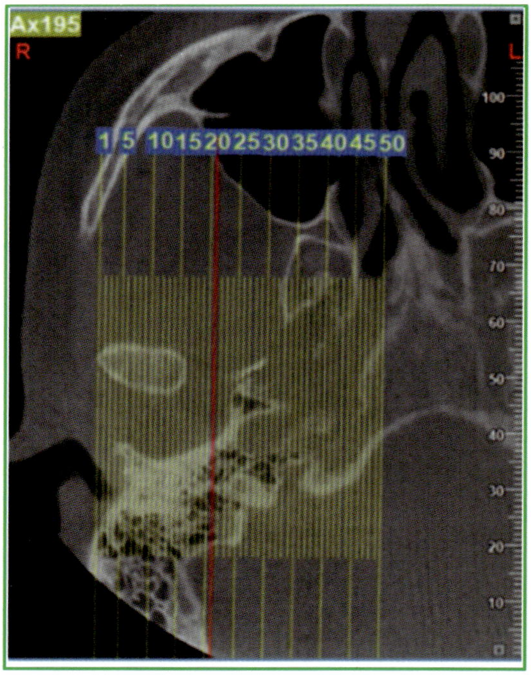

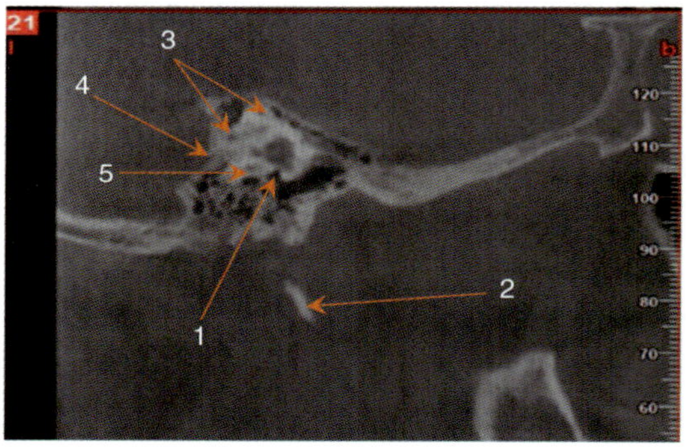

1. 鼓室圆窗
2. 茎突
3. 前半规管
4. 前庭导水管
5. 后半规管

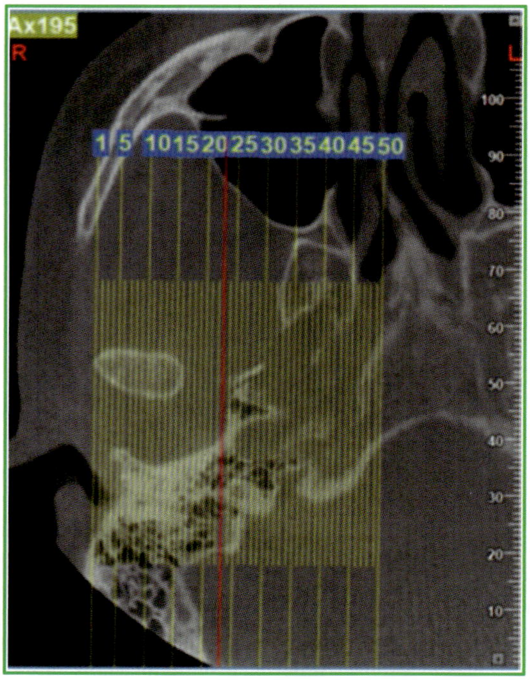

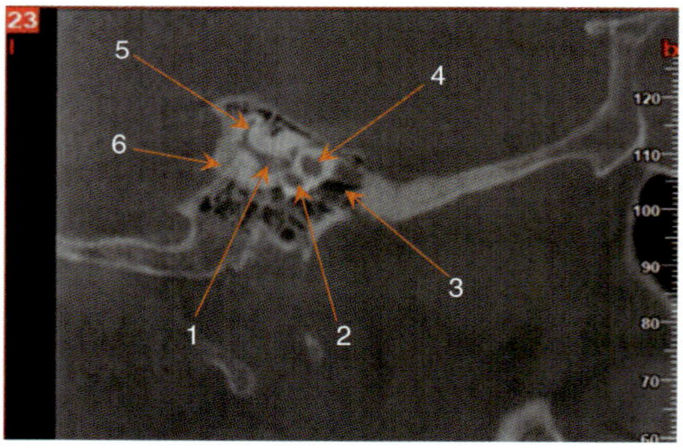

1. 前庭
2. 耳蜗(底转)
3. 下鼓室–咽鼓管
4. 耳蜗
5. 前半规管
6. 前庭导水管

8.4 第三部分

注意

- Pöschl 投影：垂直于颞骨岩部长轴，可显示颞骨从后外侧到前内侧的正常解剖。图像层隔约为 2mm。
- Stenvers 投影：平行于颞骨岩部长轴，可显示颞骨从斜后到斜前的正常解剖。图像层隔约为 2mm。

CBCT 容积数据集获取机器：NewTom™ VGi CBCT 成像单元(QRS.r.l.，Verona，Italy)。数据容积重建通过机器制造商专有软件(NNT v6.2，Verona，Italy)实现：FOV:15cm×15cm;体素大小为 0.2mm)。

8.4.1 Pöschl 投影

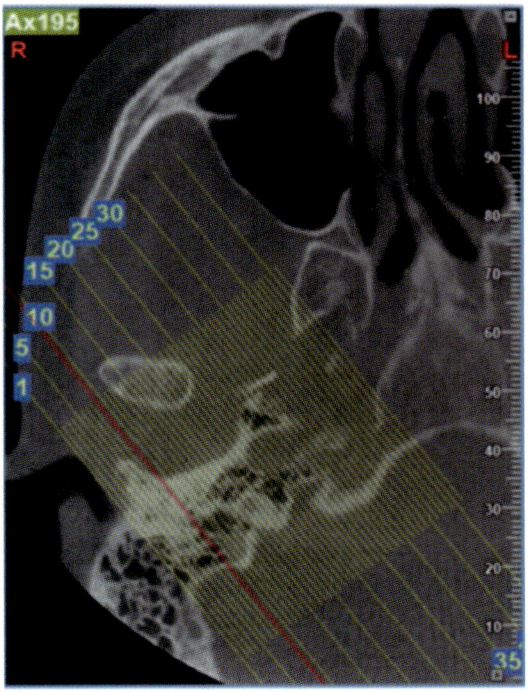

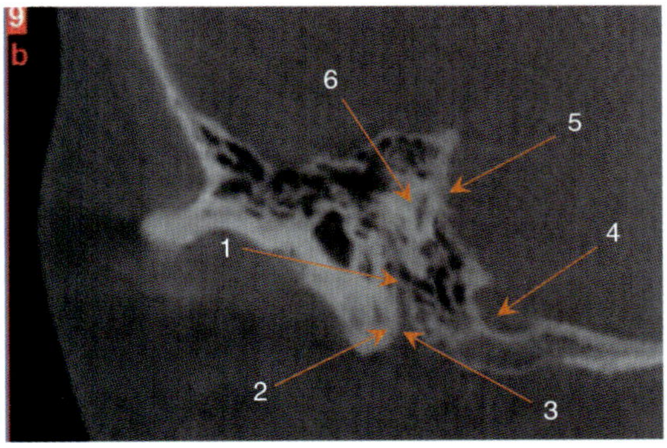

1. 面神经管乳突段
2. 鼓索神经管
3. 茎乳孔
4. 乙状窦
5. 前庭导水管
6. 后半规管

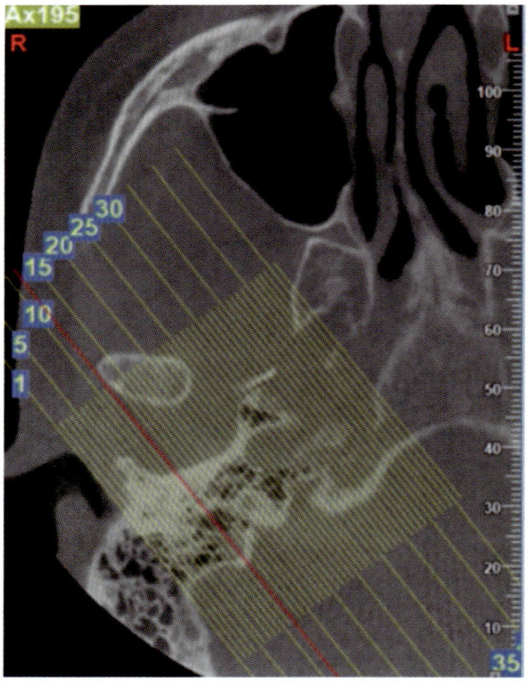

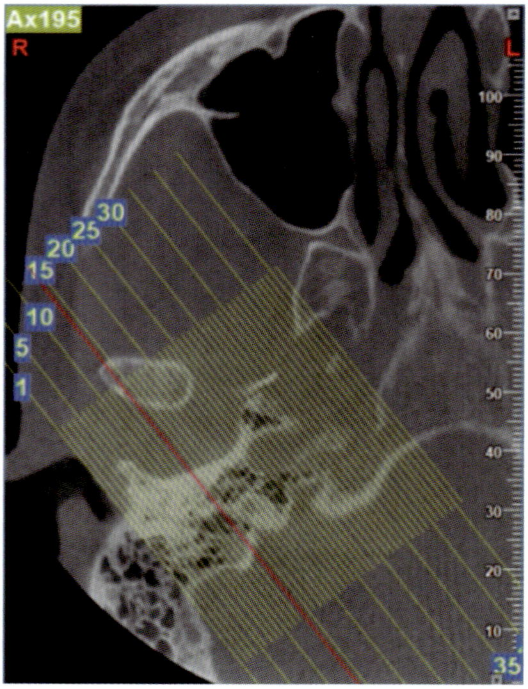

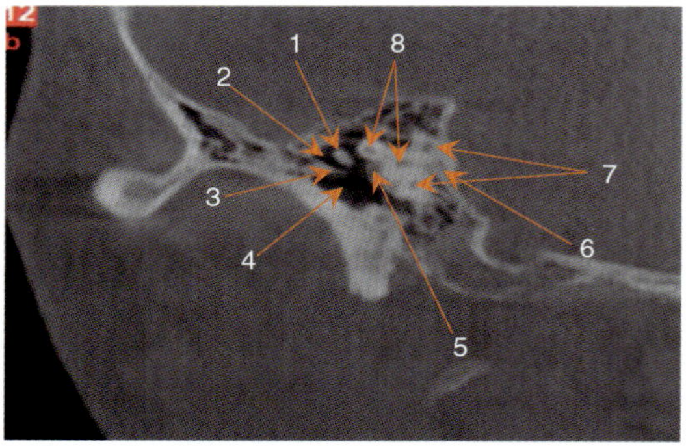

1. 砧骨体
2. Prussak 间隙
3. 鼓室盾板
4. 外耳道
5. 面神经管(鼓室段)
6. 前庭导水管
7. 后半规管
8. 外侧半规管

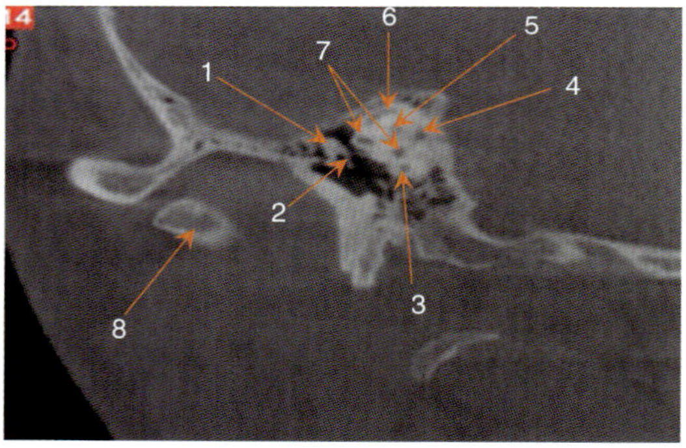

1. 锤骨头
2. 砧骨(长脚)
3. 后半规管
4. 总骨脚
5. 弓下管
6. 上半规管
7. 外侧半规管
8. 髁突头

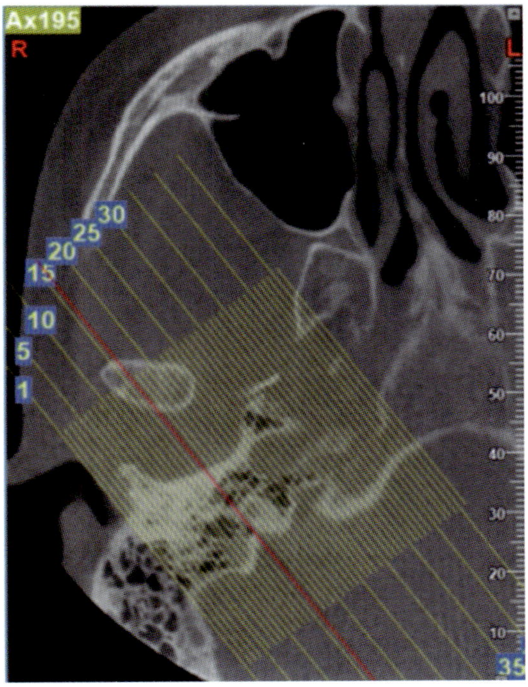

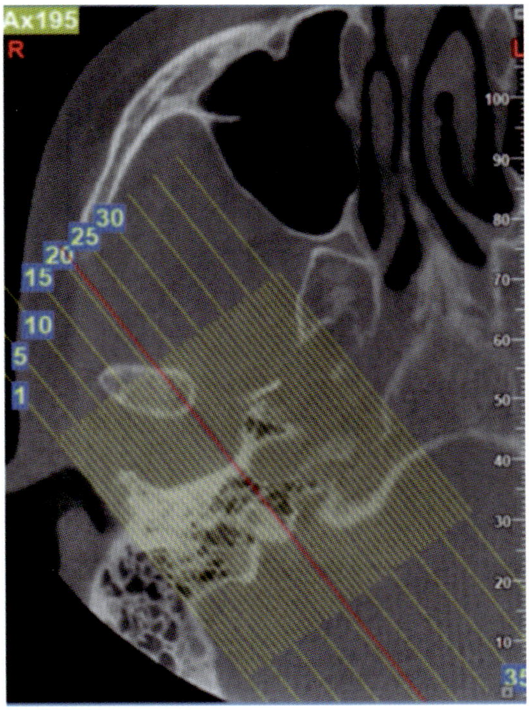

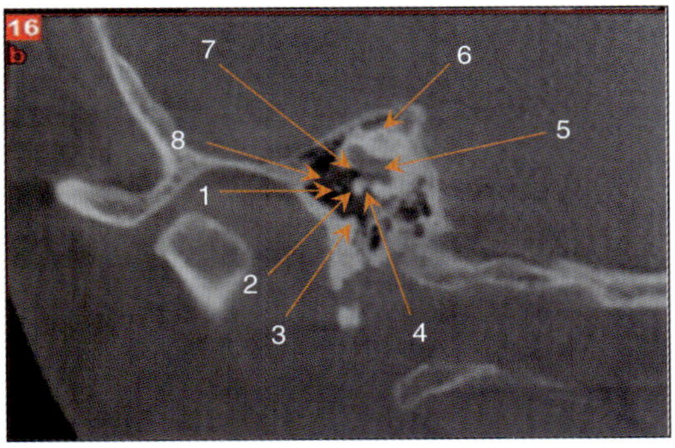

1. 砧骨(长脚)
2. 耳蜗鼓岬
3. 鼓膜环
4. 鼓室圆窗
5. 前庭
6. 上半规管
7. 卵圆窗
8. 鼓室张肌

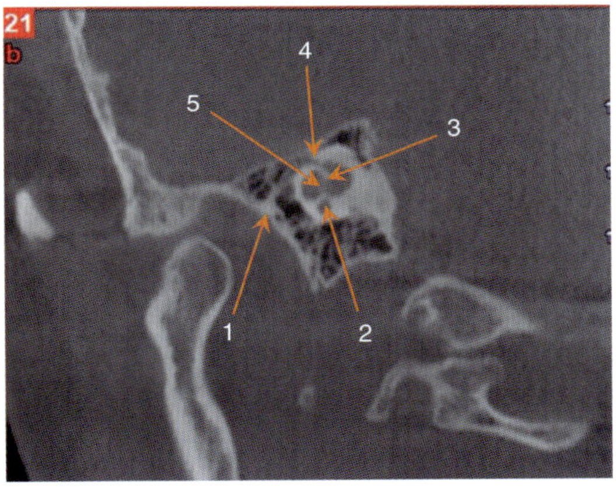

1. 岩鼓裂(鼓索)
2. 耳蜗岬
3. 耳蜗(镰状嵴)
4. 面神经管(迷路段)
5. 耳蜗顶转

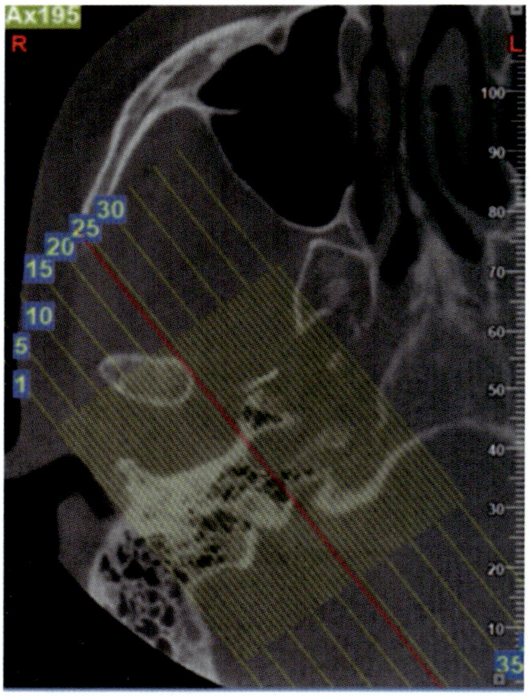

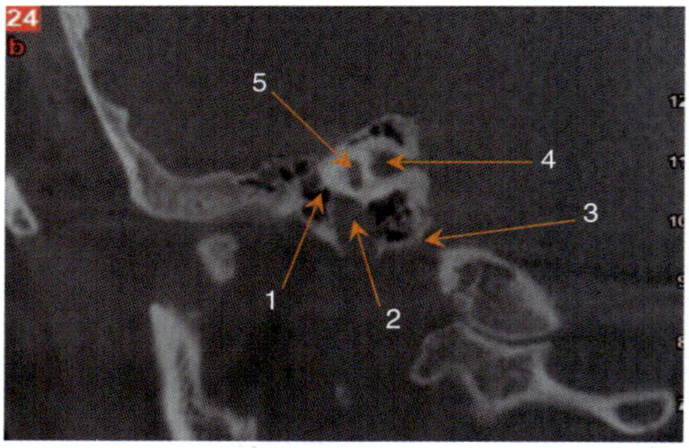

1. 咽鼓管
2. 颈动脉管(岩段)
3. 颈静脉孔
4. 内耳道
5. 耳蜗顶转

8.4.2　Stenver 投影

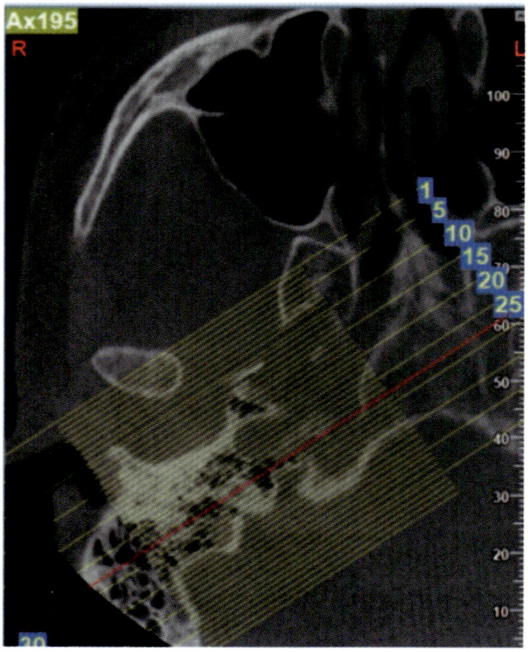

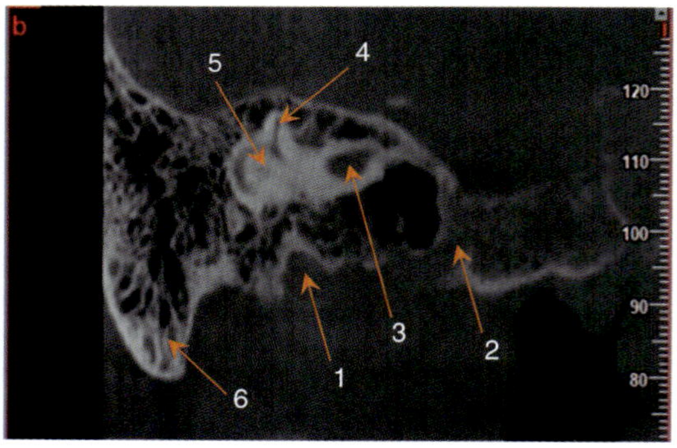

1. 颈静脉球
2. 破裂孔
3. 内耳道
4. 上半规管
5. 后半规管
6. 乳突(乳突小房)

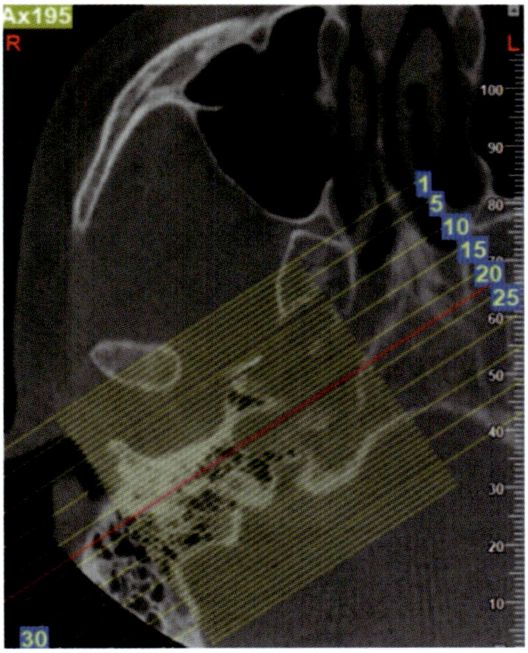

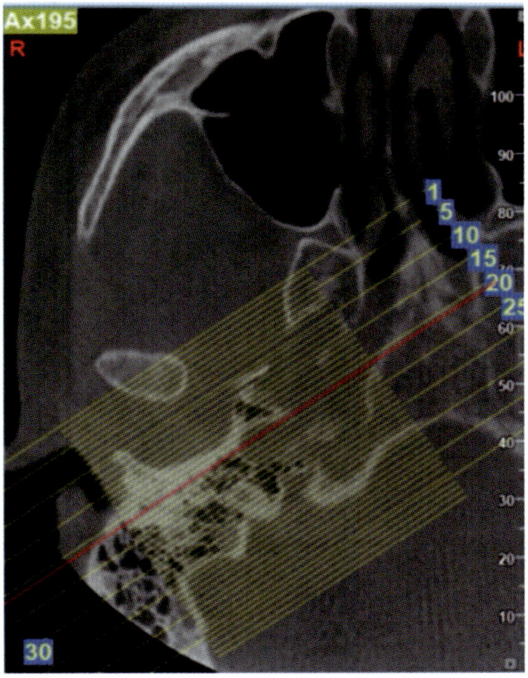

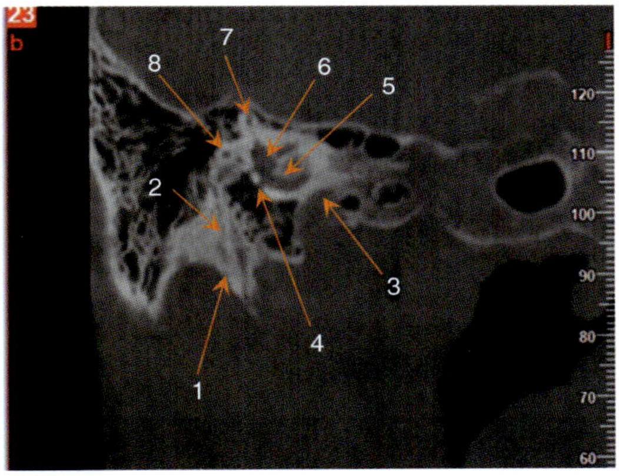

1. 茎乳孔
2. 面神经管(乳突段)
3. 颈动脉管
4. 鼓室圆窗
5. 耳蜗基底转
6. 前庭
7. 上半规管
8. 后半规管

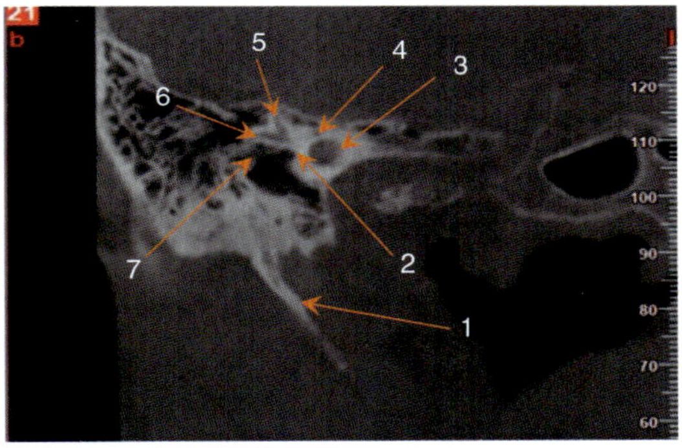

1. 茎突
2. 卵圆窗
3. 耳蜗
4. 面神经管(迷路段)
5. 上半规管
6. 后半规管
7. 面神经管(后膝)

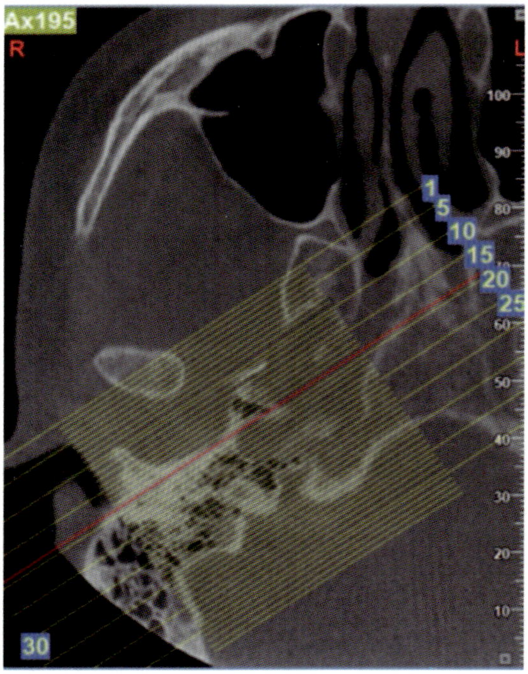

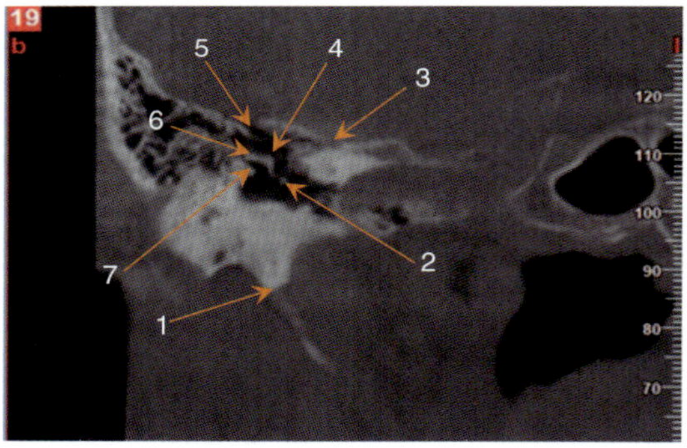

1. 茎突
2. 锤骨(长脚)
3. 膝状神经节
4. 锤骨(短脚)
5. köerner 隔膜
6. 砧骨体
7. 鼓室盾板

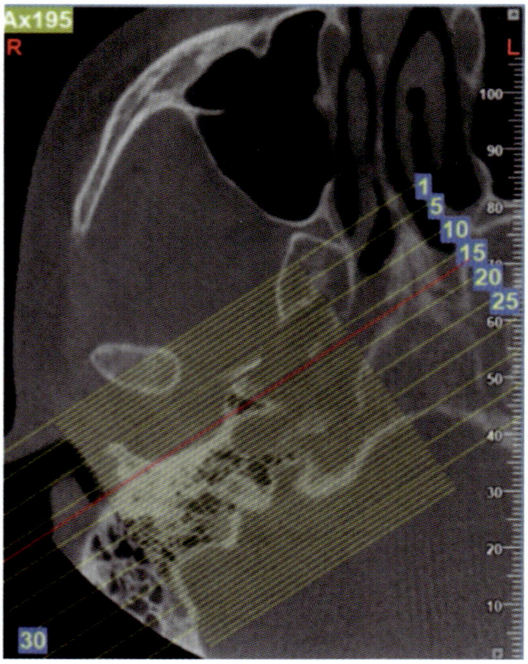

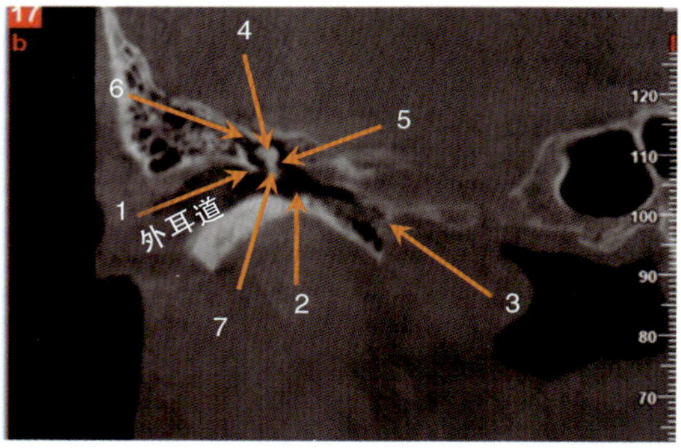

1. 鼓室盾板
2. 中鼓室
3. 下鼓室–咽鼓管
4. 锤骨
5. 砧锤关节
6. 上鼓室
7. 砧骨体

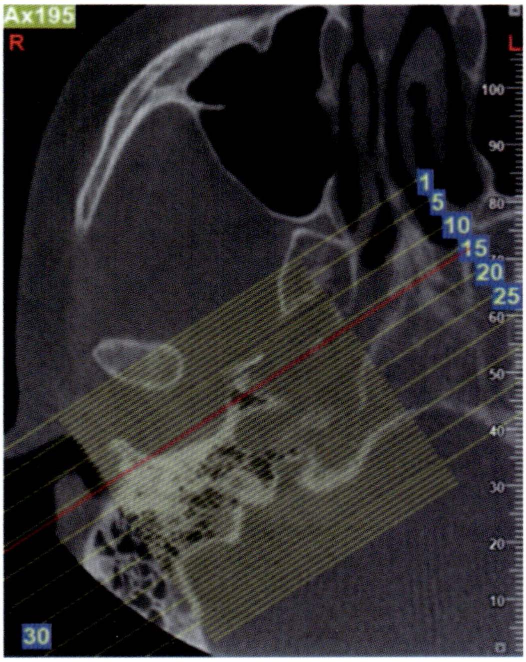

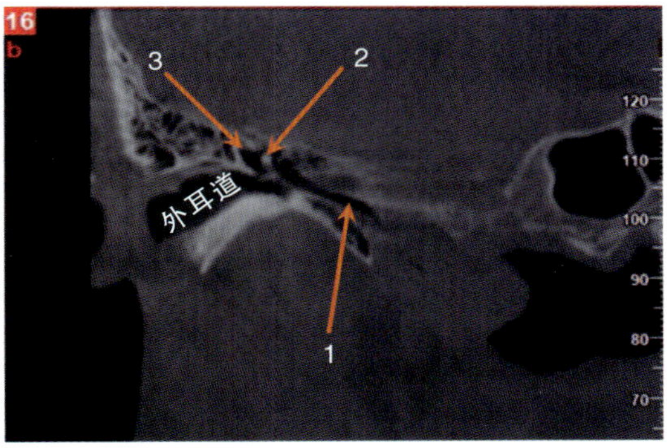

1. 咽鼓管
2. 锤骨头
3. Prussak 间隙

（孙方方 文珊辉 单姗 译）

参考文献

1. Guyader E, Savéan J, Clodic C, Letellier P, Meriot P, Marianowski R. Three-dimensional reconstruction of the temporal bone: comparison of in situ, CT, and CBCT measurements. Eur Ann Otorhinolaryngol Head Neck Dis. 2018;135(6):393–8. https://doi.org/10.1016/j.anorl.2018.08.013.
2. Jain S, Choudhary K, Nagi R, Shukla S, Kaur N, Grover D. New evolution of cone-beam computed tomography in dentistry: combining digital technologies. Imaging Sci Dent. 2019;49(3):179–90. https://doi.org/10.5624/isd.2019.49.3.179.
3. Miracle AC, Mukherji SK. Conebeam CT of the head and neck, part 2: clinical applications. AJNR Am J Neuroradiol. 2009;30(7):1285–92. https://doi.org/10.3174/ajnr.A1654.
4. Dahmani-Causse M, Marx M, Deguine O, Fraysse B, Lepage B, Escudé B. Morphologic examination of the temporal bone by cone beam computed tomography: comparison with multislice helical computed tomography. Eur Ann Otorhinolaryngol Head Neck Dis. 2011;128(5):230–5. https://doi.org/10.1016/j.anorl.2011.02.016.
5. Zou J, Lähelmä J, Arnisalo A, Pyykkö I. Clinically relevant human temporal bone measurements using novel high-resolution cone-beam CT. J Otolaryngol. 2017;12(1):9–17. https://doi.org/10.1016/j.joto.2017.01.002.
6. von Arx T, Lozanoff S, Bornstein MM. Extraoral anatomy in CBCT—a literature review. Part 1: Nasoethmoidal region. Swiss Dent J. 2019;129(10):804–15.
7. von Arx T, Lozanoff S, Bornstein MM. Extraoral anatomy in CBCT—a literature review. Part 2: Zygomatico-orbital region. Swiss Dent J. 2020;130(2):126–38.
8. von Arx T, Lozanoff S, Bornstein MM. Extraoral anatomy in CBCT—a literature review. Part 3: Retromaxillary region. Swiss Dent J. 2020;130(3):216–28.
9. Juliano AF. Cross sectional imaging of the ear and temporal bone. Head Neck Pathol. 2018;12(3):302–20. https://doi.org/10.1007/s12105-018-0901-y.
10. Güldner C, Diogo I, Bernd E, Dräger S, Mandapathil M, Teymoortash A, Negm H, Wilhelm T. Visualization of anatomy in normal and pathologic middle ears by cone beam CT. Eur Arch Otorhinolaryngol. 2017;274(2):737–42. https://doi.org/10.1007/s00405-016-4345-2.
11. Juliano AF, Ginat DT, Moonis G. Imaging review of the temporal bone. Part I. anatomy and inflammatory and neoplastic processes. Radiology. 2013;269(1):17–33. https://doi.org/10.1148/radiol.13120733.
12. Phillips GS, LoGerfo SE, Richardson ML, Anzai Y. Interactive web-based learning module on CT of the temporal bone: anatomy and pathology. Radiographics. 2012;32(3):E85–105. https://doi.org/10.1148/rg.323115117.
13. Shumway CL, Motlagh M, Wade M. Anatomy, head and neck, orbit bones. In: StatPearls [Internet]. Treasure Island, FL: StatPearls; 2021.
14. https://radiopaedia.org/cases/normal-temporal-bone-ct-with-annotated-images
15. https://epos.myesr.org/posterimage/esr/ecr2016/131661/mediagallery/638091
16. McManus LJ, Dawes PJ, Stringer MD. Clinical anatomy of the chorda tympani: a systematic review.

J Laryngol Otol. 2011;125(11):1101–8. https://doi.org/10.1017/S0022215111001873.
17. Singh D, Hsu CC, Kwan GN, Bhuta S, Skalski M, Jones R. High resolution CT study of the chorda tympani nerve and normal anatomical variation. Jpn J Radiol. 2015;33(5):279–86. https://doi.org/10.1007/s11604-015-0417-2.
18. Wojciechowski T, Skadorwa T, Drożdż A, Ciszek B, Szopiński K. The radioanatomical assessment of the Körner's septum. Surg Radiol Anat. 2019;41(6):669–73. https://doi.org/10.1007/s00276-018-2149-3.
19. Damaskos S, Syriopoulos K, Sens RL, Politis C. An investigation of the morphology of the petrotympanic fissure using cone-beam computed tomography. J Oral Maxillofac Res. 2018;9(1):e4. https://doi.org/10.5037/jomr.2018.9104.

第 9 章 MDCT软组织解剖学

Antigoni Delantoni,Kaan Orhan

9.1 引言

CT(之前被称为计算机轴向断层扫描)是放射学中的一种成像技术，它可以非侵入性地获取人体的详细图像。

CT 扫描机使用旋转的 X 线球管和放置在机架上的一排探测器来测量人体内不同组织对 X 线的吸收和衰减。然后在计算机上使用重建算法对从不同角度拍摄的多个 X 线测量值进行处理，生成人体器官或切面的断层(横断面)图像。电离辐射的使用有时会因其不良影响而限制其使用。

它的主要功能是在常规 X 线和超声检查无法提供足够信息来确定诊断时，作为一种补充性的、更详细的检查技术。

在口腔医学领域，颌面部骨骼的绝大多数病变都位于颌面部的骨性结构内，因此，CBCT 是最常用的颌面部 3D 成像方法。但 MDCT 在许多情况下被证明是有效的，特别是在需要对该区域的软组织进行更详细诊断时，或者在骨组织和软组织同时受累的情况下。最后，对于复杂的颌面外科病例更多应用 MDCT 来获得软组织及骨组织详细影像结构信息。

以下是一系列侧重于软组织成像的医学 CT 图像。所有图像都是每 5mm 一个切片的序列，这样就不会遗漏颌面部区域的主要结构。每个层面的图像都有软组织窗和骨组织窗。

9.2 水平面

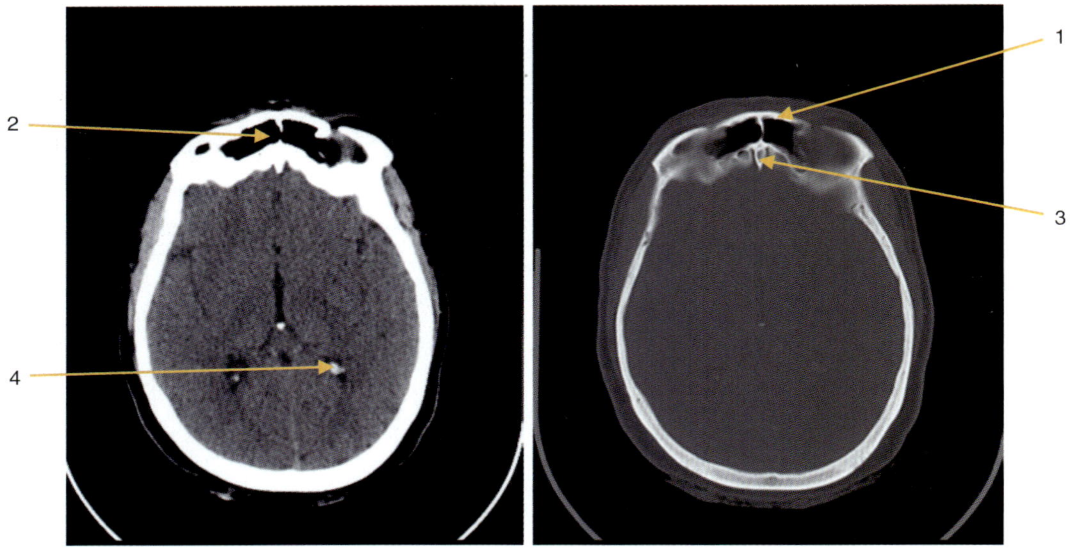

1. 额骨
2. 额窦
3. 鸡冠
4. 脑室钙化

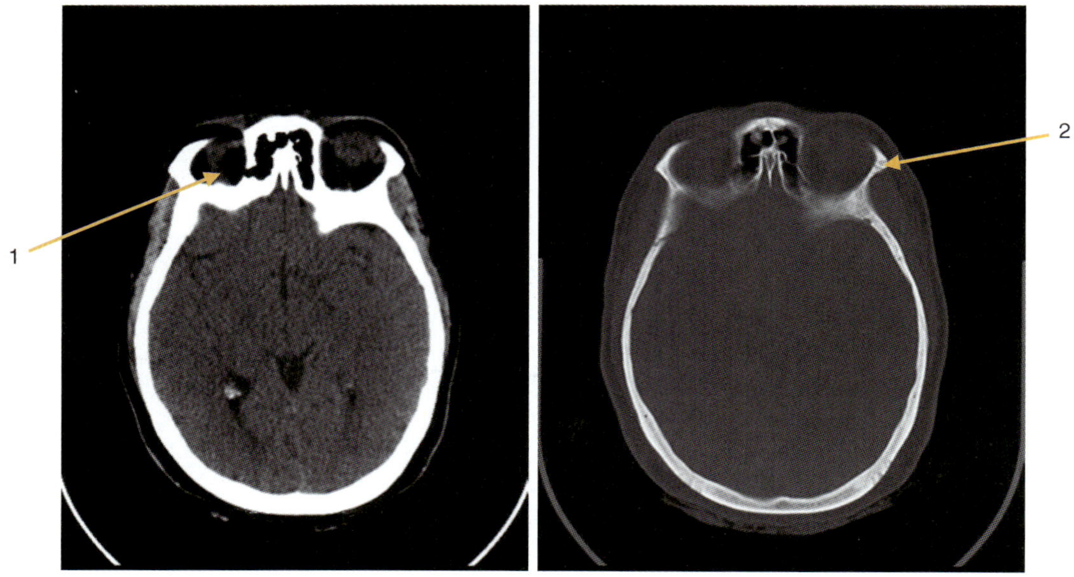

1. 上直肌
2. 颧骨

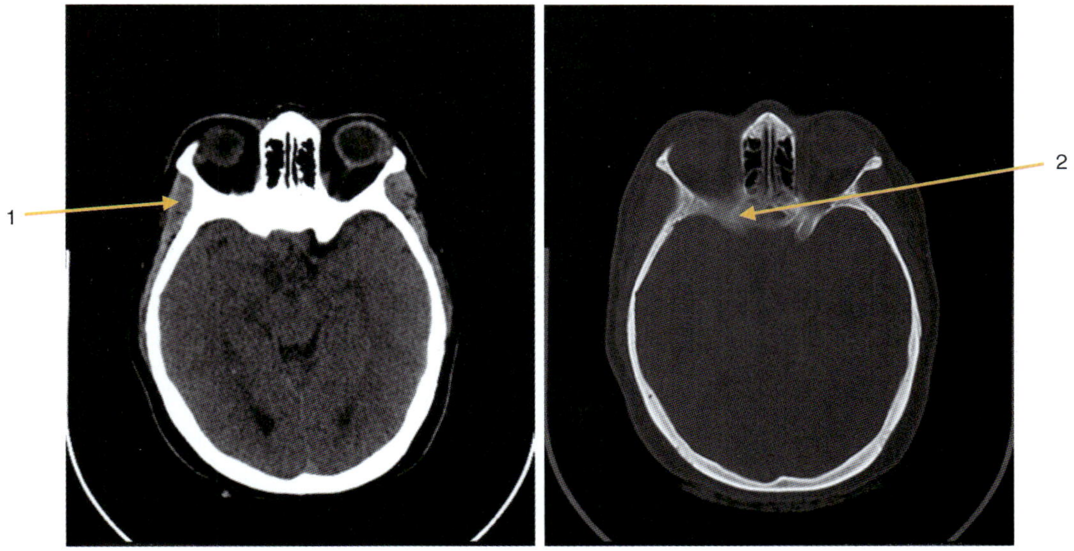

1. 颞肌
2. 蝶骨

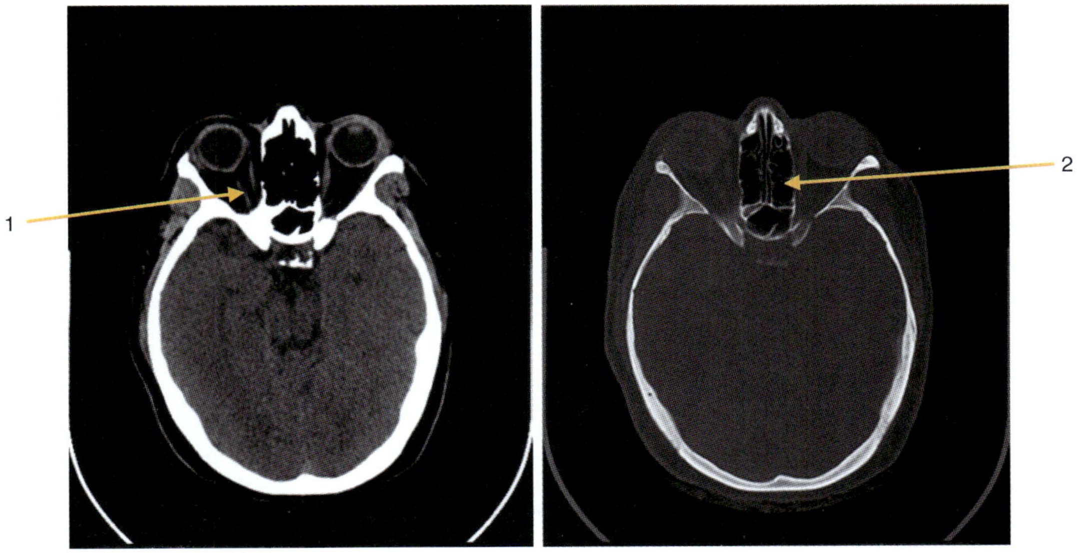

1. 视神经
2. 筛窦气房

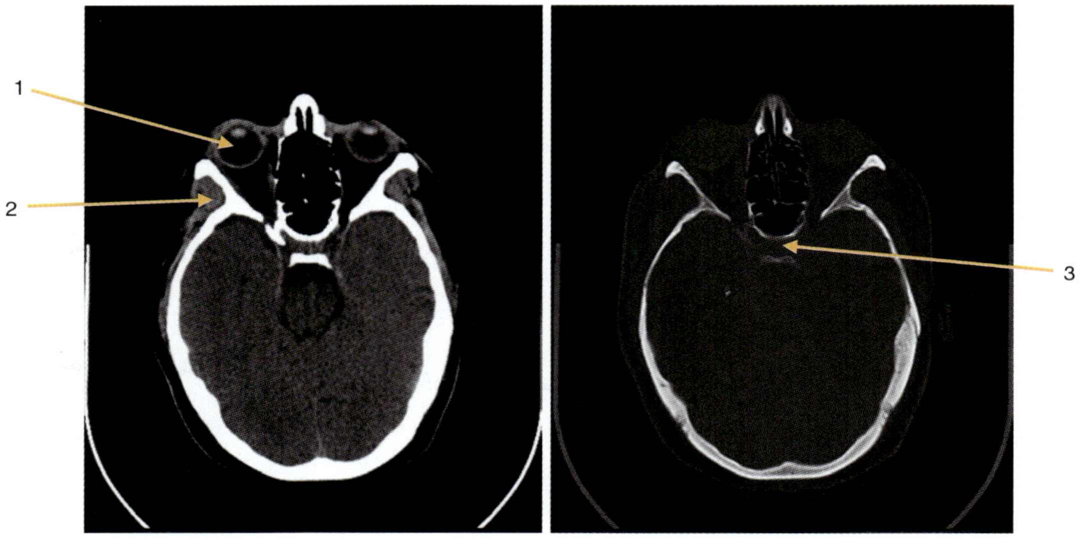

1. 眼球
2. 颞肌
3. 蝶鞍

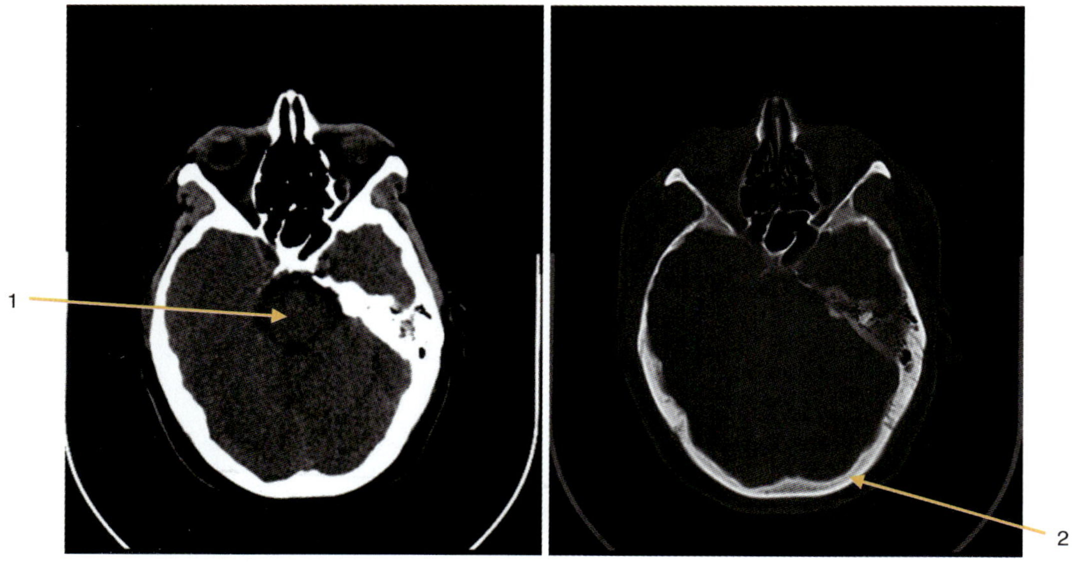

1. 脑桥
2. 枕骨

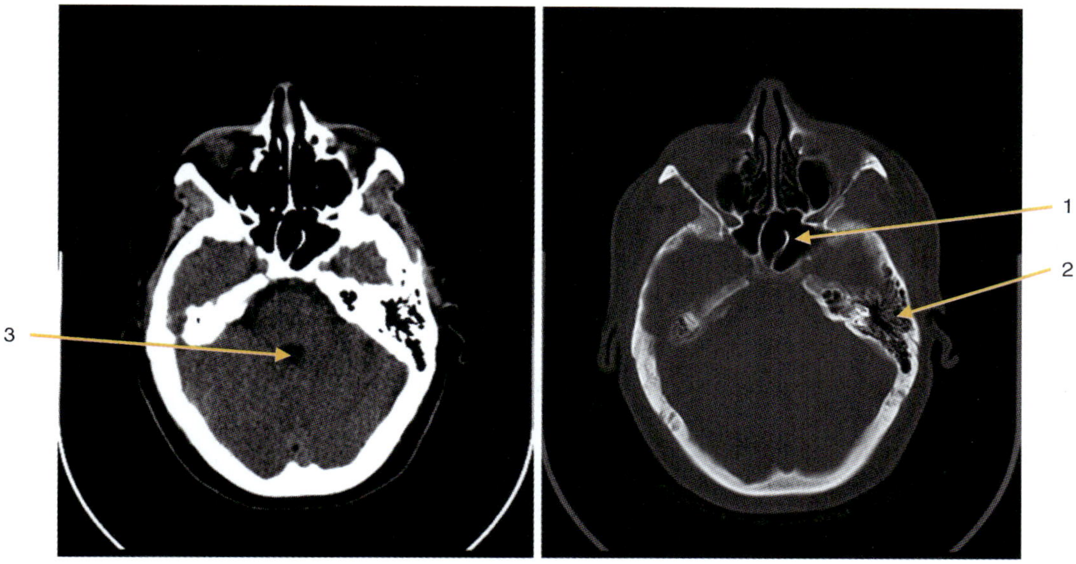

1. 蝶窦
2. 乳突气房
3. 第四脑室

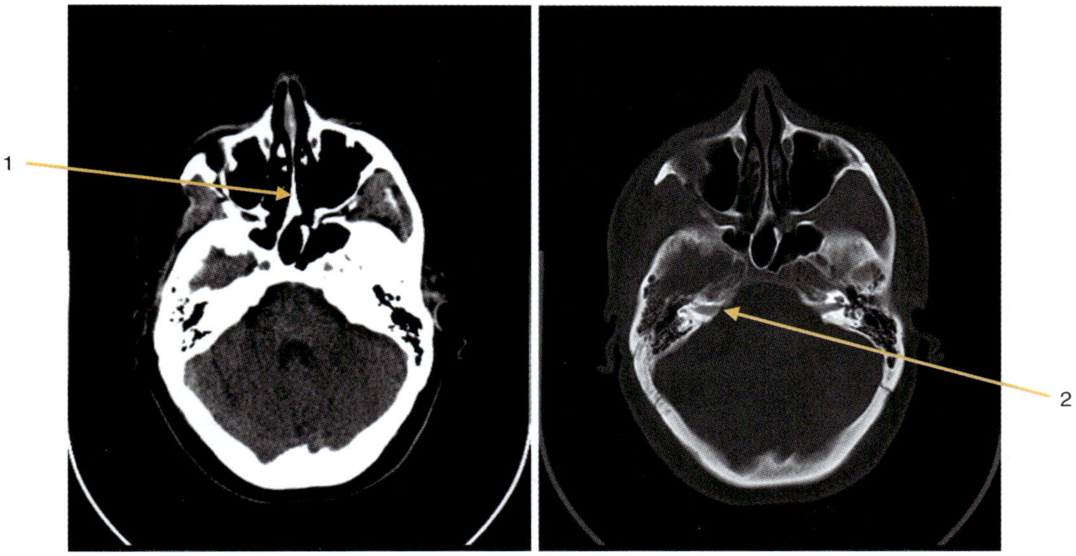

1. 鼻中隔
2. 内听道

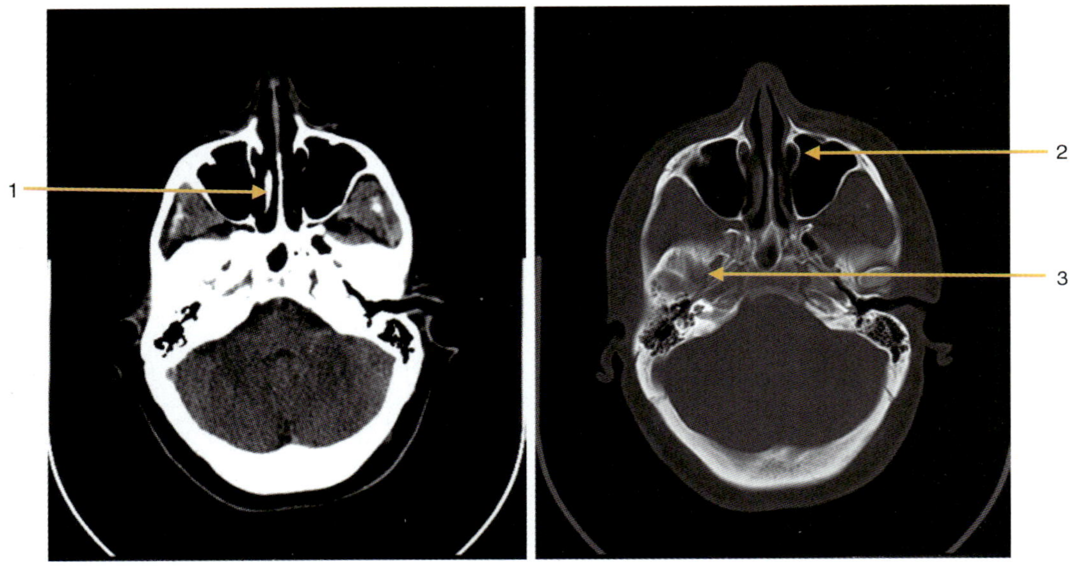

1. 中鼻甲
2. 鼻泪管
3. 颞骨

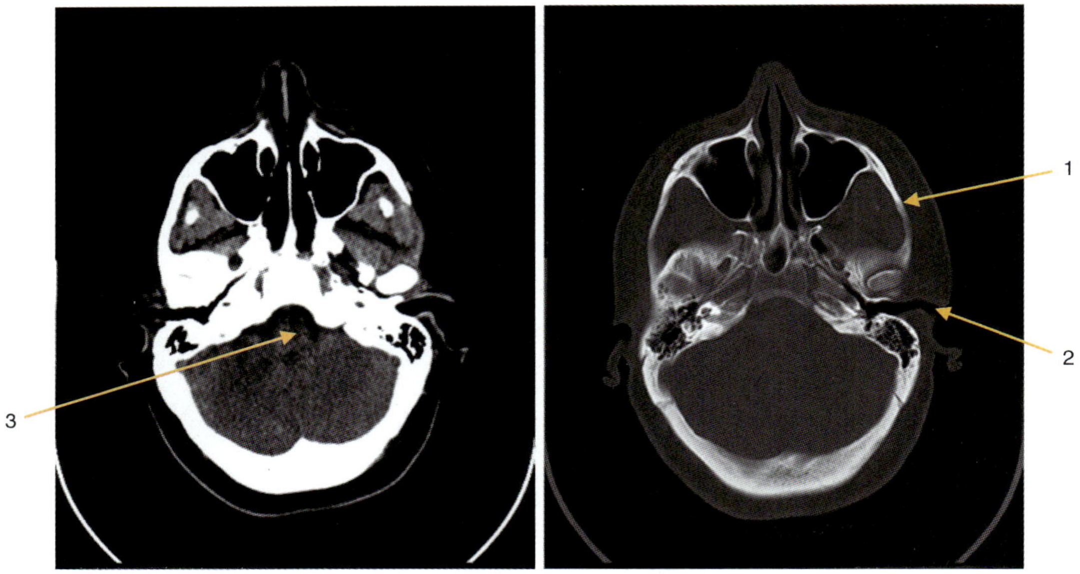

1. 颧弓
2. 外耳道
3. 延髓

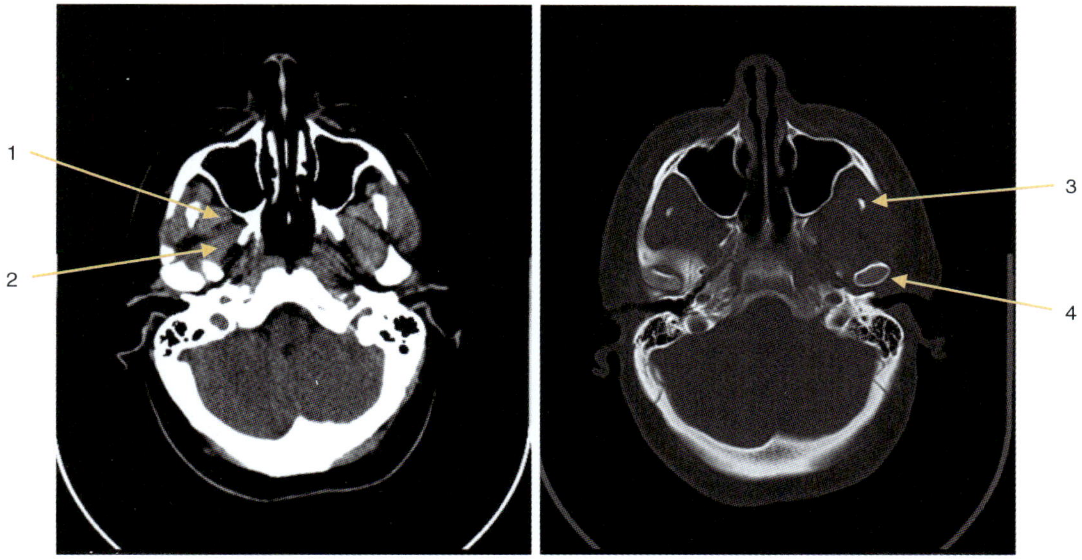

1. 颞肌
2. 翼外肌
3. 喙突
4. 下颌骨髁突

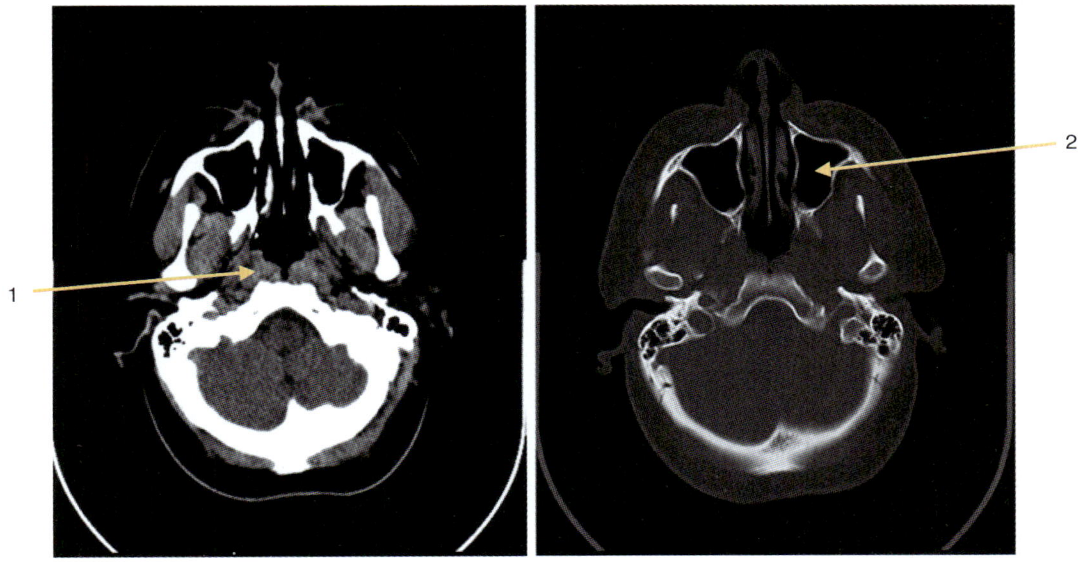

1. 头长肌
2. 上颌窦

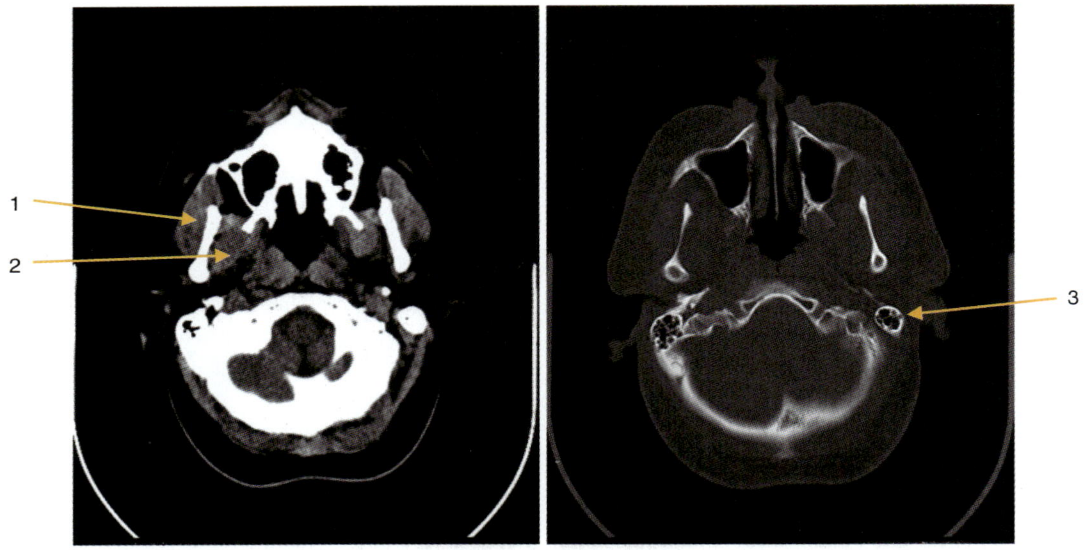

1. 咬肌
2. 翼外肌
3. 乳突

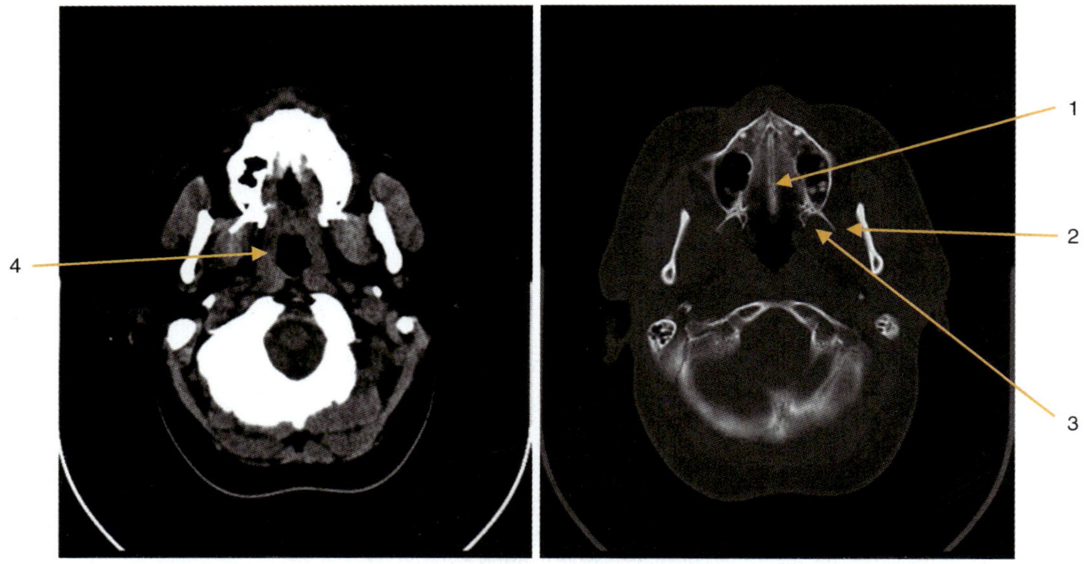

1. 硬腭腭中缝(线)
2. 翼突(外板)
3. 翼突(内板)
4. 腭帆提肌

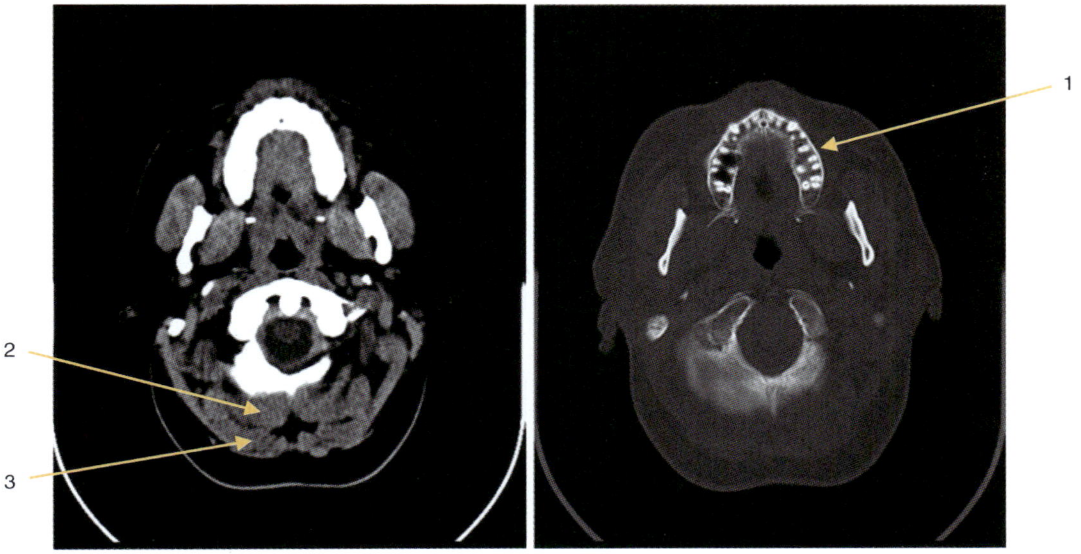

1. 上颌骨牙根尖层面
2. 头后小直肌
3. 头半棘肌

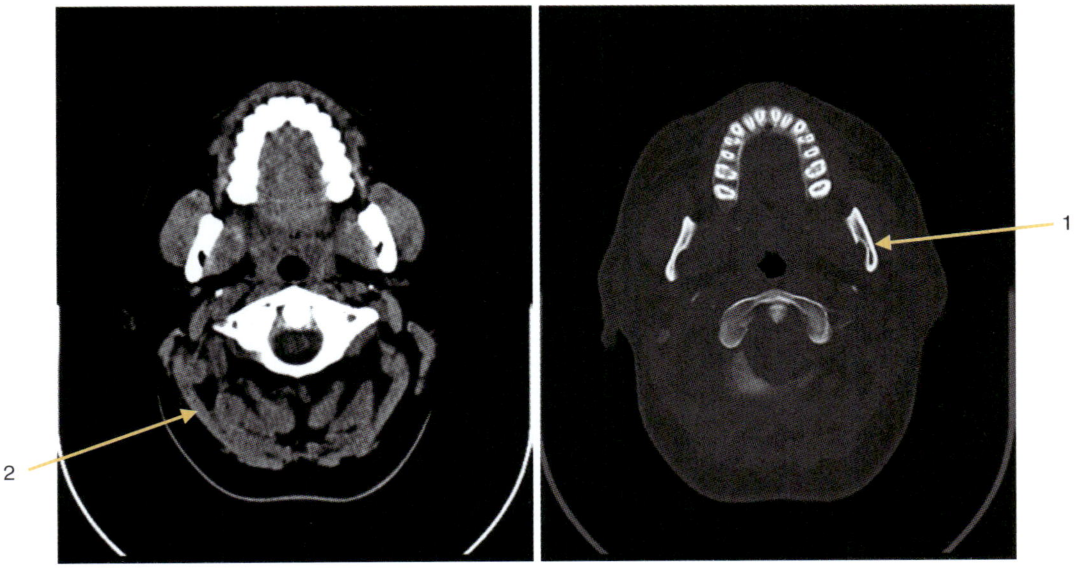

1. 下颌升支
2. 头夹肌

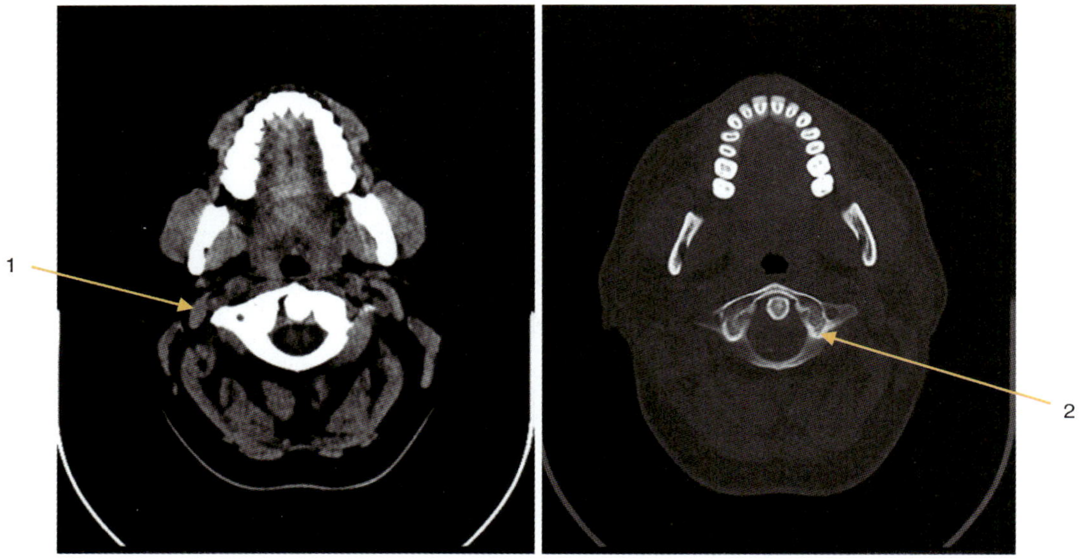

1. 二腹肌(后腹)
2. 寰椎骨

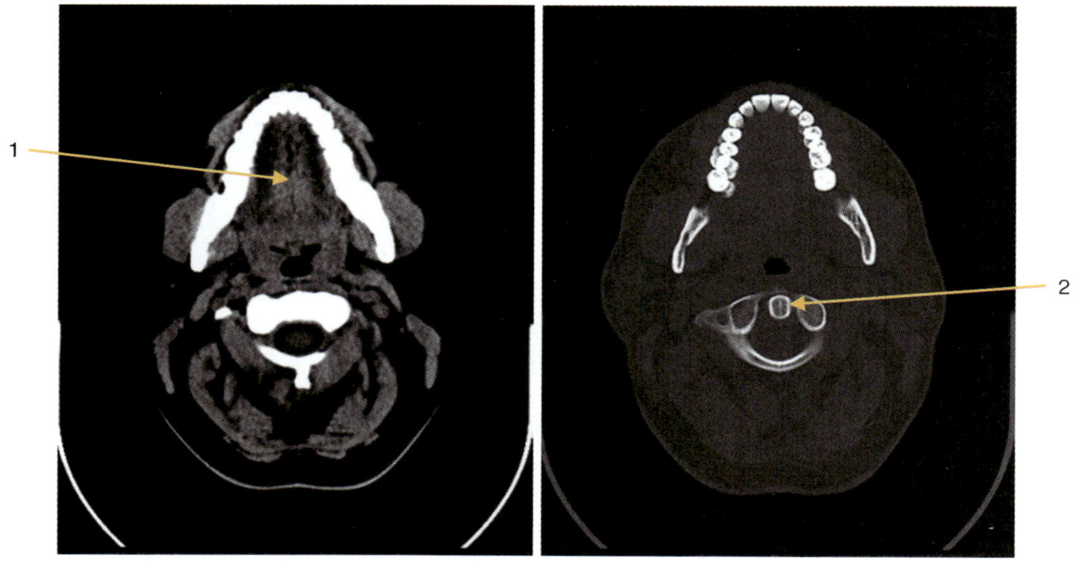

1. 舌
2. 枢椎齿状突

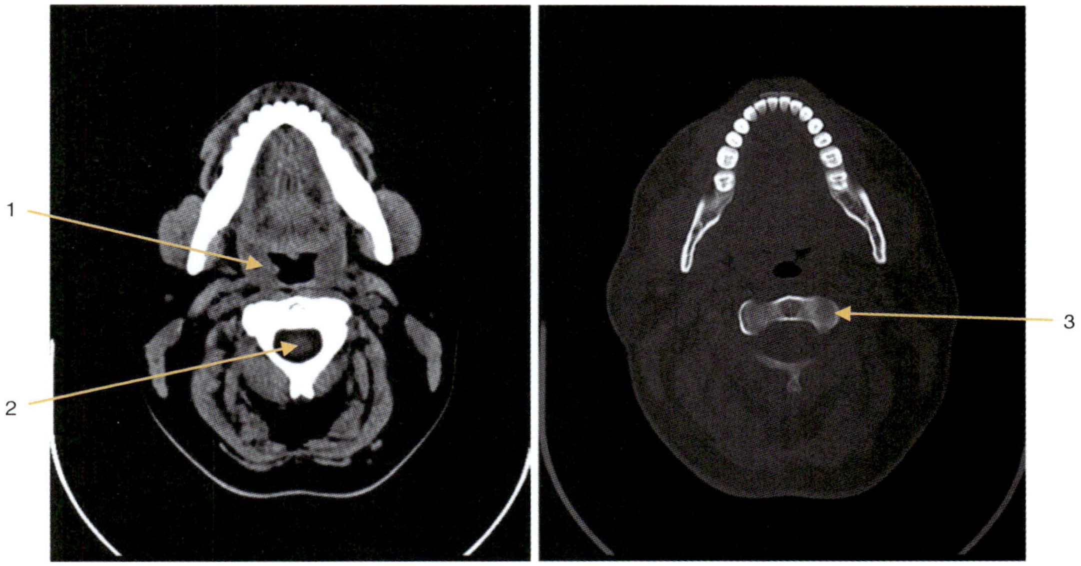

1. 腭扁桃体
2. 脊髓
3. 枢椎

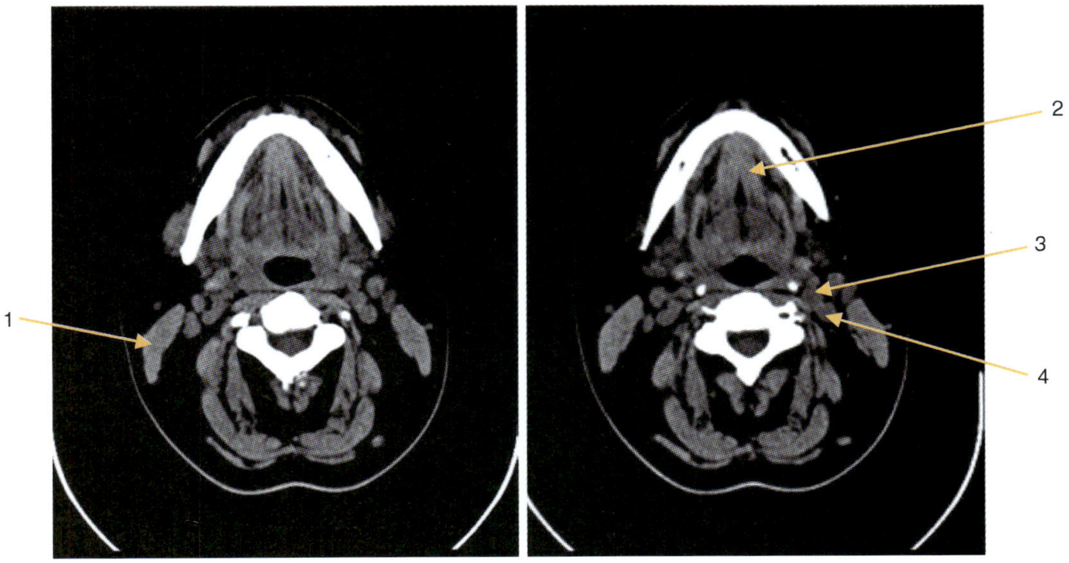

1. 胸锁乳突肌
2. 颏舌肌
3. 颈总动脉
4. 颈内静脉

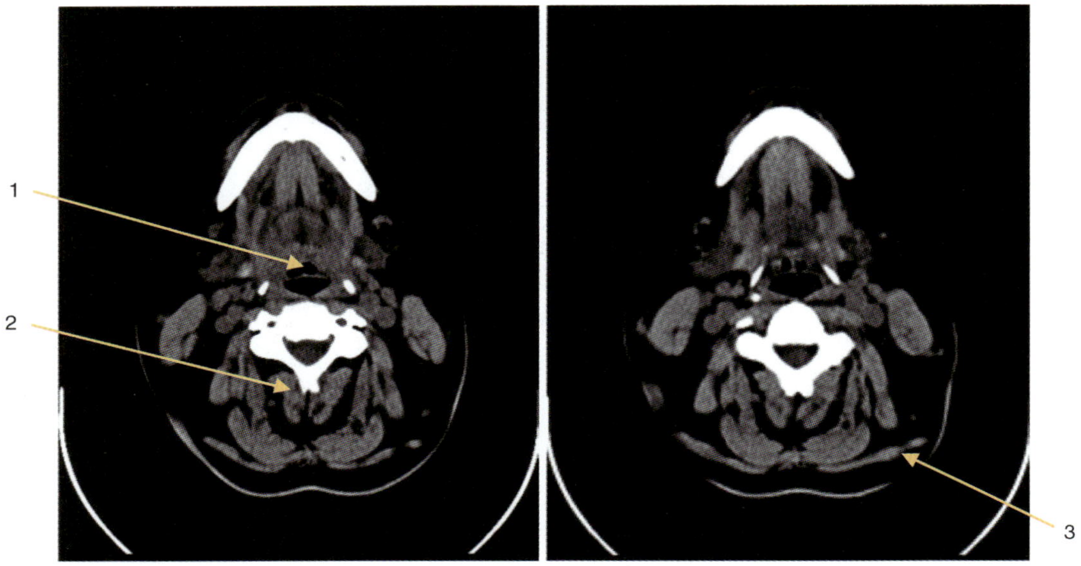

1. 口咽
2. 颈棘肌
3. 斜方肌

9.3 冠状面

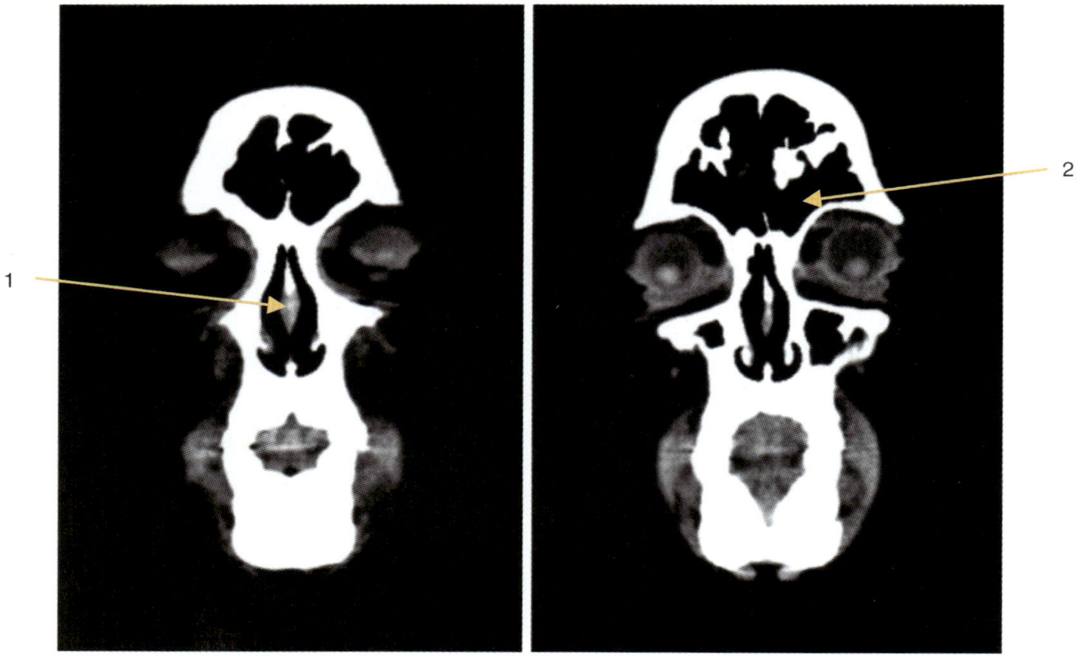

1. 鼻中隔
2. 额窦

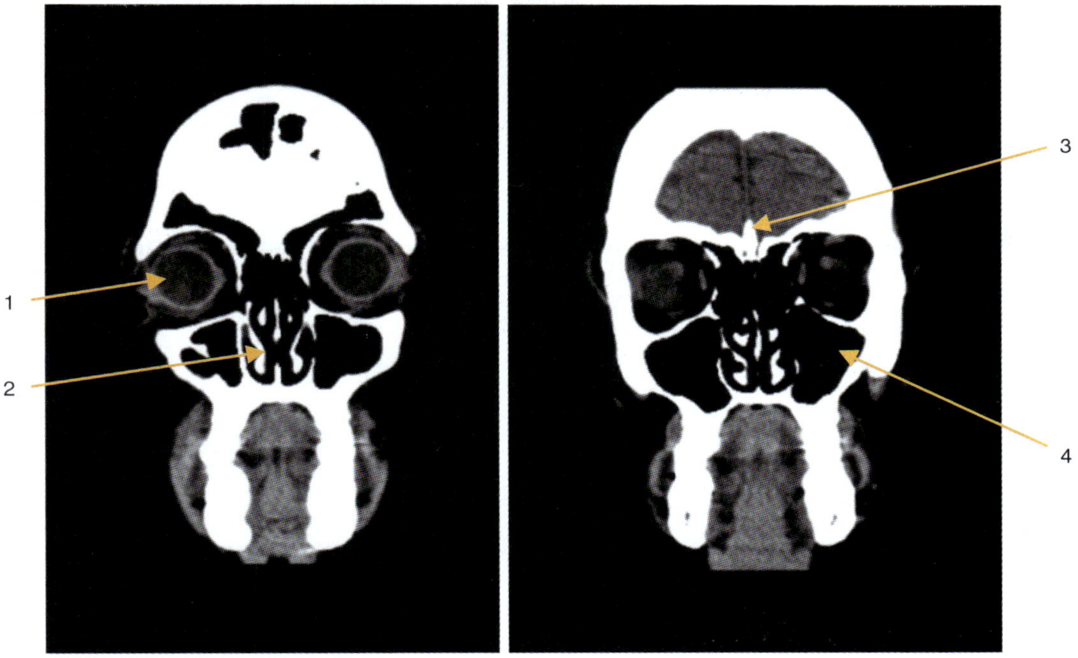

1. 眼球
2. 鼻甲
3. 鸡冠
4. 上颌窦

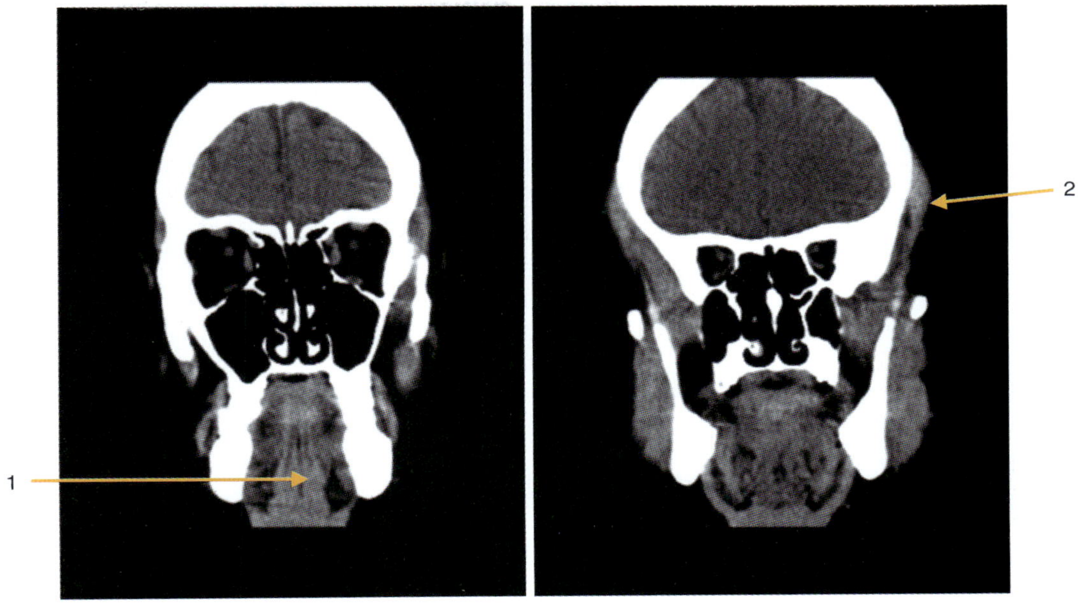

1. 颏舌肌
2. 颞肌

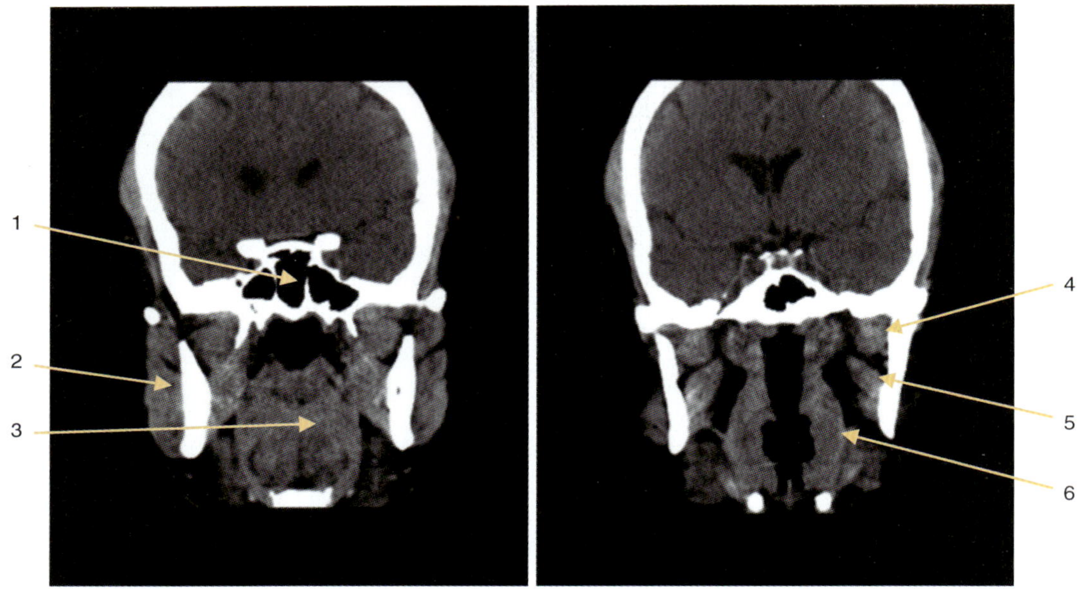

1. 蝶窦
2. 咬肌
3. 舌

4. 翼外肌
5. 翼内肌
6. 咽上缩肌

9.4 矢状面

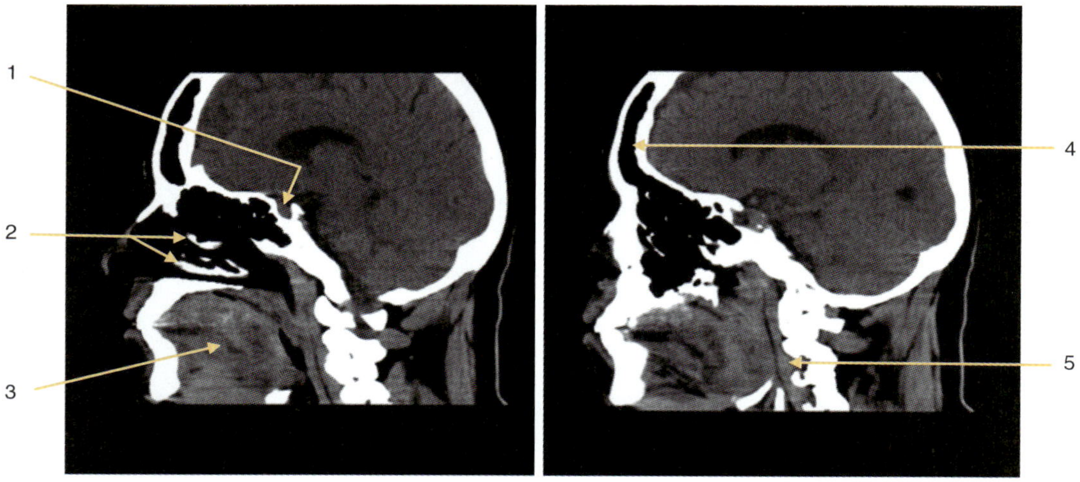

1. 脑垂体
2. 中、下鼻甲
3. 舌

4. 额窦
5. 头长肌

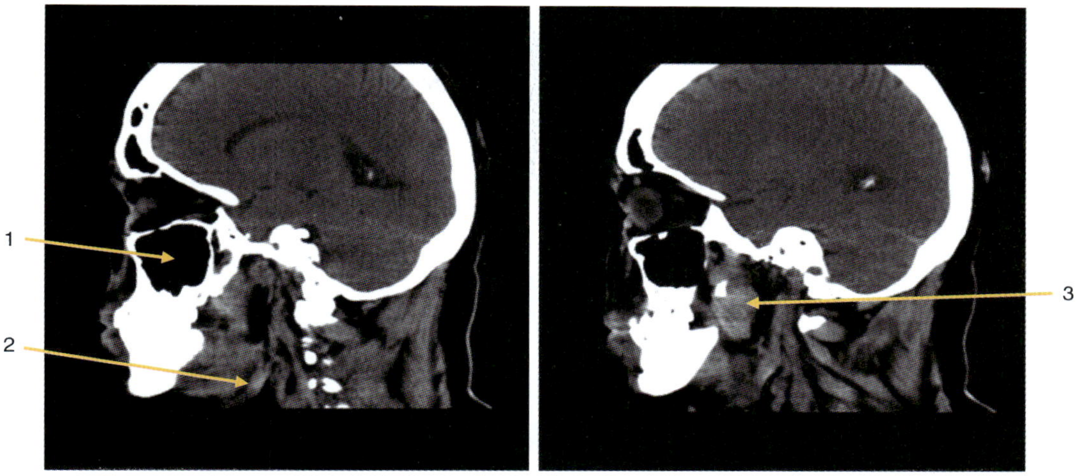

1. 上颌窦
2. 二腹肌
3. 翼内肌

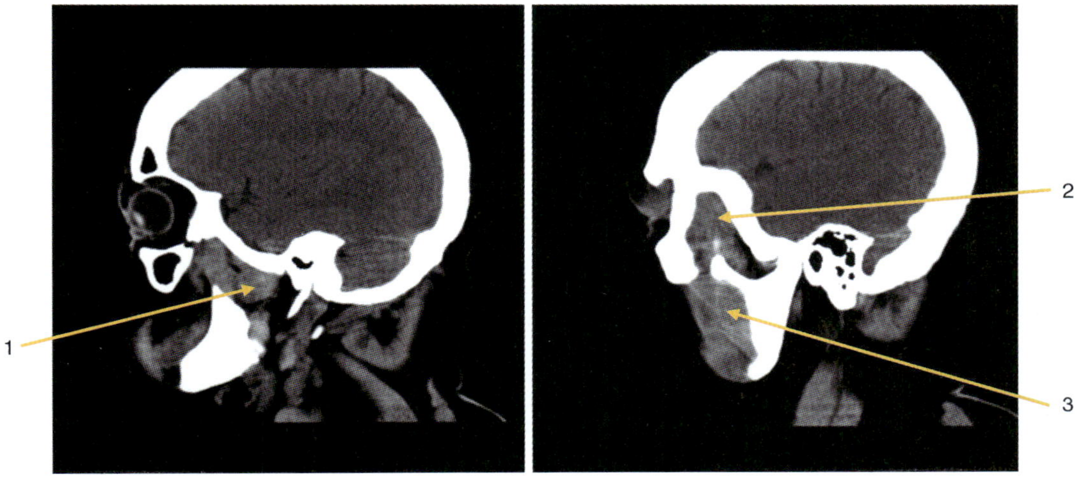

1. 翼外肌
2. 颞肌
3. 颊肌

9.5 3D 图像

X 线片可以提供 2D 图像,它在患者的诊断和治疗计划中发挥着较为重要的作用。虽然 2D 图像在临床上应用较为广泛，而且在很多情况下仍是首选方法,但它们仅展现出相关解剖结构的 2D 投影。增加 3D 工具后,可以显示图像的第 3 个维度(如精确的解剖形状)，并为观察者提供了一个非常有用的工具。3D 图像在空间和整体定位病变上非常有效。在测量对称性等情况下,增加 3D 图像可以提供有价值的信息,可以在更复杂病变和手术治疗中为患者制订治疗计划。

下面主要展示头颅骨性 3D 图像，并标识骨性结构的主要解剖特征。

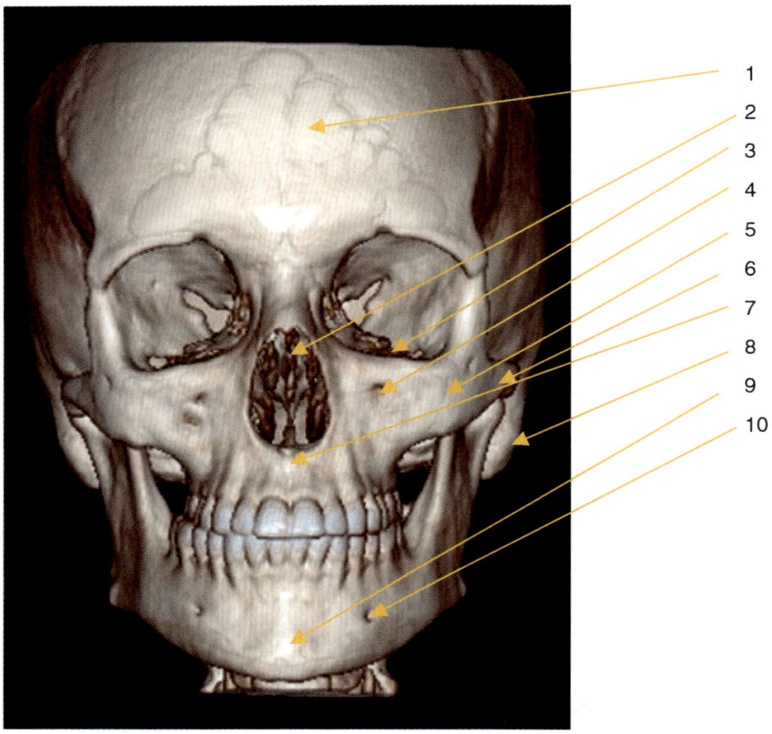

1. 额骨和额窦轮廓
2. 鼻腔及鼻甲
3. 上颌骨眶突
4. 眶下孔
5. 上颌骨颧突
6. 颧弓
7. 前鼻棘
8. 乳突
9. 颏结节
10. 颏孔

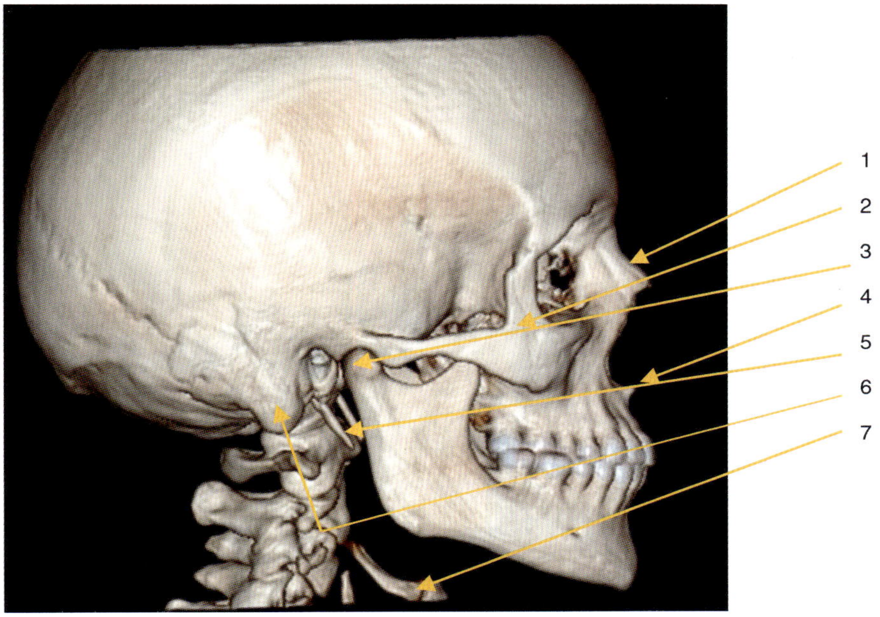

1. 鼻骨
2. 颧骨
3. 髁突
4. 前鼻棘
5. 茎突
6. 乳突
7. 舌骨

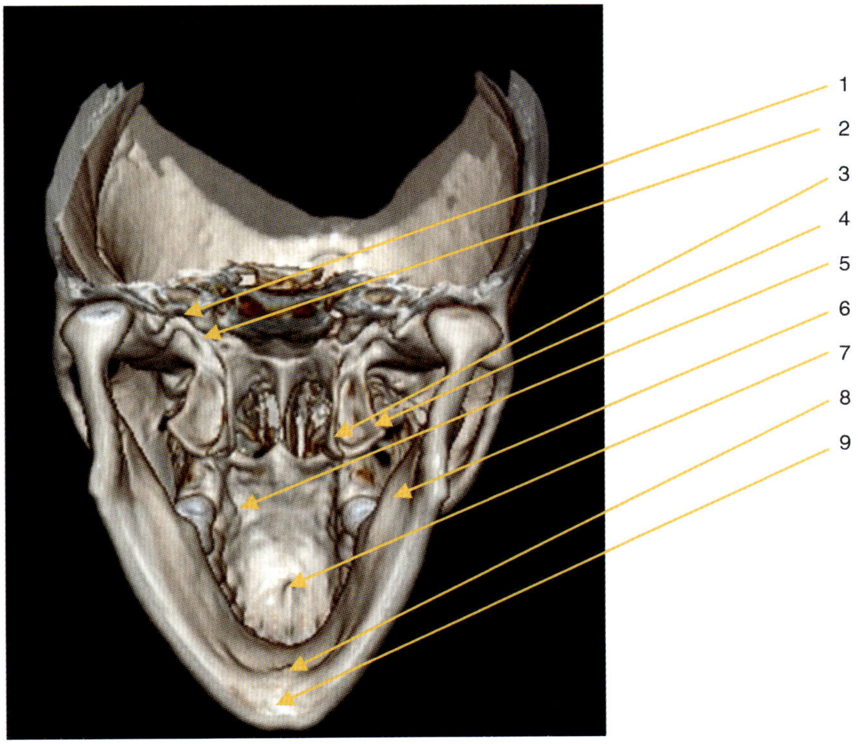

1. 卵圆孔
2. 翼肌粗隆
3. 翼钩
4. 翼外板
5. 腭沟
6. 下颌舌骨沟
7. 切牙管
8. 舌侧孔
9. 颏棘

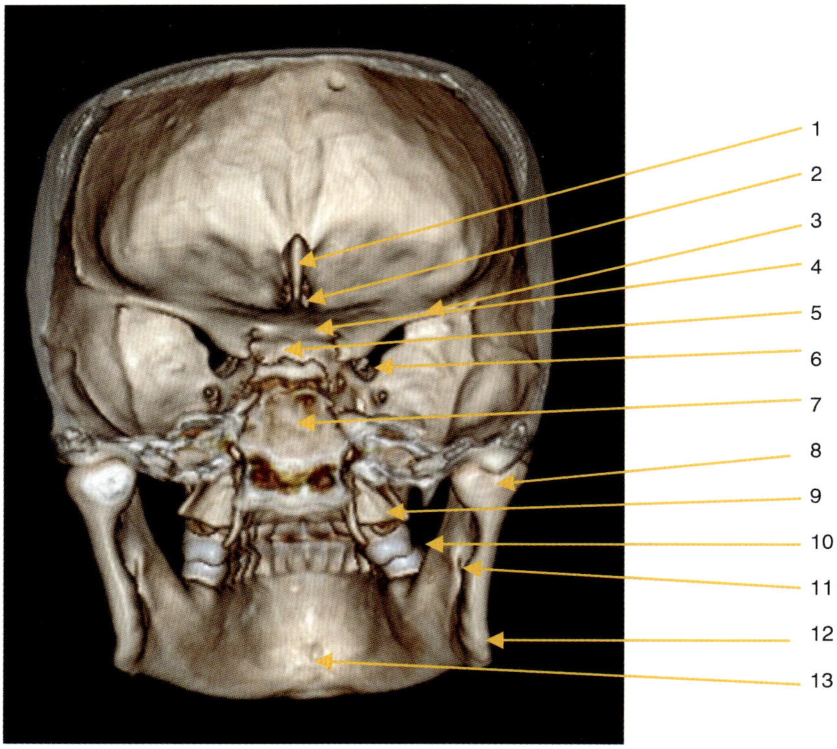

1. 鸡冠
2. 筛窦气房
3. 小翼
4. 前床突
5. 蝶鞍
6. 泪沟
7. 鞍背
8. 下颌骨髁突
9. 翼突
10. 内斜嵴
11. 下颌孔
12. 下颌角
13. 颏棘

9.6 其他截面平面

以下图像是所有成像平面的各种图像序列，并标明了具体位置(较小的图像)，以帮助牙医确定准确的切面位置。

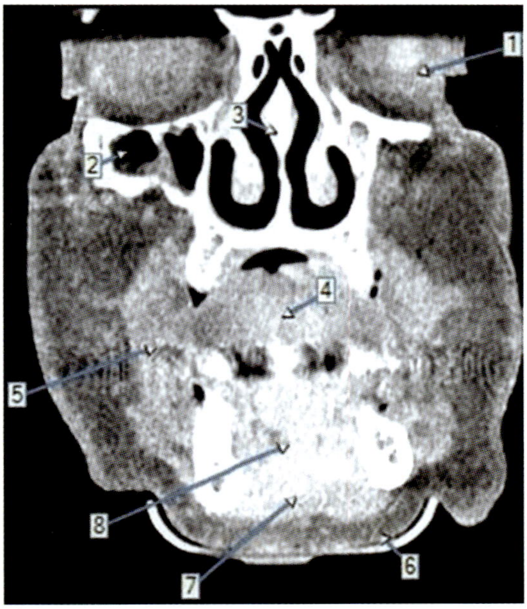

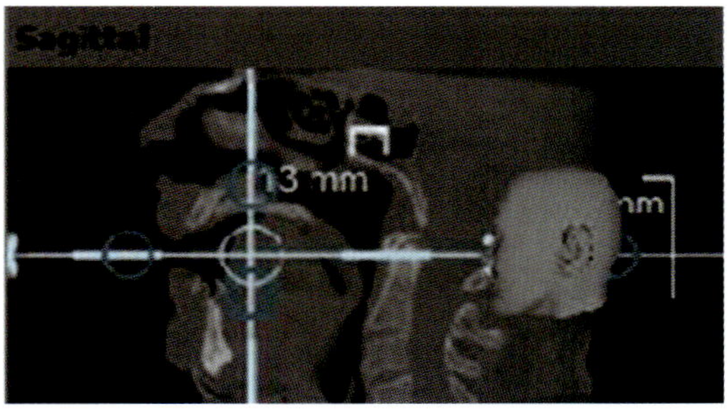

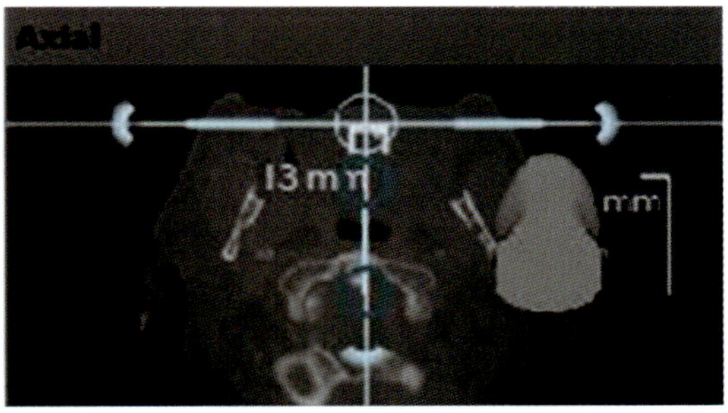

冠状截面图 1：

1. 眼眶
2. 上颌窦
3. 鼻中隔
4. 舌
5. 咬肌
6. 下颌舌骨肌
7. 颏舌骨肌
8. 颏舌肌

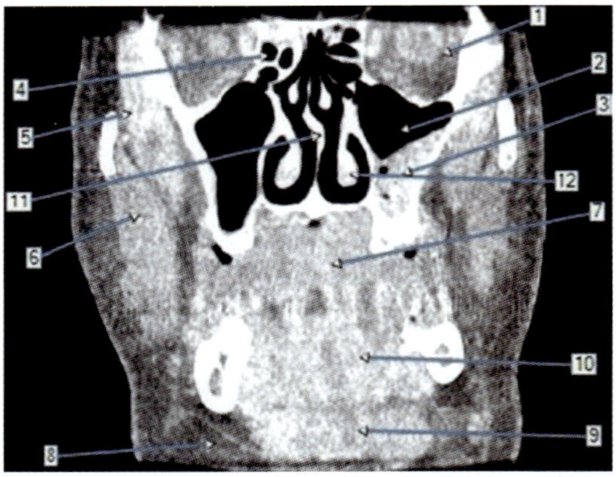

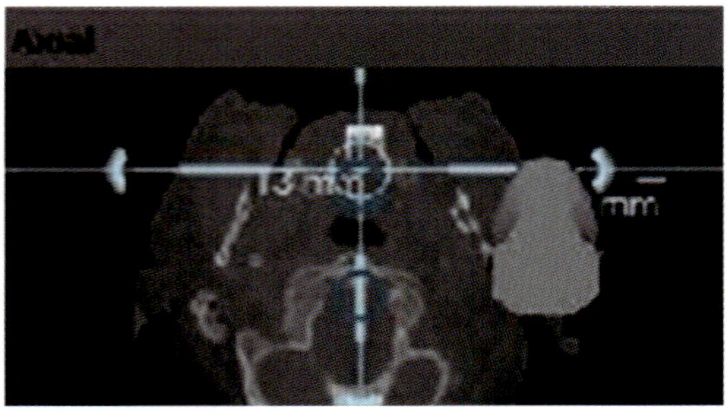

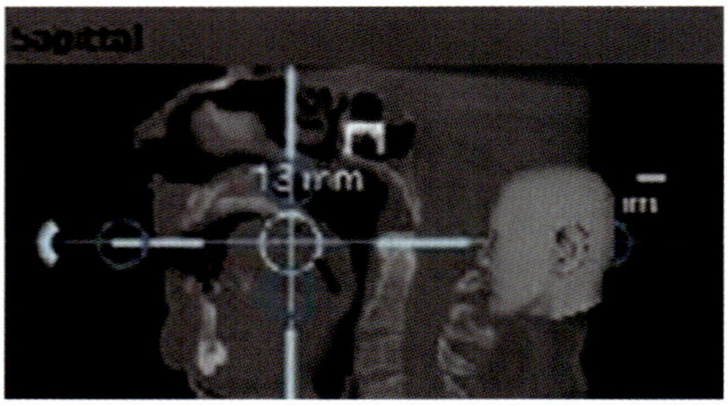

冠状截面图 2：

1. 眼眶
2. 上颌窦
3. 上颌窦黏膜增厚
4. 筛窦
5. 颞肌
6. 咬肌
7. 舌
8. 下颌舌骨肌
9. 颏舌骨肌
10. 颏舌肌
11. 鼻中隔
12. 下鼻甲

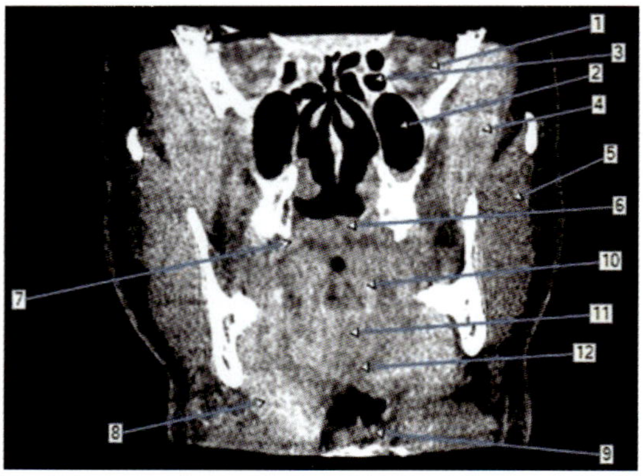

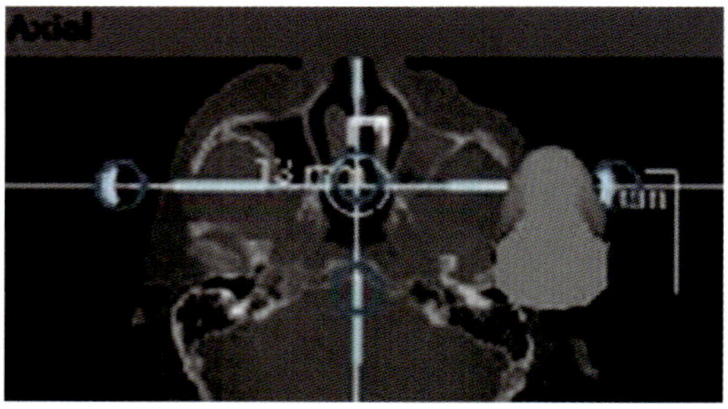

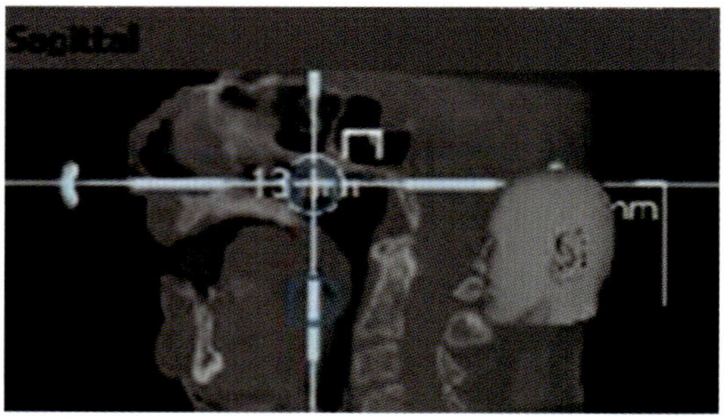

冠状截面图 3：

1. 眼眶
2. 上颌窦
3. 筛窦
4. 颞肌
5. 咬肌
6. 软腭
7. 茎突舌肌
8. 下颌下腺
9. 会厌
10. 舌
11. 颏舌肌
12. 颏舌骨肌

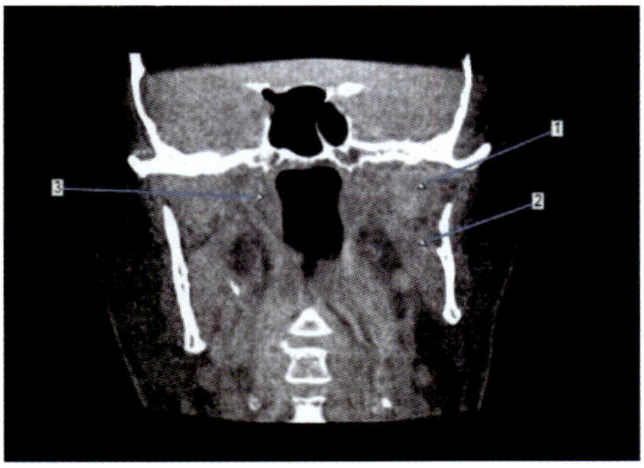

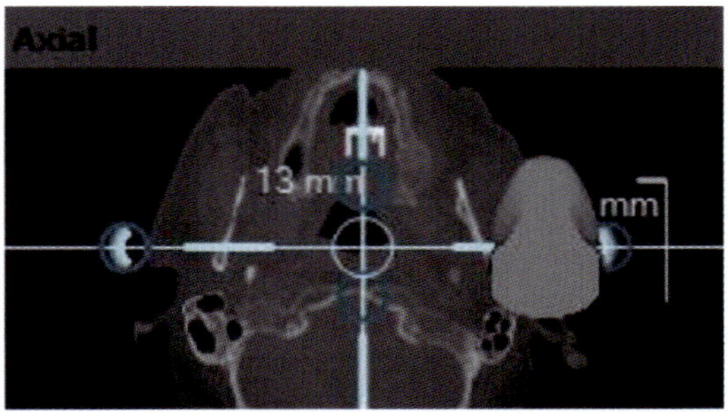

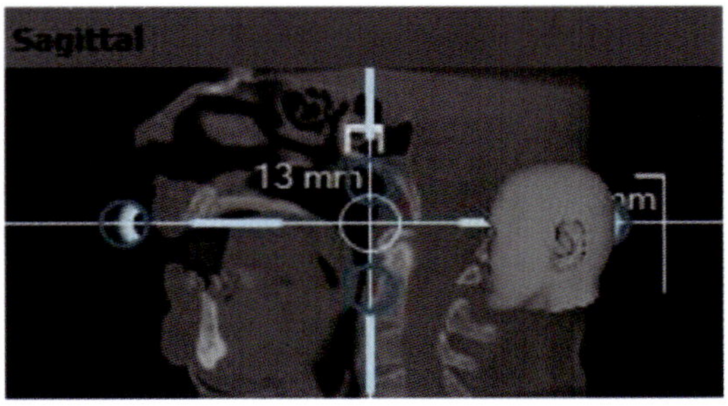

冠状截面图 4：
1. 翼外肌
2. 翼内肌
3. 腭帆提肌

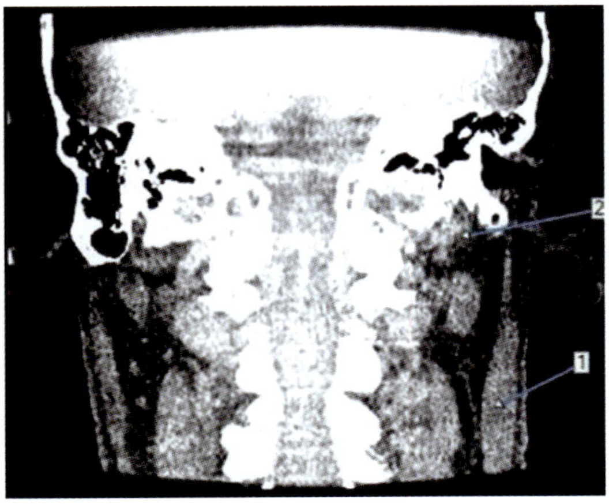

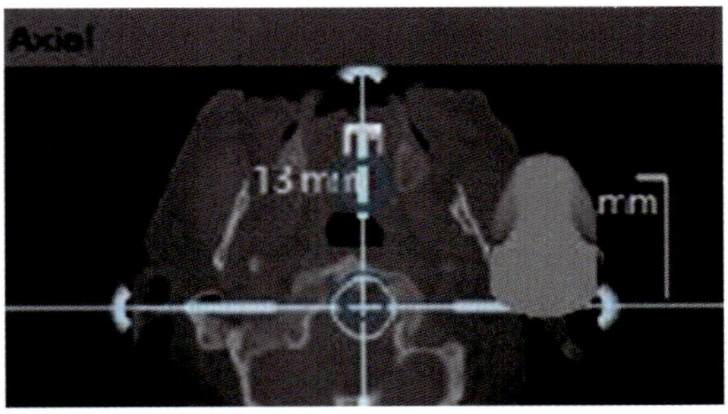

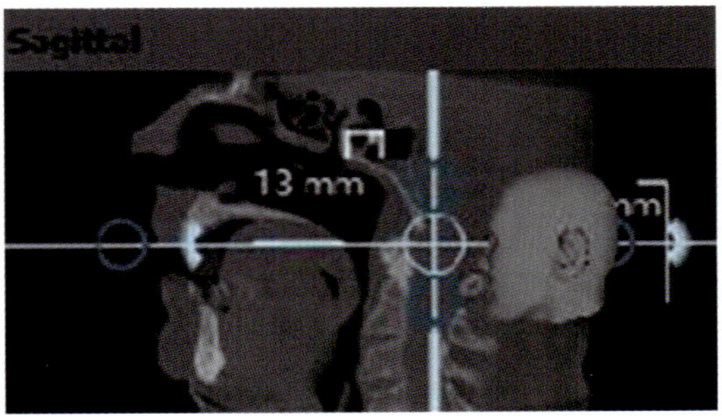

冠状截面图 5：
1. 胸锁乳突肌
2. 二腹肌(后腹部)

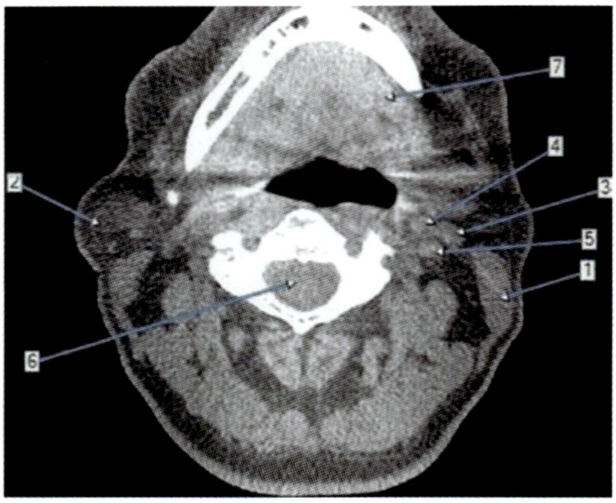

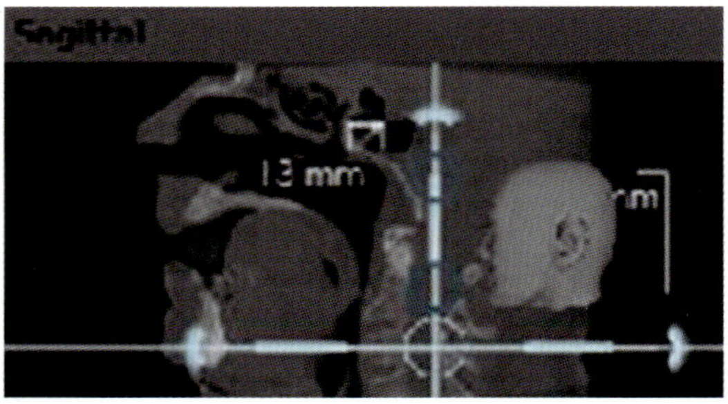

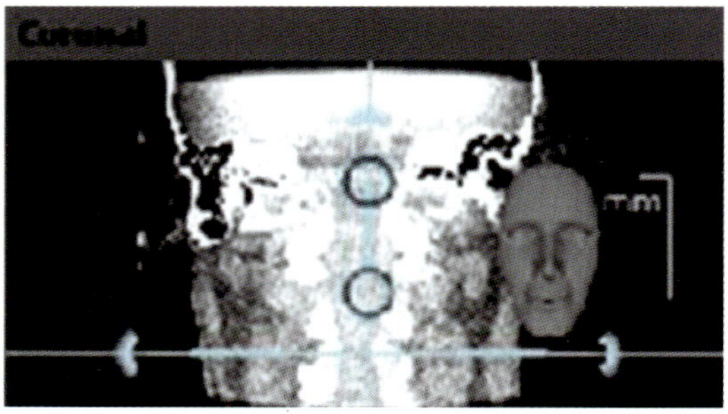

水平截面图 1：

1. 胸锁乳突肌
2. 腮腺
3. 颈内静脉
4. 颈外动脉
5. 颈内动脉
6. 脊髓
7. 下颌舌骨肌

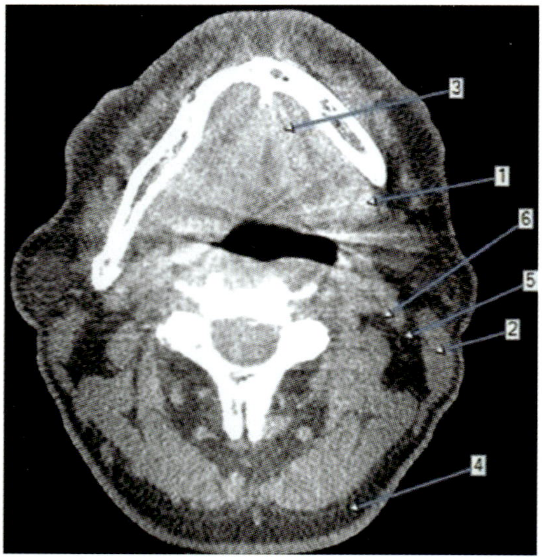

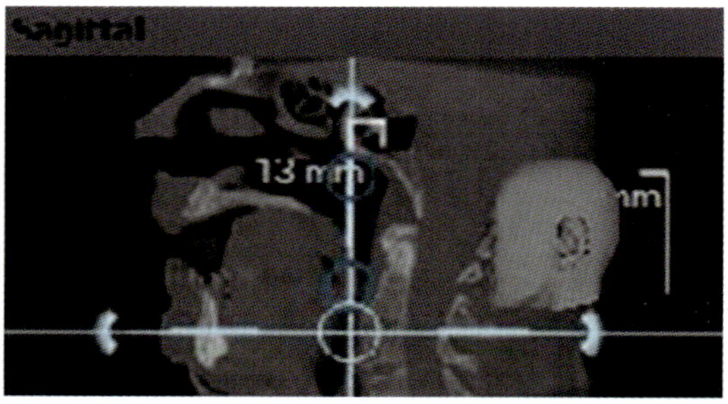

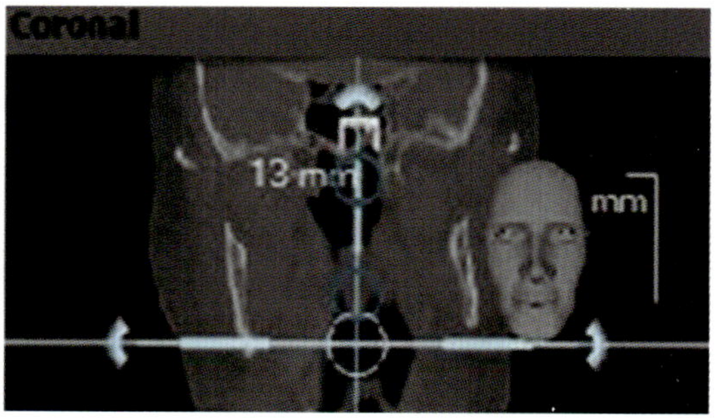

水平截面图 2：

1. 下颌下腺
2. 胸锁乳突肌
3. 下颌舌骨肌
4. 斜方肌
5. 颈内静脉
6. 颈总动脉

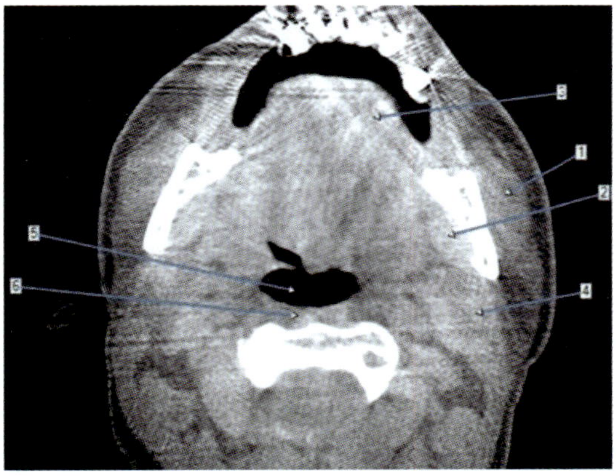

水平截面图 3：

1. 咬肌	4. 胸锁乳突肌
2. 下颌下腺	5. 咽
3. 舌	6. 咽后间隙

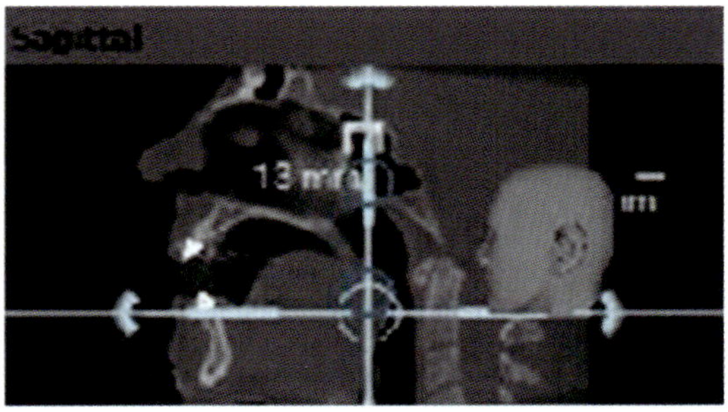

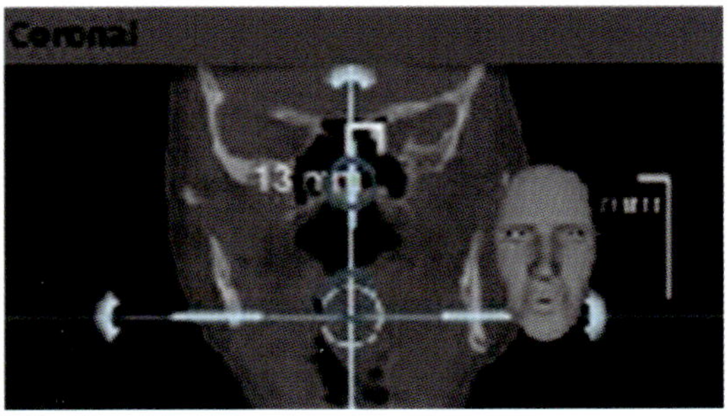

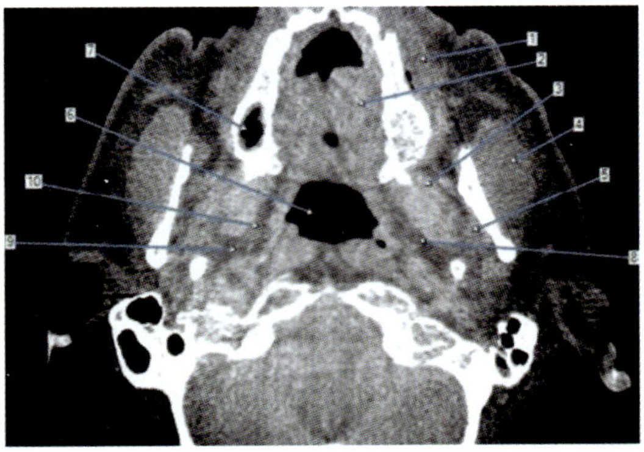

水平截面图 4：

1. 颊肌	6. 咽
2. 舌	7. 上颌窦
3. 翼内肌	8. 颈内静脉
4. 咬肌	9. 颈内动脉
5. 腮腺	10. 颈外动脉

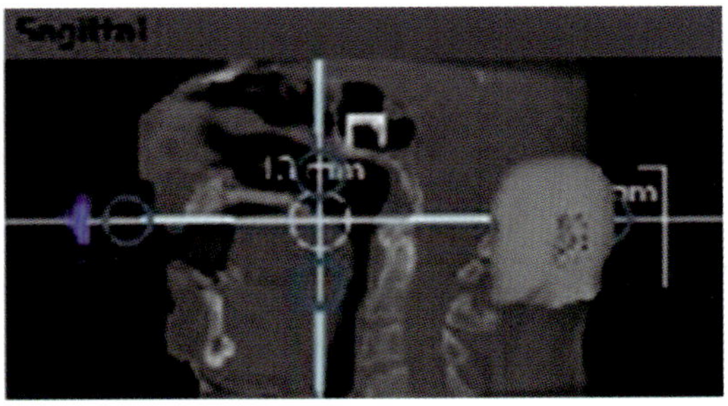

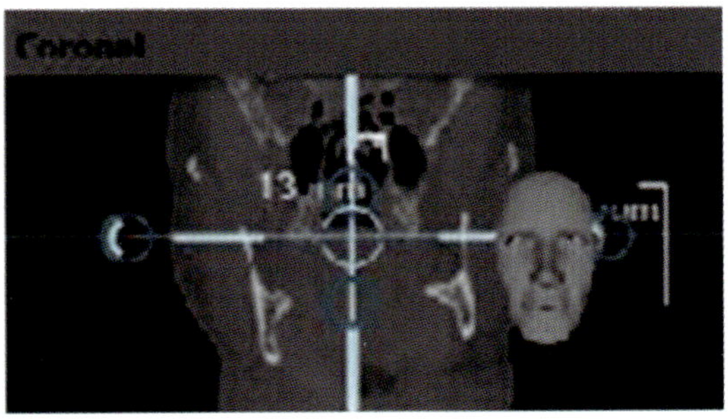

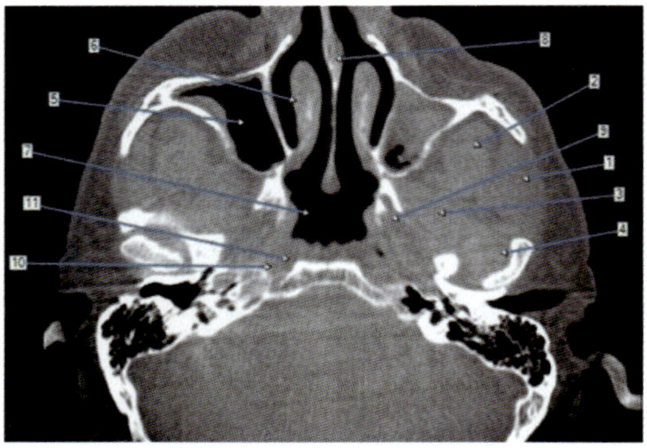

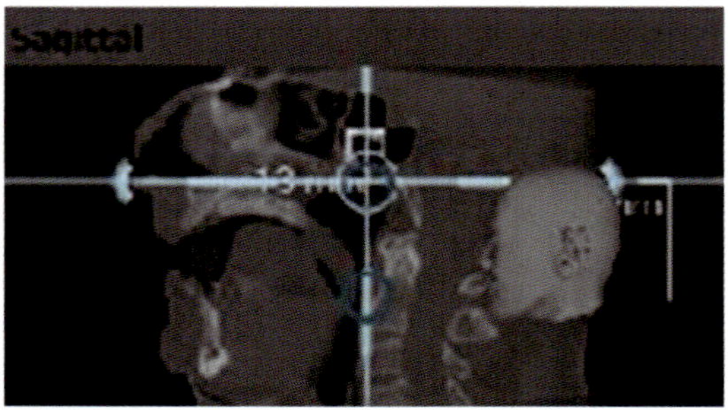

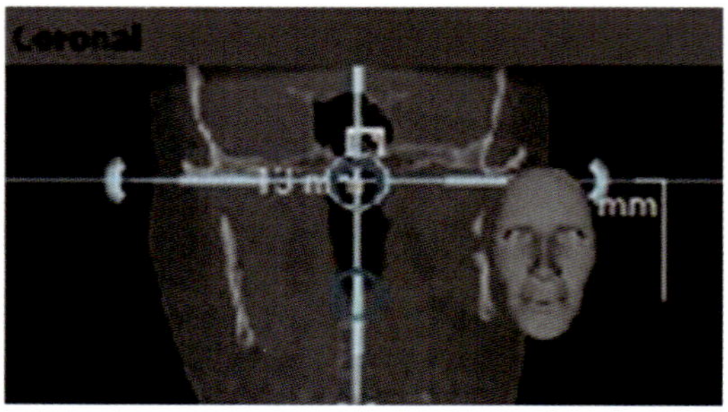

水平截面图 5：

1. 咬肌
2. 颞肌
3. 翼外肌
4. 翼外肌止点
5. 上颌窦
6. 下鼻甲
7. 鼻咽
8. 鼻中隔
9. 腭帆提肌
10. 颈内静脉
11. 颈内动脉

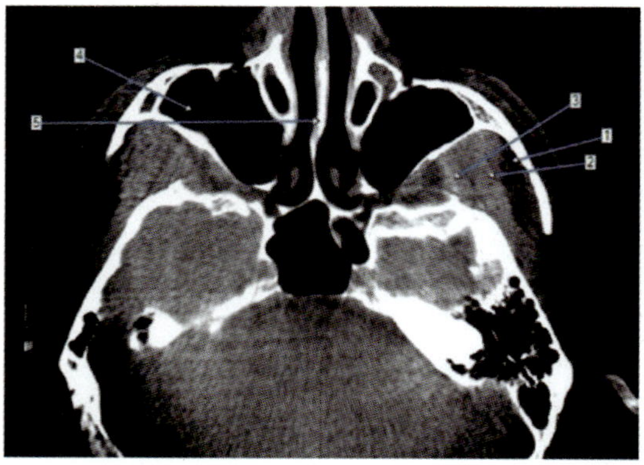

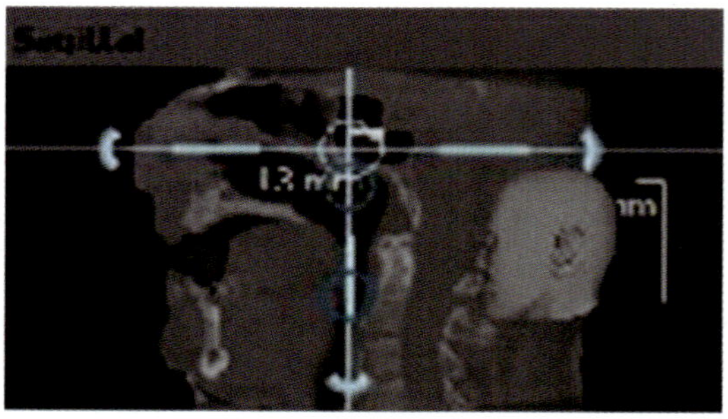

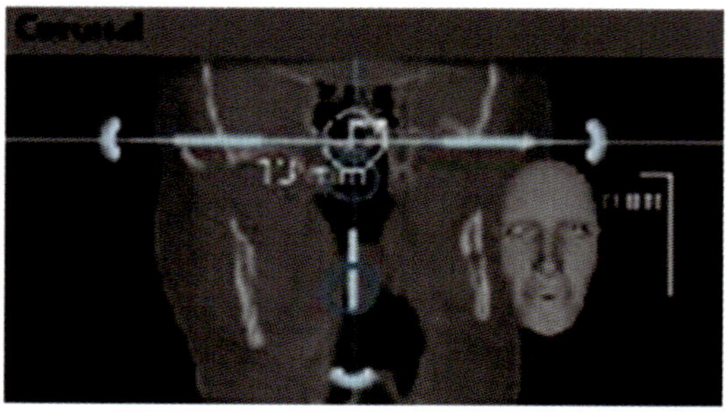

水平截面图 6：

1. 咬肌
2. 颞肌
3. 翼外肌
4. 上颌窦
5. 鼻中隔

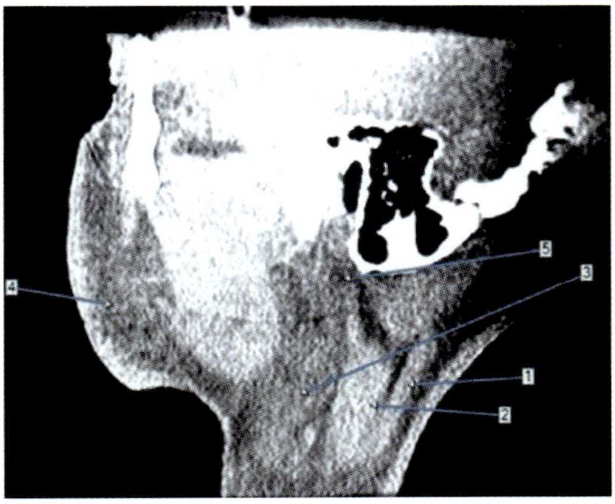

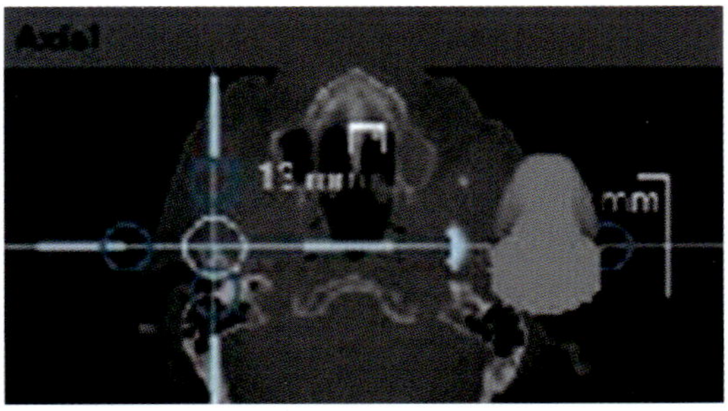

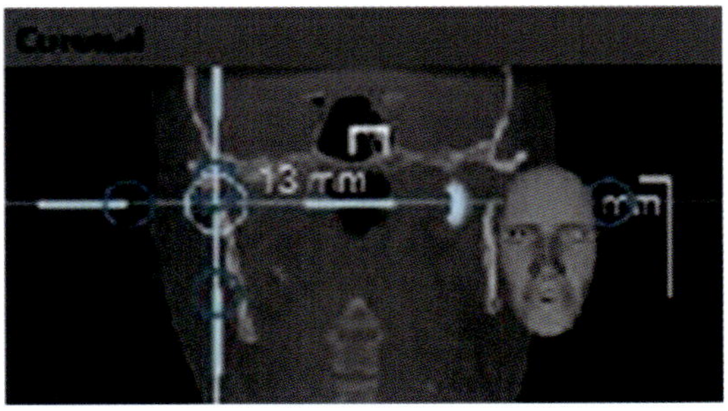

矢状截面图 1：
1. 斜方肌
2. 肩胛提肌
3. 胸锁乳突肌
4. 咬肌
5. 上颌动脉

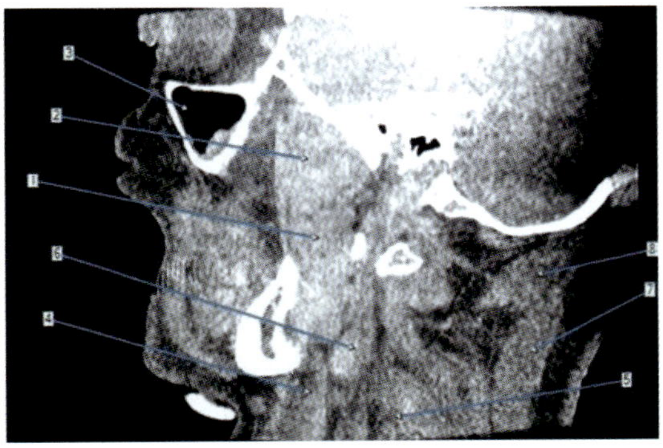

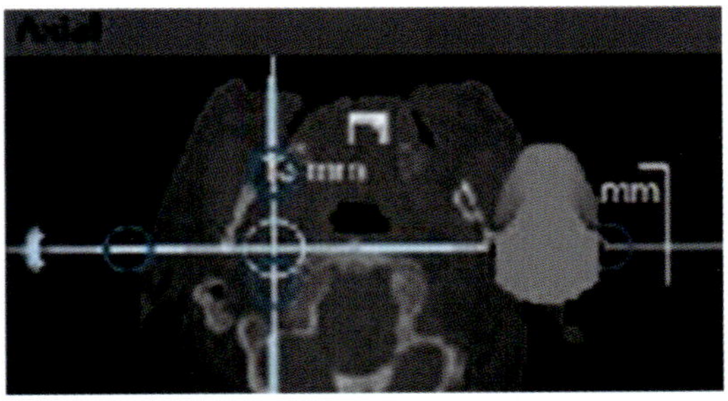

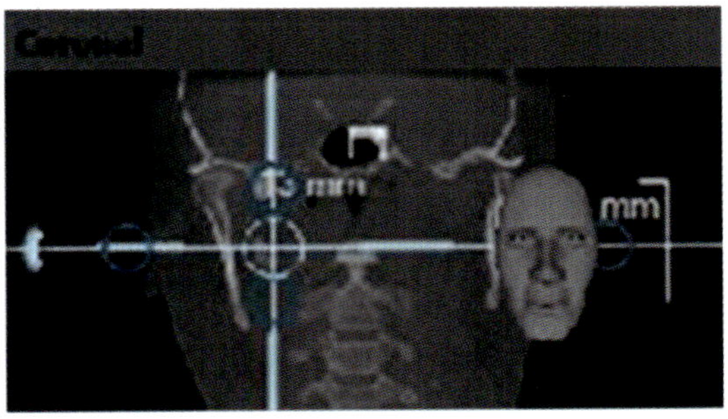

矢状截面图 2：
1. 翼内肌
2. 翼外肌
3. 上颌窦
4. 胸锁乳突肌
5. 前斜角肌
6. 下颌下腺
7. 斜方肌
8. 头上斜肌

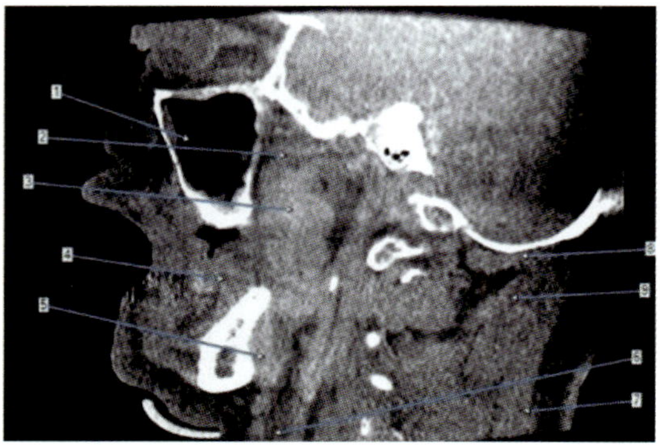

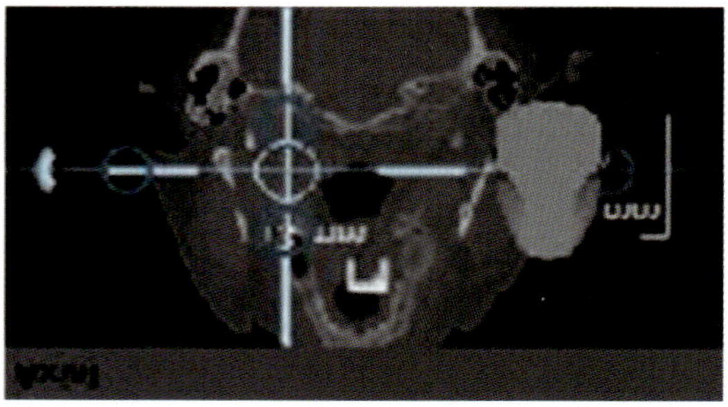

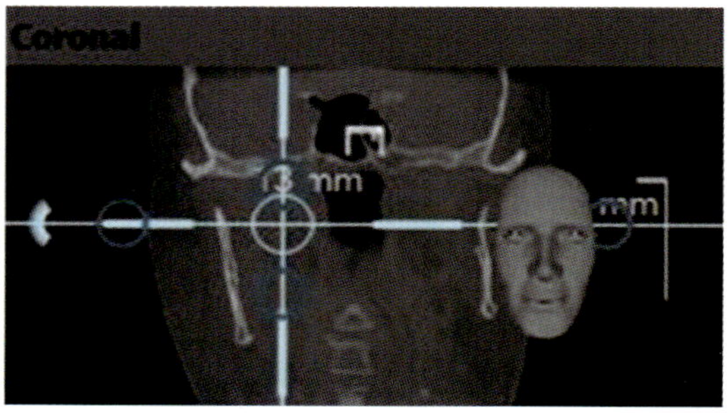

矢状截面图 3：

1. 上颌窦
2. 翼外肌
3. 翼内肌
4. 舌
5. 腮腺
6. 胸锁乳突肌
7. 斜方肌
8. 头后大直肌
9. 头下斜肌

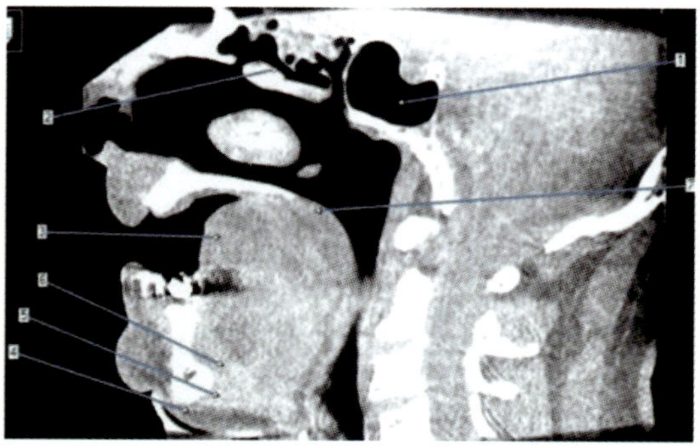

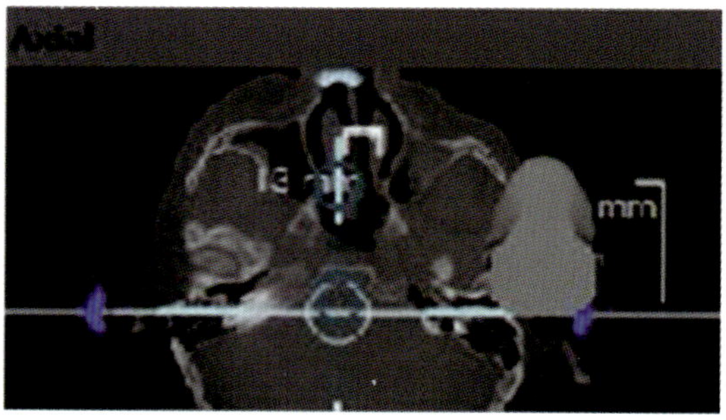

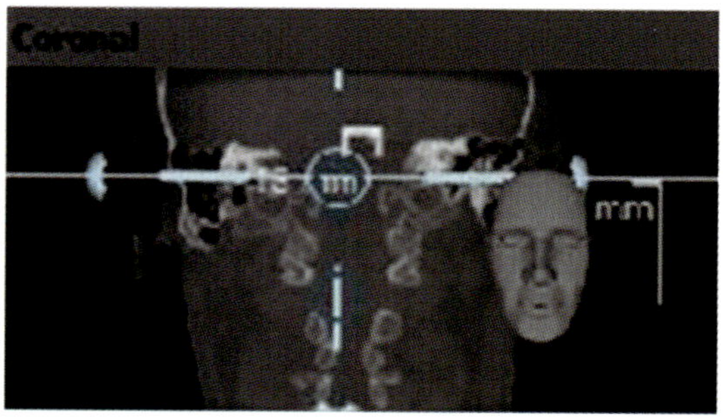

矢状截面图 4：

1. 蝶窦
2. 筛窦
3. 舌
4. 下颌舌骨肌
5. 颏舌骨肌
6. 颏舌肌
7. 软腭

（滕跃辉 冯英连 张文欣 译）

延伸阅读

Abrahams JJ, Rock R, Hayt MW. Embryology and anatomy of the jaw and dentition. In: Som PM, Curtin HD, editors. Head and neck imaging. 4th ed. St. Louis, MO: Mosby; 2003. p. 889–906.

American Dental Association. Dental radiographic examinations: recommendations for patient selection and limiting radiation exposure. ADA Council on Scientific Affairs, US Dept of Health and Human Services, Public Health Service, Food and Drug Administration; 2012.

American Dental Association Council on Scientific Affairs. The use of dental radiographs: update and recommendations. J Am Dent Assoc. 2006;137:1304–12.

Smoker WRK. The oral cavity. In: Som PM, Curtin HD, editors. Head and neck imaging. 4th ed. St. Louis, MO: Mosby; 2003. p. 1377–464.

Som PM, Shugar JMA, Brandwein MS. Sinonasal cavities: anatomy and physiology. In: Som PM, Curtin HD, editors. Head and neck imaging. 4th ed. St. Louis, MO: Mosby; 2003a. p. 87–147.

Som PM, Smoker WRK, Balboni A, Reidenberg JS, Hudgins PA, Weissman JL, Laitman J. Embryology and anatomy of the neck. In: Som PM, Curtin HD, editors. Head and neck imaging. 4th ed. St. Louis, MO: Mosby; 2003b. p. 1757–827.

第 10 章

牙颌面超声检查:基本原理和放射解剖学

Antigoni Delantoni,Apostolos Sarafopoulos

10.1 前言

超声检查是一种常见的影像学检查方法,常用于检查颈部、颊部和口咽有临床表现和症状的患者。

对病理结构的充分评估应主要基于对正常解剖结构的识别,其前提是要有适当的设备、操作人员对解剖结构的熟悉程度,以及对检查技术的理解。

下文主要介绍超声设备的操作方法,以便对非病理状况下正常志愿者的面部和颈部软组织解剖结构进行最佳显示。

10.2 设备和方法

面部、上颈部和口底结构的超声成像是通过高频透射式传感器和线性探头实现的,进行充分扫描的适当频率范围为6~15MHz。

根据受检者的体质选择合适的超声频率,其主要取决于吸收声音的组织厚度,即皮肤、皮下脂肪、肌肉层和目标器官。与高频相比,低频可在更深的深度对组织进行成像,但清晰度和分辨率却远不及高频。因此,对于软组织较厚的患者,更倾向于使用6~9MHz的低频。相反,对于软组织较薄的患者,10~15MHz的高频通常足以检查深层组织,并产生分辨率更高的图像。

颌面部使用的超声波设备应包括彩色多普勒和频谱多普勒,这对于检查者非常重要,也最有帮助。使用彩色多普勒时,检查者可以控制组织的灌注情况和血流方向,而使用频谱多普勒可以记录以厘米/秒为单位的血流速度。检测动脉和静脉管腔内的色谱信号有助于初步区分血管分支和唾液腺分泌管。在某些组织中(如淋巴结),会出现特征性的灌注模式,因此可以很容易地将它们区分,并定位在颈部的解剖区,肌肉群之间和脂肪层内[1]。

能量多普勒法是一种补充检测方法,与彩色多普勒法相比,它能检测到较弱的血流,并以高分辨率和更高分辨率的图像测量血管量。但它无法确定血流方向,因此无法将动脉和静脉网络分开(图10.1)。

近年来,在最先进的超声设备中增加了应变和剪切波弹性成像技术,它们在特殊的彩色图上捕捉,并以千帕为单位测量组织的硬度,主要通过以下 2 种方法实现。第一种情况是利用换能器装置上软分子的机械振荡;第二种情况是利用换能器发出的水平电波。

组织弹性的差异是能被确定的,因此,检查者可以在一定程度上确定解剖结构的组成(如肌肉、软骨、脂肪和实体器官)(图 10.2)。

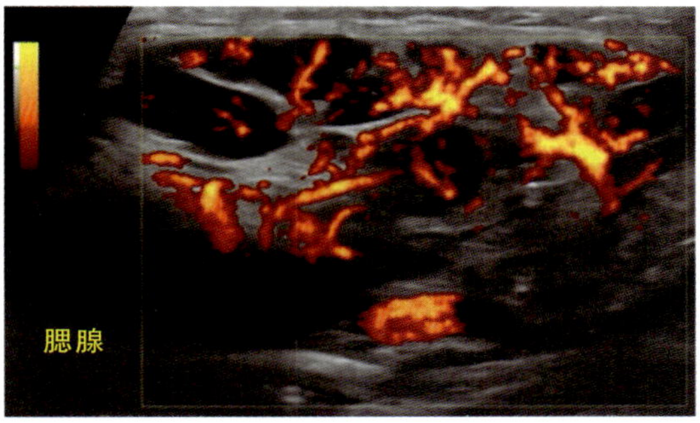

图 10.1　能量多普勒方法可详细显示慢性舍格伦综合征患者腮腺灌注增加的情况。腺体纹理紊乱,回声减弱,实质减少,纤维间隔增多。

10.3　骨结构

面颅骨包括鼻腔骨骼和面部骨骼,后者包括上颌骨、颧骨和下颌骨[1-3]。

2 个上颌骨是面部骨骼的主要部分。它们构成了一个三角形的金字塔状骨骼,共有 3 个壁:前壁、后壁和上壁。

上颌骨有 1 个体部和 4 个突起,分别是额突、颧突、腭突和牙槽突。两个牙槽突在中线处连接,形成牙槽弓或硬腭。由于它们与口腔和牙齿的病变直接相关(图 10.3),因此是超声的兴趣区。

下颌骨是面部最大的骨骼。它由下颌骨体部和两个下颌骨升支组成。

下颌骨体在中线上有颏结节,在上表面有下颌牙齿的牙槽突。在下颌骨体的内表面,可以观察到舌下腺和下颌下腺的同名唾液腺窝。

下颌骨体部与下颌骨升支相交,形成 2 个下颌角。下颌骨升支上表面向前止于喙突,向后止于髁突。髁突和颞骨的关节结节构成颞下颌关节。2 个关节面之间有 1 个软

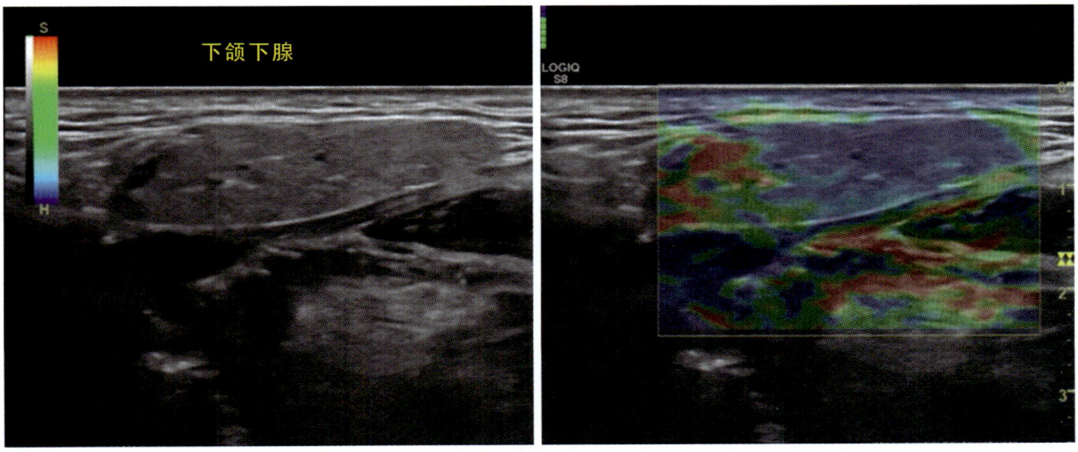

图 10.2　下颌下腺的应变弹性成像。红色区域为软组织,深蓝色区域为硬组织。正常的下颌下腺(浅蓝色)与周围组织相比,腺体硬度增加。在老年人中,由于纤维化和实质萎缩,腺体变得更硬。

骨盘(关节盘),其前表面因关节结节而向前方凹陷,因颞叶的突出而向后方凸起。

舌骨位于上颈部中线区,主要作用是支撑舌体。舌骨呈“U”形,其中间部分突向前为舌骨体,两对突起为大角和小角(图 10.4)。

10.3.1 头部肌肉

头部肌肉又分为面部表情肌群和咀嚼肌群[3-6]。

面部表情肌位于皮下组织内, 体积较小,没有筋膜包围。它们紧贴皮肤,对面部神经冲动极为敏感,可根据人的心理状态和情绪变化收缩而改变面部表情。

该肌群与头骨、口唇、鼻、眼睑和外耳的肌肉相连。

颊脂肪层位于咬肌前缘和颊肌之间。颊脂垫是颊面骨的薄基底,呈四角形,占据上下颌骨之间的空间。腮腺导管在上颌第二磨牙的水平穿过颊肌。

颊肌有助于吞咽动作和呼气,由于颊肌与口腔有密切的解剖关系,因此将其纳入超声检查非常重要(图 10.5)。

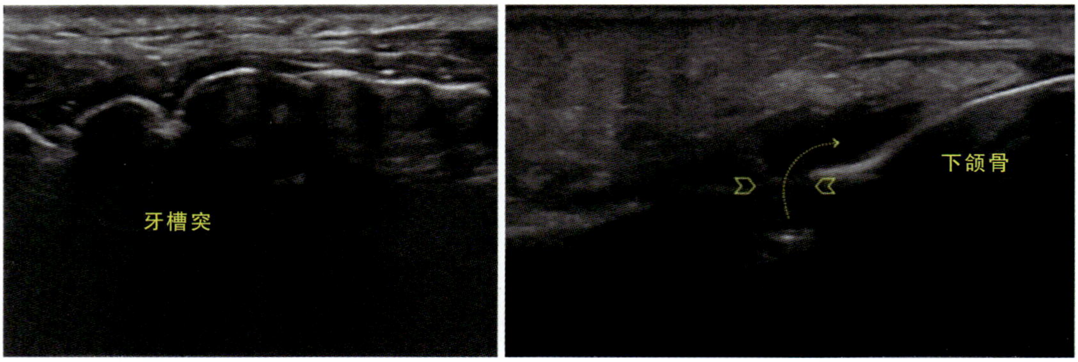

图 10.3 正常上颌骨牙槽突的弧形形态。下颌骨骨髓炎伴有超声骨膜破坏(箭头所示),炎性内容物扩散到该区域的软组织(虚线箭头所示)。

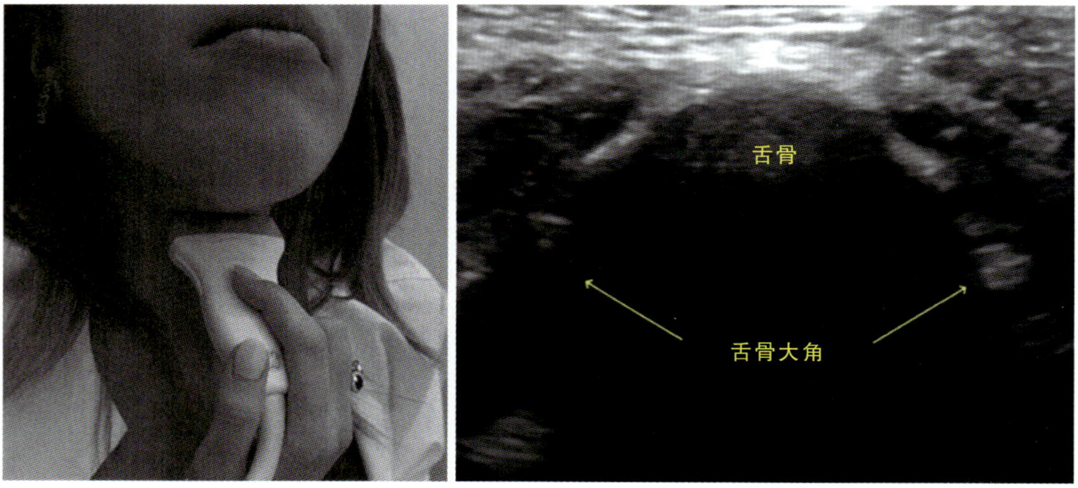

图 10.4 将探头横向放置在口腔底部和颈部上方区边界。舌骨表现为曲线形的高回声区。

每侧有 4 块咀嚼肌：咬肌、颞肌和翼内肌和翼外肌。

这些肌肉位于下颌骨上并控制咀嚼运动。它们由三叉神经第三支支配。

咬肌分为浅层和深层。它起源于面颊，止于下颌升支的咬肌粗隆。肌肉外表面与腮腺导管相交(图 10.6)。

颞肌体积很大，与咀嚼肌不同。它从颞窝和颞骨发出，止于下颌骨的喙突(图 10.7)。

翼外肌分为上下两部分。上部来自颞下窝，下部起自蝶骨翼突的外侧。两部分在颌下窝呈矢状分布，有一条共同肌腱，通向上颌骨的翼钩和颞下颌关节盘(图 10.8)。

10.4　颈部肌肉

前肌、侧肌和后肌或椎前肌较容易被区分。通过超声波检查可以识别的肌肉有下颌舌骨肌、颏舌骨肌、胸锁乳突肌和颈阔肌(图 10.9)。

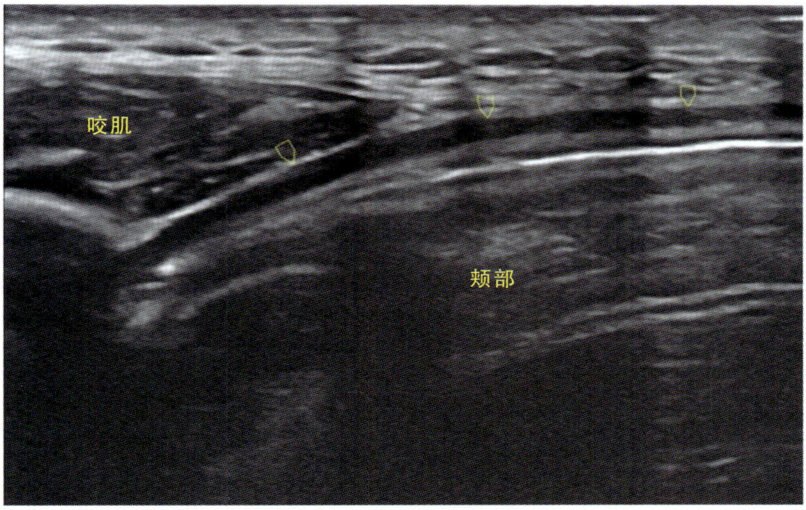

图 10.5　颊肌（箭头所示）的形态为薄的低回声区，患者鼓起（吹气并伸展）面颊时很容易观察到。

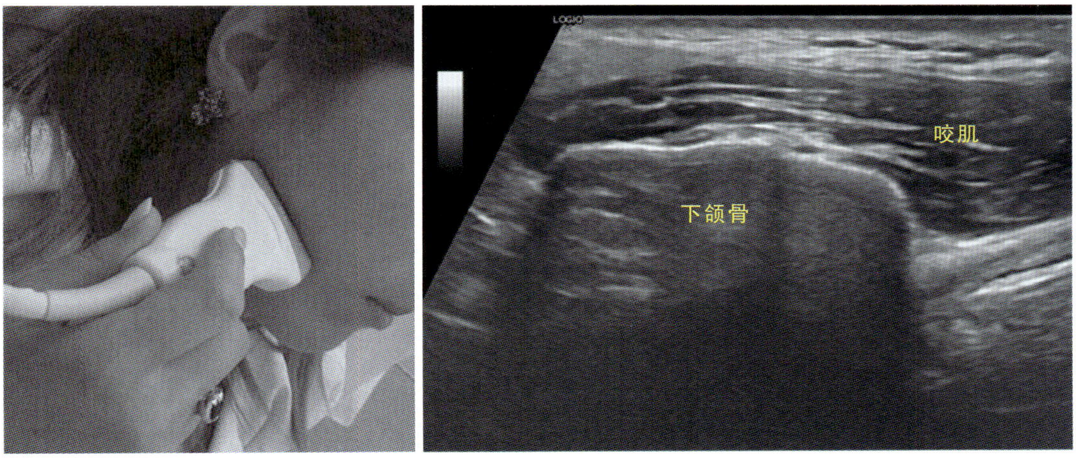

图 10.6　下颌角咬肌横切面。扫描区域从下颌骨冠突的高度开始向下延伸。

二腹肌属于颈前外侧肌群，位于舌骨上方，它有 2 个腹部，分别是前腹部和后腹部，由一条中间肌腱连接。后腹起于颞骨乳突，穿过茎突舌骨肌的中间腱与舌骨体相连。前腹从内侧肌腱开始，止于下颌角内侧的二腹肌窝[2–7]。

下颌舌骨肌属于颈前肌群，位于舌骨上方，呈三角形，与对侧肌在中线处连接，在口腔和颈部之间形成一种隔膜。它发自下颌骨内斜线，位于舌骨体中。

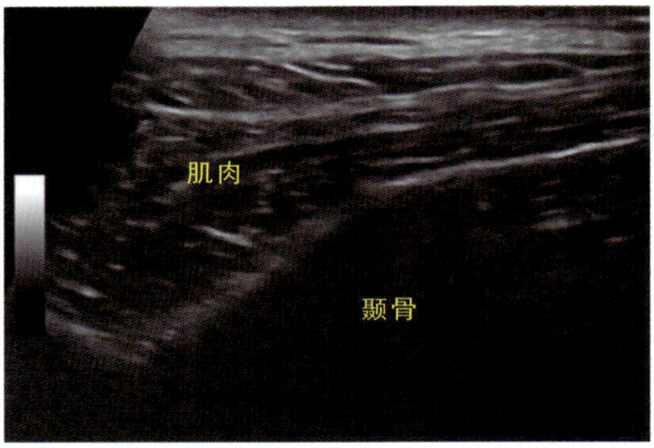

图 10.7 颧弓上方颞肌的拉长横断面。通过正确定位探头，可突出显示纵向、横向和垂直的肌纤维群，并描绘为线性或斑点/点状回声。

颏舌骨肌起源于下颌骨的颏棘，止于舌骨体。

胸锁乳突肌负责头部的运动。它的异常收缩或缩短会导致头骨形状的差异。在临床检查中，触诊时可以观察到胸锁乳突肌，它由胸骨肌和锁骨肌两部分组成，斜向上和向外延伸，连接在一个共同的肌腹部，终止于颞骨的乳突（图 10.10）。肌肉深处是颈部的血管神经束，从其后缘可以观察到颈丛神经和迷走神经的皮支。

颈阔肌位于颈部浅筋膜中，呈四边形，形态上是一层薄薄的膜。它从胸上部发出，止于下颌骨下缘、面部和下唇口角皮肤（图 10.11）。

10.4.1 颞下颌关节

颞下颌关节由下颌骨髁突及颞骨的关节结节组成。由于关节腔内关节盘的存在，关节腔被分为 2 个较小的结构，即关节上腔

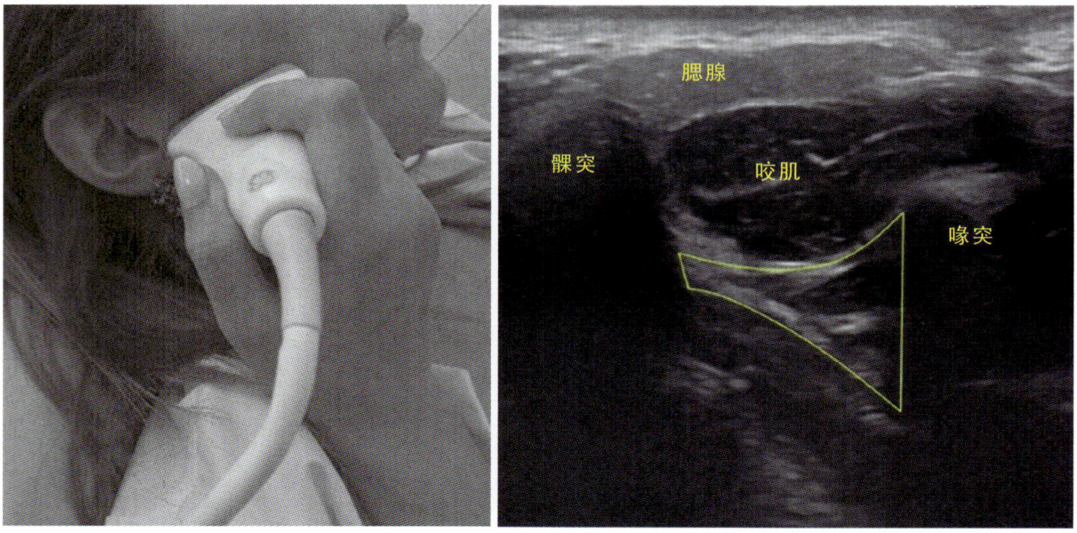

图 10.8 翼外肌（黄色框）在横断面上显示为三角形，位于下颌骨喙突与髁突之间。

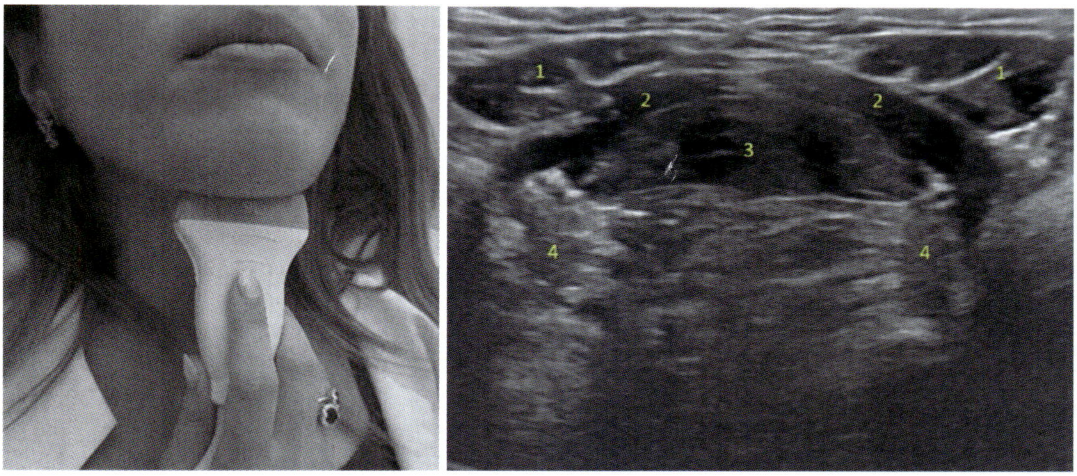

图 10.9　将探头置于口腔底前部获取的横断面图：1，二腹肌；2，下颌舌骨肌；3，颏舌骨肌；4，舌下腺。

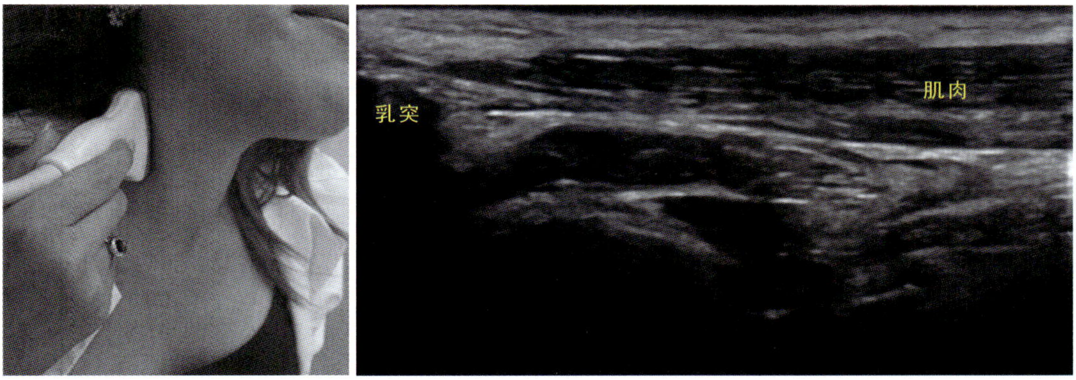

图 10.10　在浅表位置下胸锁乳突肌的线性形态表现。

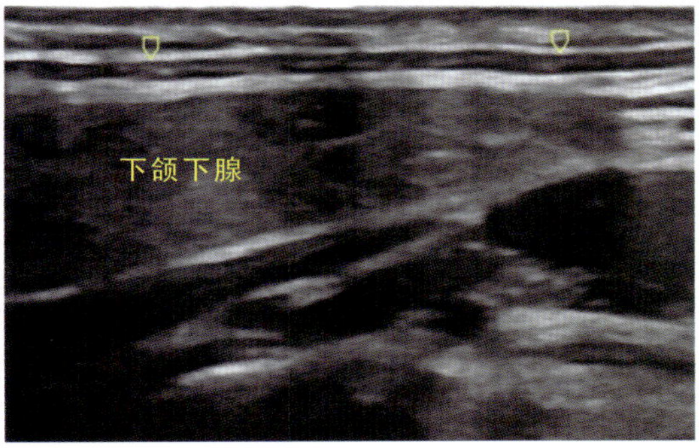

图 10.11　颈阔肌相对难以辨认，在颈前区皮下脂肪层以低回声壁的形式显示(箭头所示)。

和关节下腔。在非病理性颞下颌关节中，关节结节与颞下颌关节间的距离在 1.5~2.5mm。

关节囊非常松弛，允许下颌在咀嚼和说话时自由地向各个方向移动(图 10.12)。加固颞下颌关节的最重要的韧带是从外面包围关节囊的外侧韧带和从内表面覆盖关节囊的内侧韧带。

关节盘或半月板并非静止不动，而是在关节内正常运动。当闭口时，下颌骨髁突紧靠关节盘后带；在收缩开始时，髁突在翼外肌下头的作用下向前移动，同时关节盘前带在颞骨的关节结节上移动(图 10.13)。

10.4.2 舌

舌是被黏膜包裹的肌肉器官，用于说话、感受味觉、咀嚼和吞咽。舌呈圆锥形，有 3 个解剖部分，分别是顶部、舌体及舌根。舌体与舌根之间有一个“V”形界沟，其顶点对应舌盲孔。这也对应着纤细的甲状舌管尖，向下延伸至另一个颈椎水平的长度，是甲状舌管的胚胎残余。

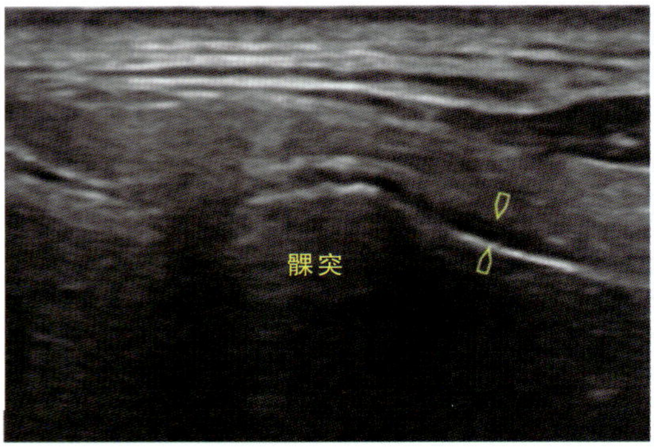

图 10.12 横断面，正常滑膜囊表现为细长形，在髁突颈部回声下的边缘(箭头所示)，当关节腔内滑液增多时，会形成双凸透镜的形态。

舌从大体上描述有上表面和下表面及两侧边缘。在下表面有一个黏膜皱襞，也就是舌系带，它将舌固定在口腔底部。在舌系带基底部的两侧，有两个舌下腺突起，毗邻下颌下腺的导管口和舌下腺的主导管。舌下腺结节中突起的月状皱襞，可以使小排泄孔分泌涎液。

舌背面在咽部左右两侧各有两个附件，即腭扁桃体，其基底部有较大的淋巴结和淋巴滤泡。再进一步向下和向后，舌黏膜覆盖在会厌的前表面，形成包围舌侧会厌的细长皱襞。

舌部的肌肉分为同质肌和固有肌，它们由肋状排列的第 12 对脑神经分支(舌下神经)支配。颏舌肌属于舌内肌群，在超声检查时较易显示(图 10.14)。

10.4.3 淋巴结

正常淋巴结是小的肾形结构，大小为 0.1~2.5cm，它们被厚厚的结缔组织包膜包

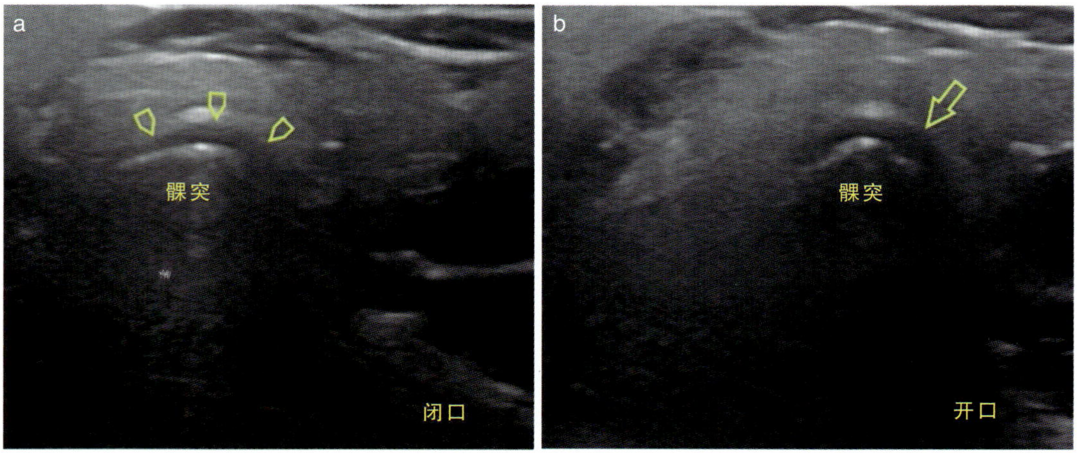

图 10.13 耳前区关节盘的横断面。(a)闭口时，紧邻下颌骨髁突的关节盘是月牙形低回声形态(箭头所示)。(b)开口时，关节盘在位置和厚度上有轻微的变化，在前部变化较为明显(箭头所示)。

绕。淋巴结实质分为皮质、皮质下及髓质三部分。淋巴结中间有一个小开口，形成一个富含纤维和脂肪丰富的区域，被称为淋巴门。髓质部分包绕淋巴门，并通过插入皮层下的过渡区与皮层部分分开。供血动脉从淋巴门进入，相应的静脉血从淋巴门流出[10]。

淋巴结由自主神经系统纤维支配，其神经支配包括节、包膜、内隔膜和血管平滑肌[8,9]。它们分为以下几组。

根据较早和较新的文献数据，颈部淋巴结至少被分为 6 个不同的解剖平面（Ⅰ~Ⅵ级），并有不同的亚分类，目的是帮助病理分类、手术规划和更好地制订头颈部癌治疗方案[10]。

主要的淋巴结群根据其引流情况进行分类，主要分为以下几组。

- 面部：眼睑、鼻、颊部、颞部和颞下区，以及咽部的皮肤和黏膜。
- 腮腺：颞部和额部的皮肤。上颌骨、颊部、外耳道和鼓膜、眼睑和鼻的部分（图 10.15）。
- 耳后：头部毛发部分的侧面皮肤，即外耳道区域和外耳的皮肤。
- 颏下：头部有毛发部分的后部

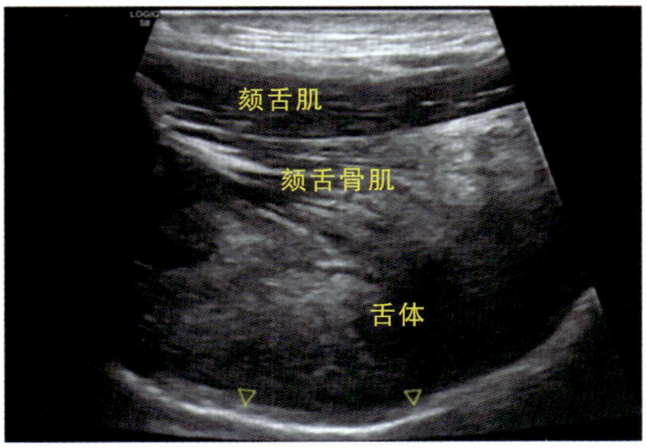

图 10.14　从颌下视角观察舌体的长轴切面，舌体结构紧凑，质地相对均匀，回声中等，上表面有厚度增加的低回声黏膜（三角箭头所示）。全舌超声检查的穿透深度应设置在 70mm，并适当调整频率和对比度。

颈部淋巴结同时会引流该区域的软组织和器官。在上颈部，主要分为以下几组。

- 颏下：下唇、舌尖、牙龈和前牙（图 10.16）
- 下颌下：上下唇、口腔内黏膜、舌、下颌牙龈和牙齿（图 10.17）
- 颈二腹肌：舌扁桃体和咽扁桃体、硬腭、舌体部分（图 10.18）
- 颈深部：喉、气管、甲状腺、甲状旁腺和食管上段。
- 锁骨上：前胸壁、腋窝区、肩部和上肢。

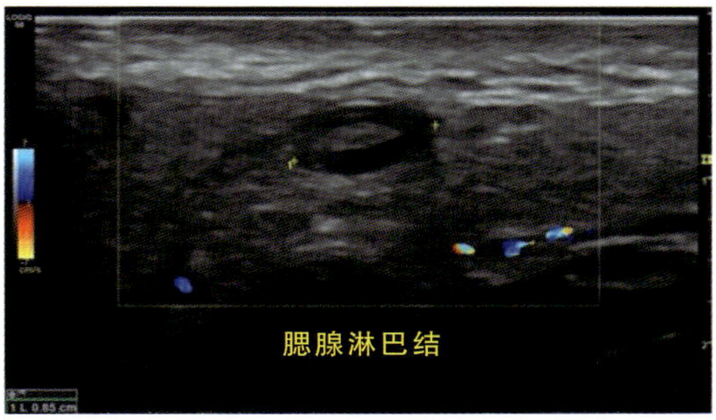

图 10.15　在腮腺实质内呈“甜甜圈”形态的良性淋巴结，淋巴结直径<1cm。在淋巴结实质中，皮质表现为低回声的外周区，高回声髓质被皮质包绕且位于中心。

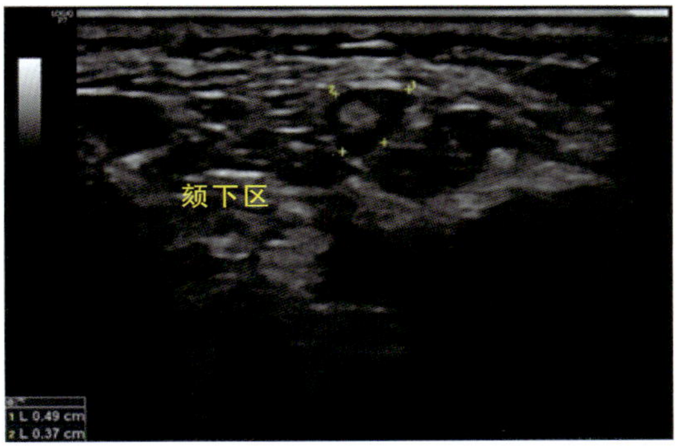

图 10.16　颏下淋巴结体积较小，常呈圆形。

• 颈浅淋巴结位于胸锁乳突肌表面，引流皮肤和浅表组织。

10.4.4 唾液腺

唾液腺产生口腔中食物消化所必需的唾液。它们分为大唾液腺和小唾液腺。它们由许多腺小叶组成，腺小叶之间由可以形成基质管腔的薄的结缔组织间隔组成。由腺体细胞组成的腺小叶形成小叶间管腔，这些小叶间导管汇聚形成大排泄管，分泌涎液进入口腔。

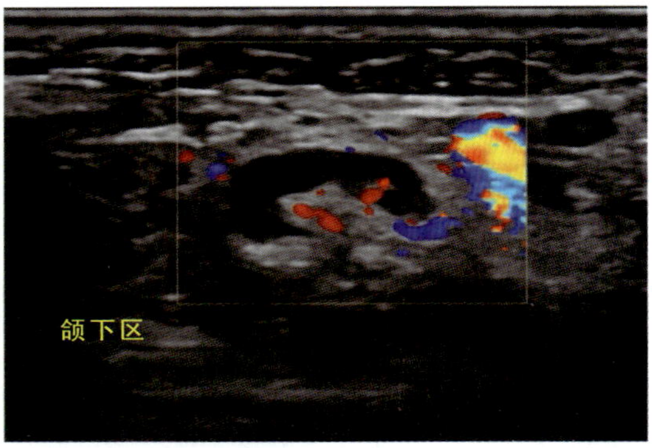

图 10.17 彩色多普勒显示颌下区淋巴结，在正常和反应性淋巴结中，营养动脉和伴行静脉都有小分支，这些分支仅限于高回声的淋巴结门区域，而不会超出该区域。

小叶之间有一层薄薄的结缔组织，结缔组织形成了小孔基底。单个小叶由腺细胞组成，这些腺细胞突入间隙孔。间隙孔汇聚在一起，形成大的排泄孔，将唾液分泌到口腔中。

从超声影像可观察到大唾液腺包括：

• 腮腺。
• 下颌下腺。
• 舌下腺。

10.4.5 腮腺

腮腺是最大的唾液腺，重约 25g。它位于下颌后区，呈三面金字塔形，顶部（或深叶）向内朝向咽部，基部（或浅叶）向外朝向皮肤。约 20%的患者可能在咬肌附近区同时存在一个副腺体。腮腺的上表面邻接颞下颌关节和外耳道，腮腺的基部由皮肤及颈阔肌覆盖（图 10.19）。颈外动脉、面后静脉及面神经穿过腮腺，前者的位置较后者要深（图

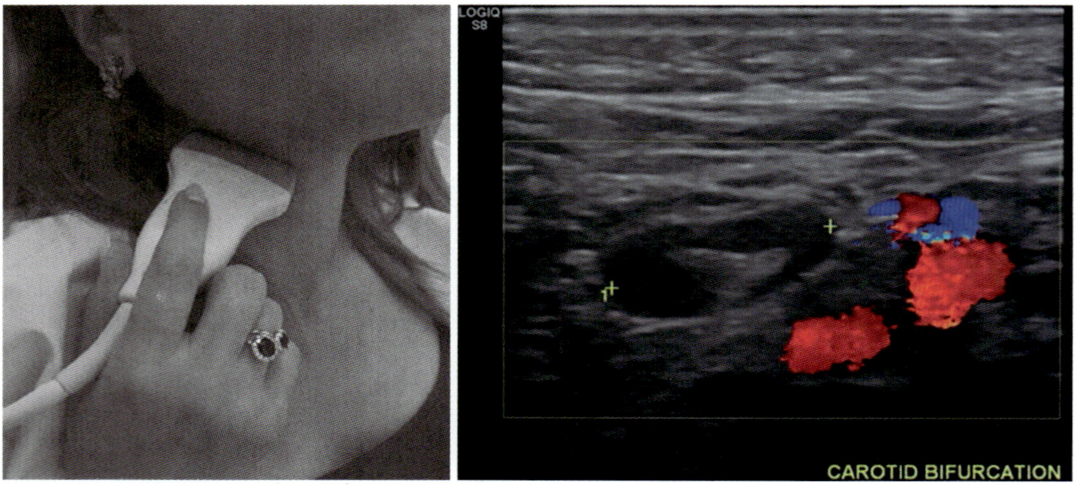

图 10.18 颈二腹肌上淋巴结位于颈动脉分叉之上，颈内静脉与颈二腹肌后腹交界处的特征性位置，良性淋巴结边界光滑，在超声和触诊下均可自由移动。

10.20)。

Stensen 分泌管从基底前缘的上部出现,并向前延伸至咬肌区,然后穿过颊肌和颊部黏膜,突入上颌第二磨牙对应颊黏膜导管口。除了导管扩张的情况外,其在超声检查中不可见(图 10.21)。

下颌下腺是仅次于腮腺的第二大唾液腺,下颌下腺的上外表面与下颌骨同名的颌下腺窝接触,下颌下腺的下外表面由皮肤,肌肉及颈筋膜覆盖。腺体的后端有一上颌外动脉穿过的凹槽,它通过纤维带间隔与腮腺分开。腺体的前部与二腹肌的前部直接接触(图 10.22)。

下颌下腺分泌管起始于颌下腺内面中

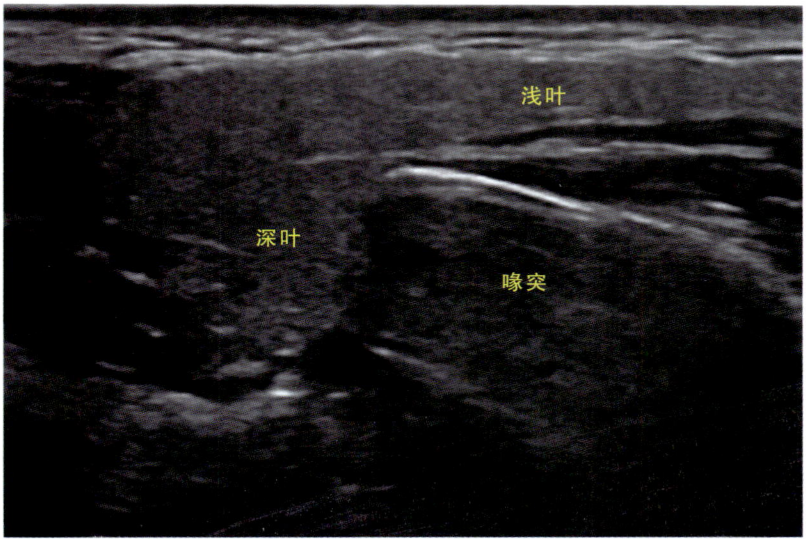

图 10.19 在冠突高度的腮腺横切面,腺体是回声增强,边缘光滑的均质性结构。

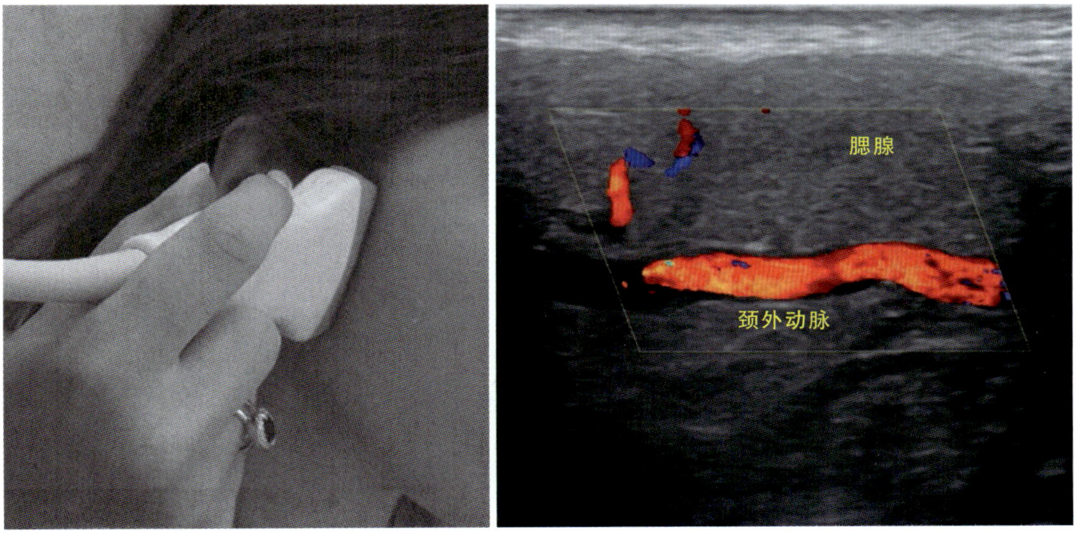

图 10.20 在多普勒上,颈外动脉在腮腺腺体内的彩色信号。每个腮腺都应该在横断面及矢状面上评估。

部，穿过下颌舌骨肌和舌下腺之间，最终流入舌下黏膜的顶部。与腮腺的情况一样，正常的下颌下腺主导管和腺体实质内的分支导管较细，通常不会在正常超声检查中显示出来（图 10.23 和图 10.24）

舌下腺是唾液腺中最小的腺体，位于舌下皱襞下方，与下颌骨下缘的舌下腺窝直接接触，它呈扁平状，有一个大孔流入舌下黏膜区，还有许多小孔流入舌下皱襞的游离边缘（图 10.25）。

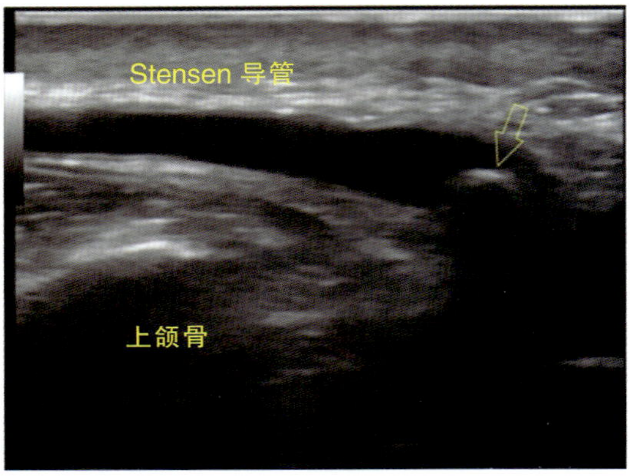

图 10.21 由于钙化结石（箭头所示）阻塞了腮腺导管的末段，导致导管扩大并伴有无回声。

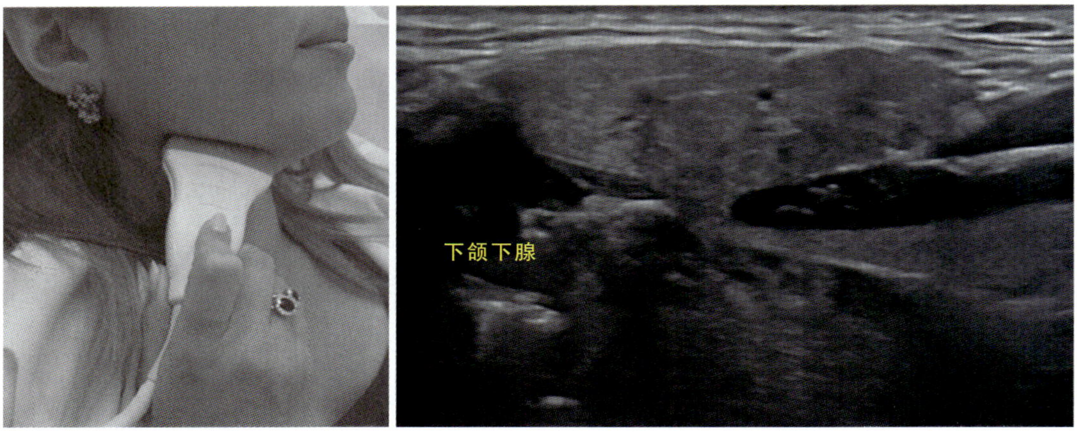

图 10.22 下颌下腺实质是中等回声，质地相对均匀，边界清晰。

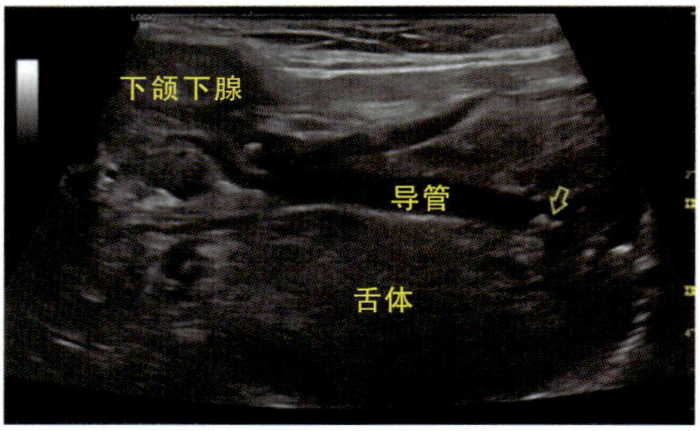

图 10.23 舌下区结石（箭头所示）的存在导致下颌下腺导管扩张。

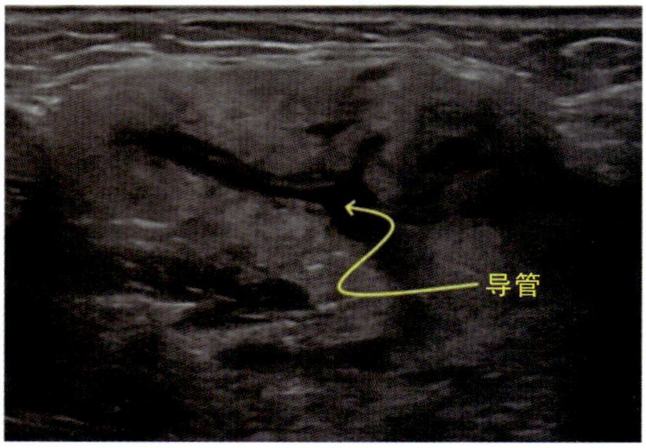

图 10.24 在唾液腺炎病例中扩张的导管中段分支（箭头所示）。

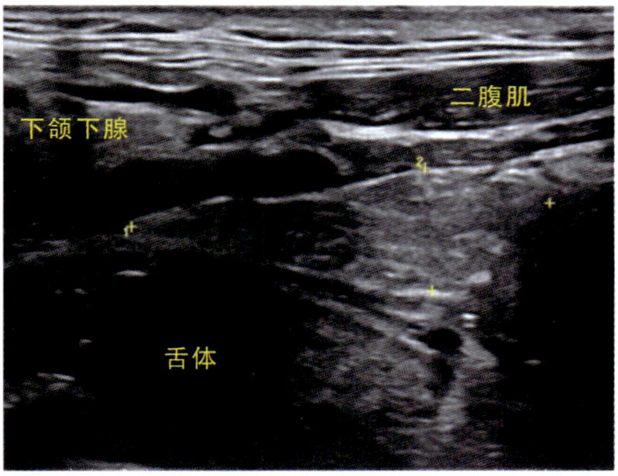

图 10.25 将探头放置在下颌下腺前缘与下颌骨体部平行的方向，显示舌下腺长轴横断面，可以观察到纺锤状的舌下腺与舌体基底部接触。

（杨振宇 魏丽丽 译）

参考文献

1. Standring S, editor. Gray's anatomy. 41st ed. London: Elsevier; 2016.
2. Moore KL, Dalley AF, Argus AMR. Clinically oriented anatomy. 7th ed. Philadelphia: Lippincott Williams & Wilkins; 2006.
3. Orhan K. Ultrasonography in maxillofacial diagnosis. Berlin: Springer; 2021.
4. Naqvi J, Yap KH, Ahmad G, Ghosh J. Transcranial Doppler ultrasound: a review of the physical principles and major applications in critical care. Int J Vasc Med. 2013;2013:629378.
5. Rasulo FA, De Peri E, Lavinio A. Transcranial Doppler ultrasonography in intensive care. Eur J Anaesthesiol Suppl. 2008;42:167–73.
6. Feigl G, Hammer GP, Litz R, Kachlik D. The inter carotid or alar fascia, other cervical fascias, and their adjacent spaces—a plea for clarification of cervical fascia and spaces terminology. J Anat. 2020;237:197.
7. Guidera AK, Dawes PJ, Fong A, Stringer MD. Head and neck fascia and compartments: no space for spaces. Head Neck. 2014;36:1058–68.
8. Kulzer MH, Branstetter BF 4th. Chapter 1 neck anatomy, imaging-based level nodal classification and impact of primary tumor site on patterns of nodal metastasis. Semin Ultrasound CT MR. 2017;38:454–65.
9. Som PM, Curtin HD, Mancuso AA. Imaging-based nodal classifcation for evaluation of neck metastatic adenopathy. AJR Am J Roentgenol. 2000;174:837–44.
10. Delantoni A, Sarafopoulos A. Sonographic anatomy and pathology: cervical lymph nodes in ultrasonography in dentomaxillofacial diagnostics. p. 77–87.

第 11 章 磁共振成像基础知识

Ingrid Rozylo-Kalinowska

11.1 磁共振成像原理

磁共振成像(MRI)是一种在医学诊断中应用越来越广泛的成像技术。其名称源于磁共振的物理现象,磁共振也是获取图像的基础。

磁共振是一种基于电磁波与暴露于外部磁场中的原子核中质子相互作用的成像技术。质子是原子核中的元素,其特点是带正电荷,围绕其轴线旋转运动,表现为微小的磁体。它们的运动是不同步的,自旋运动的方向也是无序分布的。最常见的成像质子是氢,因为这种元素普遍存在于有机物和无机物中,水是最广泛分布的含氢物质[1–6]。

MRI 扫描仪(图 11.1)由多个部件组成,包括:

- 能产生外部磁场、带孔的磁体——永磁体(磁场感应强度较低),或者更常见的由液氦冷却的超导磁体(其特点是磁场感应值更高)。
- 梯度线圈——改变外部磁场。
- 射频发射器——发射和接收信号。
- 矩阵——记录信号。
- 扫描床。
- 计算机系统——控制 MRI 装置。
- 技术控制台——用于在整个检查过程中对检查协议和控制进行编程。
- 如果需要造影增强检查,还需要使用造影剂给药设备[1,2,4,6,7]。

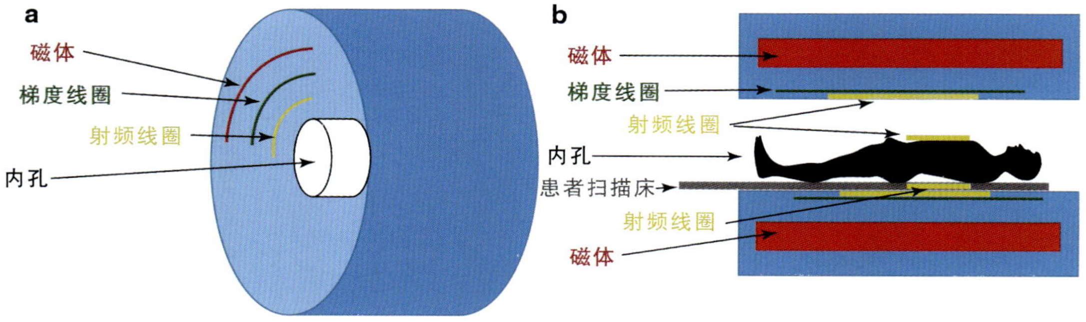

图 11.1 MRI 扫描仪示意图。

患者首先被置于强磁场中，磁感应强度可达 3 T，在某些条件下，尤其是实验性条件下，磁感应强度可高达 7 T。外部磁场的作用会迫使质子沿磁场的感应轴同步自旋，此时，质子可与外部磁场(B_0)平行或反平行。它们的净磁化矢量（即单个自旋质子的所有矢量之和）沿着患者身体的长轴排列，并产生纵向磁矩(图 11.2)。平行排列的质子数量随着磁场感应的增加而增加。然而，这种排列并非纯粹平行或反平行，因为在外部磁场中也会发生旋进。旋进是质子以拉莫尔频率围绕磁力线振荡的表现。后者取决于原子核的类型和磁场的感应[1–5,7]。

MRI 程序的下一阶段是通过体线圈发射器在与磁场方向成 90°的位置发射射频(RF)电磁波脉冲。无线电波的频率要与氢质子旋转的频率相匹配。同时，激发质子(共振)并吸收脉冲，导致纵向磁矩减小并出现横向磁矩(图 11.3)。后者能够在接收器线圈中产生电流。射频脉冲的持续时间以微秒为单位测量，并且它们必须重复多次。当脉冲停止时，质子松弛，即返回到原始状态，纵向磁矩恢复，而横向磁矩丢失。成像的本质是以信号(即所谓的回波)的形式记录下来接收器线圈先前吸收的能量。记录包括横向磁化矢量的消失和纵向磁化矢量的再现。位于不同组织中质子的弛豫时间不同，获得的图像并不相同，因此可以进行组织区分[1–5,7–9]。

应用于 MRI 的主要图像包括：

- 基于纵向弛豫时间配准的 T1 加权图像[重复时间(TR)<500ms，回波时间(TE)<30ms]。
- 基于横向弛豫时间配准的 T2 加权图像(TR>1500ms，TE>90ms)。
- 基于质子分布的 PD 加权图像(TR>1500ms，TE<30ms)。

例如，液体的 T1 较长，因此需要很长时间才能重新建立纵向磁矩。因此，它们在 T1 加权图像中的信号很弱(低强度)。相反，液体的 T2 较长，这意味着它们去相速度较慢，信号较强(高强度)[1–4,7–9]。

梯度线圈用于激发选定的层面而非全身，层面外的质子不受射频脉冲的影响。梯

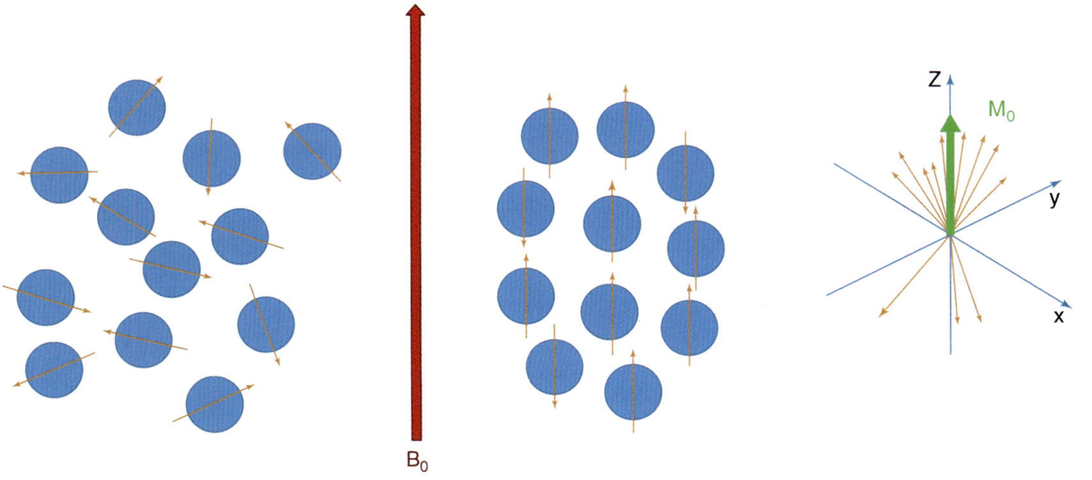

图 11.2　外磁场(B_0)中质子自旋的同步化及由此产生的纵向净磁化矢量。

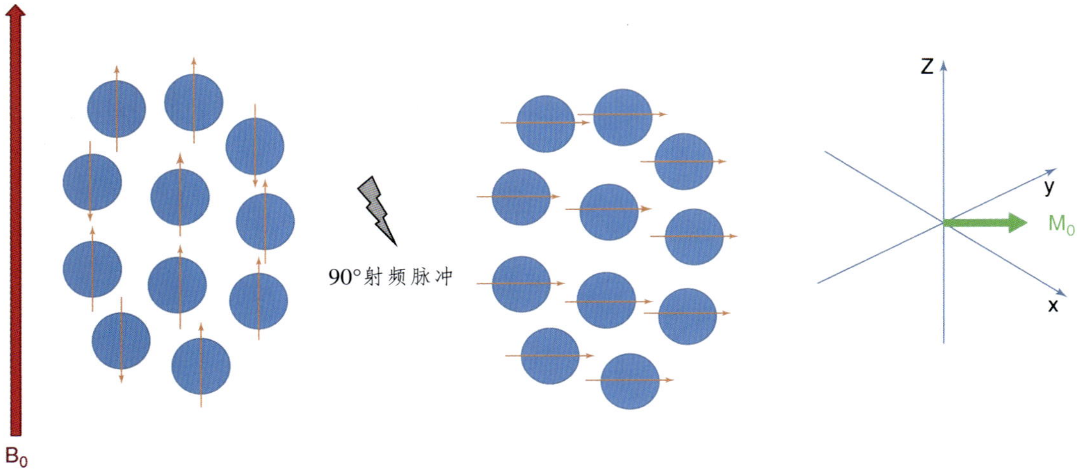

图 11.3 90°射频脉冲后出现的横向净磁化矢量。

度线圈能够改变磁场大小和空间编码，即沿梯度轴设定特定的进动频率。有三组梯度线圈对应于基本平面（X,Y,Z），这样就能在MRI中实现空间定位。层面选择的幅度和带宽决定层面厚度，而带宽是在一定时隙内可传输或接收的频率量。区分两个梯度——频率编码梯度和相位编码梯度。所有梯度的数据都记录在一个称为k空间的阵列中，该阵列在采集过程中不断填充数据。k空间的横轴包含频率信息，纵轴负责收集相位数据[1-3,7-9]。

设计MRI扫描的基本参数是射频脉冲之间的时间——TR和TE。TR是两个脉冲之间的间隔时间，对T1对比度起作用。较短的脉冲间隔时间意味着质子无法完全恢复纵向磁化力矩。TE是施加90°脉冲与磁共振信号采样之间的时间。较长的TE与较强的T2加权有关，相反，较短的TE会导致较低的T2加权[1-3,7-9]。

根据TR和TE的不同，有不同的MRI采集技术，主要包括自旋回波(SE)序列、反转恢复(IR)序列和梯度回波(GE)序列。在自旋回波技术中，90°脉冲之后使用180°脉冲，以减少磁场的不均匀性。梯度回波技术的基础是使用梯度线圈而非180°射频脉冲产生回波。在这些技术中，为了诱导横向磁化的出现，使用了10°~90°不同脉冲的射频，称为翻转角。一般来说，梯度序列的采集时间比自旋回波技术短，梯度序列分为两类，即梯度破坏型(非相干梯度回波)和相干型(重新聚焦横向磁化)。除了TE和TR，反向恢复序列与反转时间(TI)也是相关的。该脉冲产生于180°和90°脉冲之间，TI的持续时间影响图像的T1加权[1,2,7-10]。

许多序列已被详细制订，其名称可能因制造商而异，新序列也在不断开发中(图11.4)[1,7-10]

SE序列的例子有：

• 快速序列，如基于快速获取松弛增强序列的快速自旋回波(FSE)和涡轮自旋回波(TSE)。

• 半傅立叶单次激发快速自旋回波序列(HASTE)——允许在应用单脉冲后对图像重建所需的所有回波进行记录。

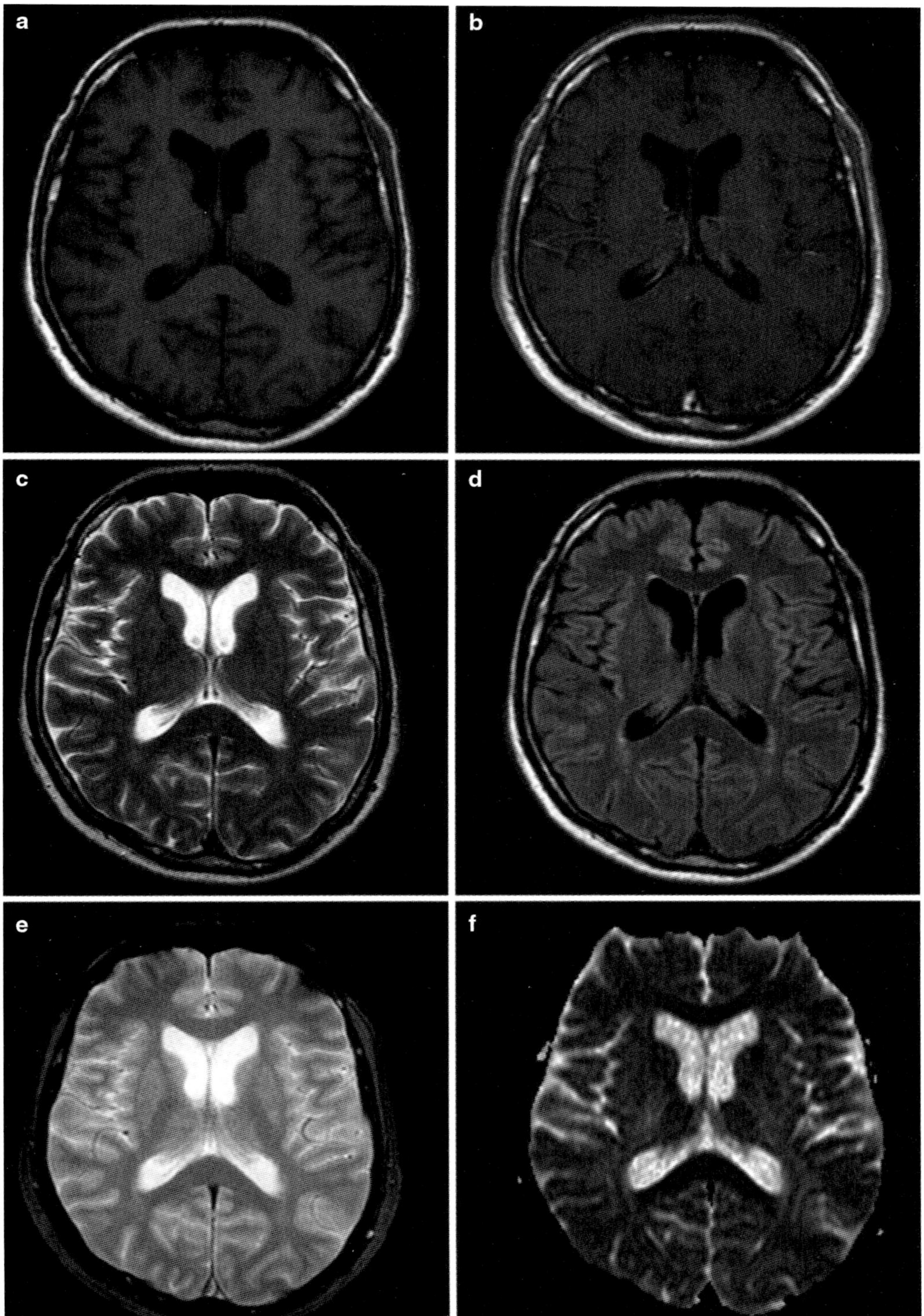

图 11.4　MRI 图像示例。(a)T1 加权；(b)T1 加权增强；(c)T2 加权；(d)液体衰减反转恢复序列(FLAIR)；(e)T* 超快速梯度回波序列(FLASH)；(f)弥散加权成像(DWI)。

• 自旋回波平面成像(SE-EPI)[8,10]。

IR 序列包括：

• FLAIR,用长 TI 抑制游离液体图像。

• 脂肪抑制,用短 TI 消除脂肪组织强烈信号的技术(例如,频率选择性脂肪抑制和短时间反转恢复)。

• 双反转恢复(DIR),即具有 2 个反转时间的同步抑制功能[8]。

GE 序列包括：

• 稳态自由进动(SSFP)。

• FLASH。

• 梯度回波平面成像(GEEPI)。

MRI 是一种发展迅速、用途广泛的成像技术。不同的 MRI 模式包括[7,11-15]:

• 磁共振血管造影——时间飞跃法(TOF)、相位对比成像(PC)、真实稳态自由进动序列成像等无须使用造影剂即可显示血管。

• 灌注加权成像(PWI)——对组织灌注进行成像,以观察和测量组织的血管供应。

• 弥散加权成像(DWI)——用于显示检查组织中分子的扩散情况;

• 弥散张量成像和纤维束成像(DTI)——基于分子运动的多向测量,可绘制神经纤维图。

• 磁共振波谱,即通过不同物质的共振频率的特定化学位移,分析体内条件下组织的化学成分,主要应用于脑肿瘤检查。

• 血氧水平依赖(BOLD),它是一种功能性技术,用于观察大脑中枢受不同刺激(如视觉或声波刺激)激活的情况,其依据是对激活的神经元中氧气使用量增加情况的记录。

• 实时 MRI 可实时记录运动, 如心脏和关节(颞下颌关节)。

• MRI 可作为导航工具用于微创外科手术。

• 基于柠檬酸刺激前后,唾液腺导管区域变化记录的功能性 MRI 涎腺造影术。

• 利用深度学习算法(人工智能)进行图像重建,处理和分割。

11.2 对比增强 MRI

在 MRI 中,有时还需要使用对比剂,多数情况下是静脉注射,极少数情况下是口腔内或关节间隙(如颞下颌关节间隙)内注射。MRI 中使用的对比剂是顺磁性的,即能局部改变质子信号强度的化合物。它们会导致血管和细胞外空间等充满对比剂区域的 T1 和 T2 弛豫时间明显缩短。T2 弛豫时间的缩短(信号强度的降低)很难显示,因此,对比度增强最好在 T1 加权序列中显示。最常用的对比剂是水溶性钆基螯合物,如二乙三胺五乙酸钆,有多种商业名称[16]。

使用对比剂进行 MRI 扫描的患者需要空腹(至少在最后一餐进食 5 小时后,至少在进食流质食物 3 小时后), 且需管理定期服用的药品[7]。

MRI 的副作用在很大程度上且在大多数情况下与顺磁性对比剂有关, 在 MRI 平扫检查时不会出现。大多数副作用都是轻微的(潮红、恶心、头痛、呕吐),会出现过敏样反应(从瘙痒、荨麻疹到罕见的过敏反应),但 MRI 中的顺磁性对比剂仍被认为比 X 线的成像研究中使用的碘对比剂更安全[17]。MRI 对比剂的严重副作用之一是影响肾衰竭患者的皮肤和内脏的肾源性系统性纤维化(NSF),这种副作用有可能是致命的。为降低增强扫描的患者发生这种副作用的风险，有必要检测患者的血肌酐水平，以估算肾小球滤过率(GFR)，GFR 达到 30mL/min 是使用顺磁性对比剂的阈值[18]。最近报道的钆造影剂的另一个影响是少量钆在骨骼和大脑中蓄积，但迄今为止，这种蓄积的长期影响尚不清楚。不过，为谨慎起见，一些线性螯合物对比剂已不再进行静脉注射，而大环状螯合物对比剂仍在使用。

11.3 MRI 的优点和缺点

MRI 检查的优点包括[1-5,7]：

• 不接触电离辐射和相关风险。

• 强磁场对人体(包括妊娠女性和胎儿)无负面影响。

• 软组织成像分辨率极高。

• 直接获取多平面图像(轴位、冠状位、矢状位，以及其他位置，如斜矢状位)，无需对图像进行二次重新格式化。

• 在缩短采集时间和增强图像处理方面的最新进展。

MRI 检查的缺点[1-5,7,19-21]：

• 绝对和相对禁忌证。

• 缺乏氢质子的结构不产生磁共振信号，如致密骨、松质骨小梁、矿化的牙齿结构、钙化、骨化，目前，新技术的发展使骨组织的可视化成为可能。

• 为了避免运动伪影，需要在长时间序列中保持不动，但这对于神经系统患者(神经抽搐和不受药物控制的不自主运动)可能并不可行，而且可能会给妊娠女性带来不适。

• 由于新生儿和幼儿扫描过程中缺乏合作，需对他们进行镇静或全身麻醉。

• 胎儿在图像采集过程中暴露于噪声的长期影响尚不清楚。

• 老一代 MRI 扫描仪的扫描孔径窄，不适合幽闭恐惧症患者。

• 在某些系统和序列中——梯度线圈产生的噪声非常大，甚至可达 120 分贝，目前，在一些较新的 MRI 扫描仪中其噪声已经有所降低。

• 许多类型的图像伪影，如由金属元素(固定修复装置、牙科植入物、固定正畸矫治器，一些牙科材料、手术夹)、混叠、化学位移、磁化率、部分体积、阴影、人字形、拉链等产生的伪影，可以通过使用其他成像平面、FSE 和 TSE 技术，以及避免梯度序列来减少头颈部区域的伪影。

11.4 MRI 的禁忌证

MRI 的禁忌证源于患者体内异物的存在——外伤后或治疗过程的结果，如假肢、刺激器、其他植入装置。对患者造成风险的原因可能是铁磁性物体在组织内移位导致组织受损，或者是较大物体在体内不易移位，过热导致组织烧伤。通常在 MRI 扫描开始之前，患者会填写一份问卷，其中包含与潜在禁忌证有关的问题，包括是否存在异物。

绝对禁忌证包括以下情况：

• 老式设计的植入式心脏起搏器，因为它们的工作可能会受到干扰，导致心律失常，从而危及生命。然而，如今专用的 MRI 安全刺激器具有电路屏蔽功能，并配有抗外部磁场的特殊电极，以及在 MRI 检查期间激活的特殊软件模式。另一个风险是在更换心脏起搏器时没有完全移除的旧电极残片，残片可能在磁场中过热，导致部分心肌不受控制地消融，也可能导致心律失常。

• 植入的铁磁性血管夹和整形假体。

• 植入式神经刺激器，如老式人工耳蜗(MRI 检查时不安全)。

• 植入式皮下泵，用于药物输送，如胰岛素泵。

• 某些类型的心脏瓣膜。

• 外伤或职业暴露导致眼球内有金属异物，有学者指出，在对风险人群进行 MRI 扫描前，有必要对眼眶进行拍片检查[7,22,23]。

相对禁忌证包括患以下情况：

• 避孕宫内节育器（含有金属元素的宫内节育器可能在扫描过程中移位）。

• 冠状动脉和其他血管中支架植入术后 8 周内。

• 止血夹植入后 6 周内。

• 骨科植入物手术后 6 周内。

尽管金属假体、牙科植入物、正畸矫治器和牙科植入物并不都是铁磁性的，但它们仍然会产生伪影，从而大大降低头颈部 MRI 图像的质量。在进行头颈部 MRI 检查时，有必要了解牙科合金的成分及其铁磁特性，以避免出现伪影和金属器具过热，从而导致扫描过早终止。MRI 检查前应检查正畸矫治器金属元件的固定强度，并拆除这些矫治器的所有可移动部件（如钢丝）[22,24,25]。

（董敏俊 王铁梅 译）

参考文献

1. Dale BM, Brown MA, Semelka RC. MRI basic principles and applications. Hoboken, NJ: Wiley; 2015.
2. Elmaoğlu M, Çelik A. MRI handbook. Berlin: Springer; 2012.
3. Gibby WA. Basic principles of magnetic resonance imaging. Neurosurg Clin N Am. 2005;16:1–64.
4. Grover VP, Tognarelli JM, Crossey MM, Cox IJ, Taylor-Robinson SD, McPhail MJ. Magnetic resonance imaging: principles and techniques. Lessons for clinicians. J Clin Exp Hepatol. 2015;5:246–55.
5. Mallaya S, Lam E. White and Pharoah's oral radiology. Principles and interpretation. 8th ed. London: Mosby.
6. Weishaupt D, Köchli VD, Marincek B. How does MRI work? 2nd ed. Berlin: Springer; 2006.
7. Rozylo-Kalinowska I, Rozylo TK. Współczesna radiologia stomatologiczna. 3rd ed. Lublin: Wydawnictwo Czelej; 2021.
8. Bitar R, Leung G, Perng R, Tadros S, Moody AR, Sarrazin J, McGregor C, Christakis M, Symons S, Nelson A, Roberts TP. MR pulse sequences: what every radiologist wants to know but is afraid to ask. Radiographics. 2006;26:513–37.
9. Calle D, Navarro T. Basic pulse sequences in magnetic resonance imaging. Methods Mol Biol. 2018;1718:21–37.
10. Jung BA, Weigel M. Spin echo magnetic resonance imaging. J Magn Reson Imaging. 2013;37:805–17.
11. Bammer R, Bammer R, Skare S, Newbould R, Liu C, Thijs V, Ropele S, Clayton DB, Krueger G. Foundations of advanced magnetic resonance imaging. NeuroRx. 2005;2:167–96.
12. Börnert P, Norris DG. A half-century of innovation in technology-preparing MRI for the 21st century. Br J Radiol. 2020;93:20200113.
13. Glover GH. Overview of functional magnetic resonance imaging. Neurosurg Clin N Am. 2011;22:133–9.
14. Insko EK, Carpenter JP. Magnetic resonance angiography. Semin Vasc Surg. 2004;17:83–101.
15. Yousaf T, Dervenoulas G, Politis M. Advances in MRI methodology. Int Rev Neurobiol. 2018;141:31–76.
16. Czeyda-Pommersheim F, Martin DR, Costello JR, Kalb B. Contrast agents for MR imaging. Magn Reson Imaging Clin N Am. 2017;25:705–11.
17. Li A, Wong CS, Wong MK, Lee CM, Au Yeung MC. Acute adverse reactions to magnetic resonance contrast media – gadolinium chelates. Br J Radiol. 2006;79:368–71.
18. Cowper SE, Rabach M, Girardi M. Clinical and histological findings in nephrogenic systemic fibrosis. Eur J Radiol. 2008;66:187–90.
19. Bulas D, Egloff A. Benefits and risks of MRI in pregnancy. Semin Perinatol. 2013;37:301–4.
20. Dewey M, Schink T, Dewey CF. Claustrophobia during magnetic resonance imaging: cohort study in over 55,000 patients. J Magn Reson Imaging. 2007;26:1322–7.
21. Yanasak NE, Kelly MJ. MR imaging artifacts and parallel imaging techniques with calibration scanning: a new twist on old problems. Radiographics. 2014;34:532–4822.
22. Rozylo-Kalinowska I, Orhan K, editors. Imaging of the temporomandibular joint. Berlin: Springer; 2019.
23. Soto DM. Current guidelines for MRI safety in patients with cardiovascular implantable electronic devices. Nursing. 2020;50:24–9.
24. Klinke T, Daboul A, Maron J, Gredes T, Puls R, Jaghsi A, Biffar R. Artifacts in magnetic resonance imaging and computed tomography caused by dental materials. PLoS One. 2012;7:e31766.
25. Rozylo-Kalinowska I, Walawska B, Prędko-Engel A, Jurkiewicz E, Urbanik A. Magnetic resonance imaging in orthodontic patients. Guidelines of the polish orthodontic society (PTO), the polish medical radiological society (PLTR), and the polish dental association (PTS). J Stoma. 2019;72:1–3.

第 12 章

磁共振成像解剖

Ingrid Rozylo-Kalinowska

MRI 是一种诊断成像技术，以非侵入性方式提供高分辨率、详细的人体图像，而且不会使患者受到有害的电离辐射。

患者在进行 MRI 检查时，会被置于强磁场中，使扫描区域内的质子（氢原子核）同步旋转，形成纵向净磁化矢量。外部射频波的应用会导致自旋方向的改变，并产生横向磁化矢量。一旦射频脉冲停止，质子就会回到基本位置，这一过程称为弛豫。由于不同组织的弛豫时间（以毫秒为单位）不同，因此所记录的图像也略有不同，这样就可以对组织和器官进行可视化观察。

MRI 不使用电离辐射，避免了电离辐射的损害。然而，MRI 扫描有许多禁忌证，在推荐患者进行检查时必须考虑这些禁忌证。此外，MRI 检查还存在一些伪影和技术问题。

检查方法和禁忌证的详细介绍见第 11 章。

在颌面部，MRI 主要用于软组织成像，尤其是肿瘤、囊肿和炎症等。MRI 也是目前颞下颌关节软组织成像的最佳方法，因此，MRI 对牙科医生，尤其是处理口腔修复和颞下颌关节疾病的牙科医生至关重要。

以下是一系列颌面部 MRI，重点是软组织成像（图 12.1 至图 12.3）。

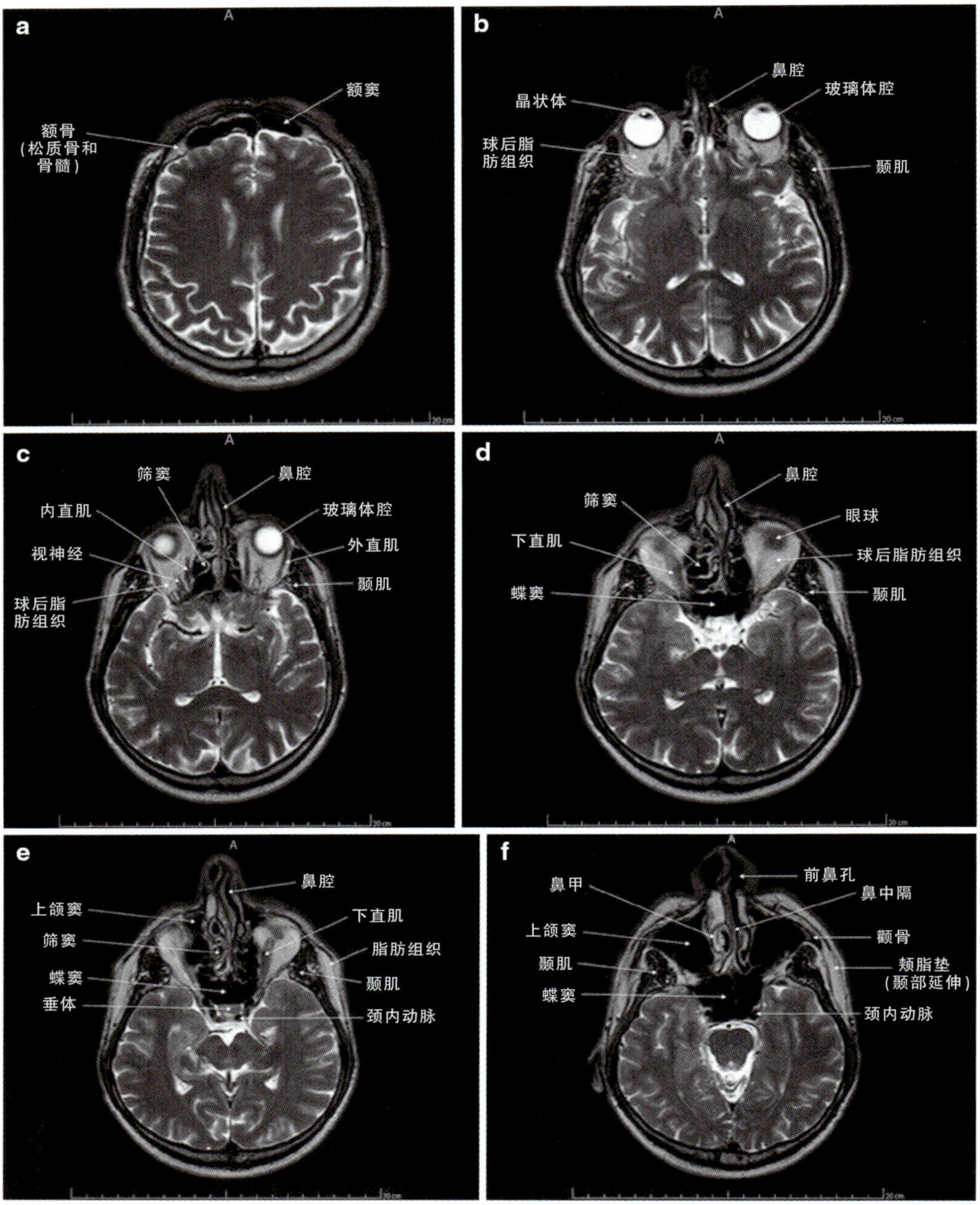

图 12.1 MR 轴位切片解剖。(待续)

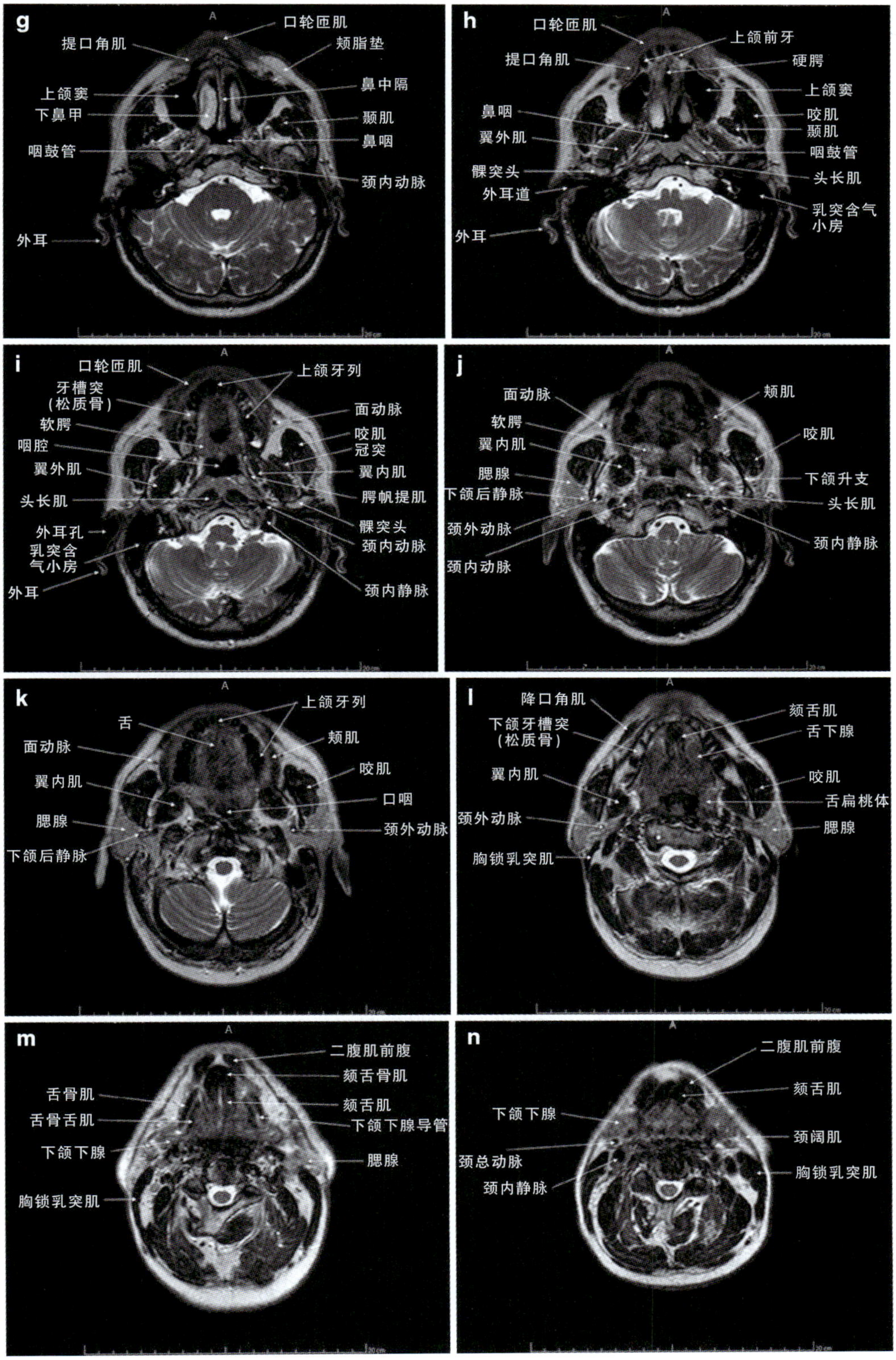
g
A
口轮匝肌
提口角肌
颊脂垫
上颌窦
鼻中隔
下鼻甲
颞肌
咽鼓管
鼻咽
颈内动脉
外耳
h
A
口轮匝肌
上颌前牙
提口角肌
硬腭
上颌窦
鼻咽
咬肌
颞肌
翼外肌
咽鼓管
髁突头
头长肌
外耳道
乳突含气小房
外耳
i
A
口轮匝肌
上颌牙列
牙槽突（松质骨）
面动脉
软腭
咬肌
咽腔
冠突
翼外肌
翼内肌
头长肌
腭帆提肌
髁突头
外耳孔
颈内动脉
乳突含气小房
外耳
颈内静脉
j
A
面动脉
颊肌
软腭
咬肌
翼内肌
腮腺
下颌升支
下颌后静脉
头长肌
颈外动脉
颈内静脉
颈内动脉
k
A
上颌牙列
舌
颊肌
面动脉
咬肌
翼内肌
口咽
腮腺
颈外动脉
下颌后静脉
l
A
降口角肌
颏舌肌
下颌牙槽突（松质骨）
舌下腺
翼内肌
咬肌
舌扁桃体
颈外动脉
腮腺
胸锁乳突肌
m
A
二腹肌前腹
颏舌骨肌
舌骨肌
颏舌肌
舌骨舌肌
下颌下腺导管
下颌下腺
腮腺
胸锁乳突肌
n
A
二腹肌前腹
颏舌肌
下颌下腺
颈阔肌
颈总动脉
胸锁乳突肌
颈内静脉

图 12.1（续）

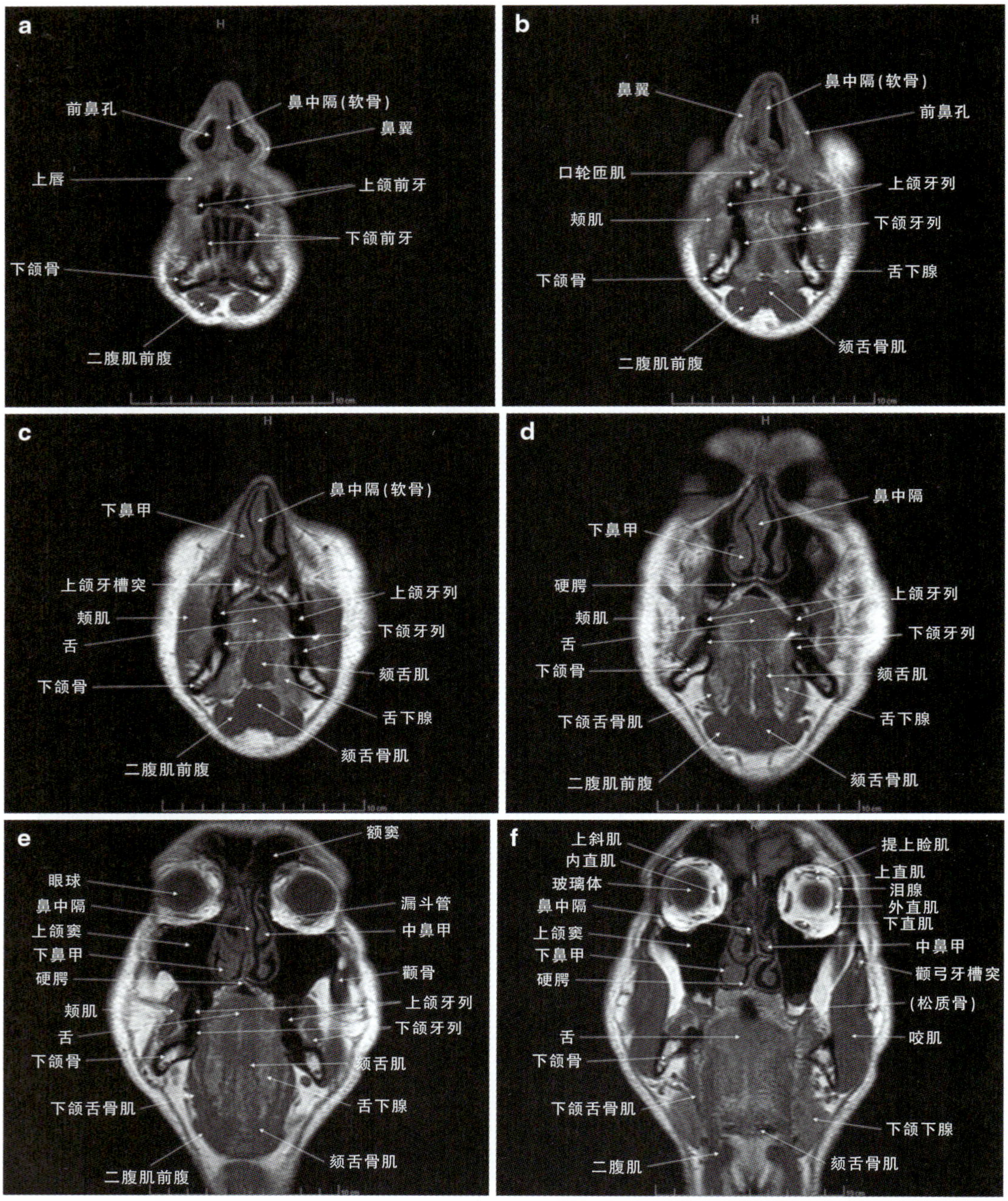

图 12.2 MR 冠状位切片解剖。(待续)

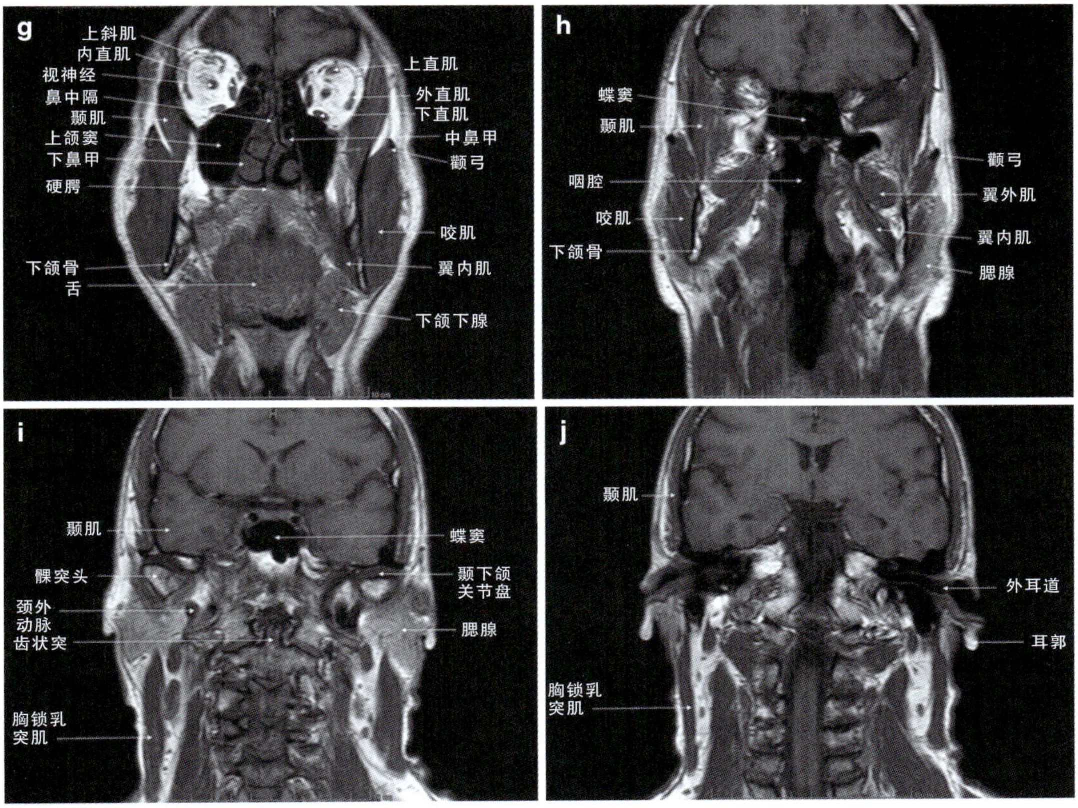

图 12.2(续)

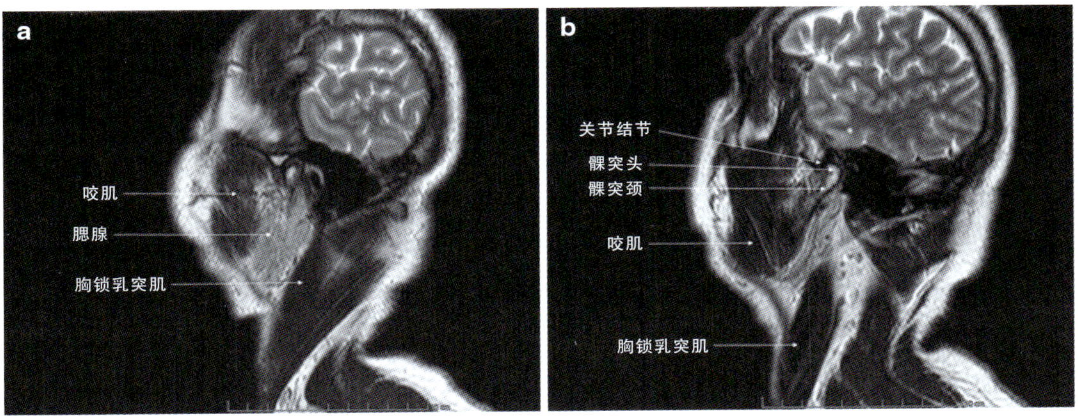

图 12.3　MR 矢状位切片解剖。(待续)

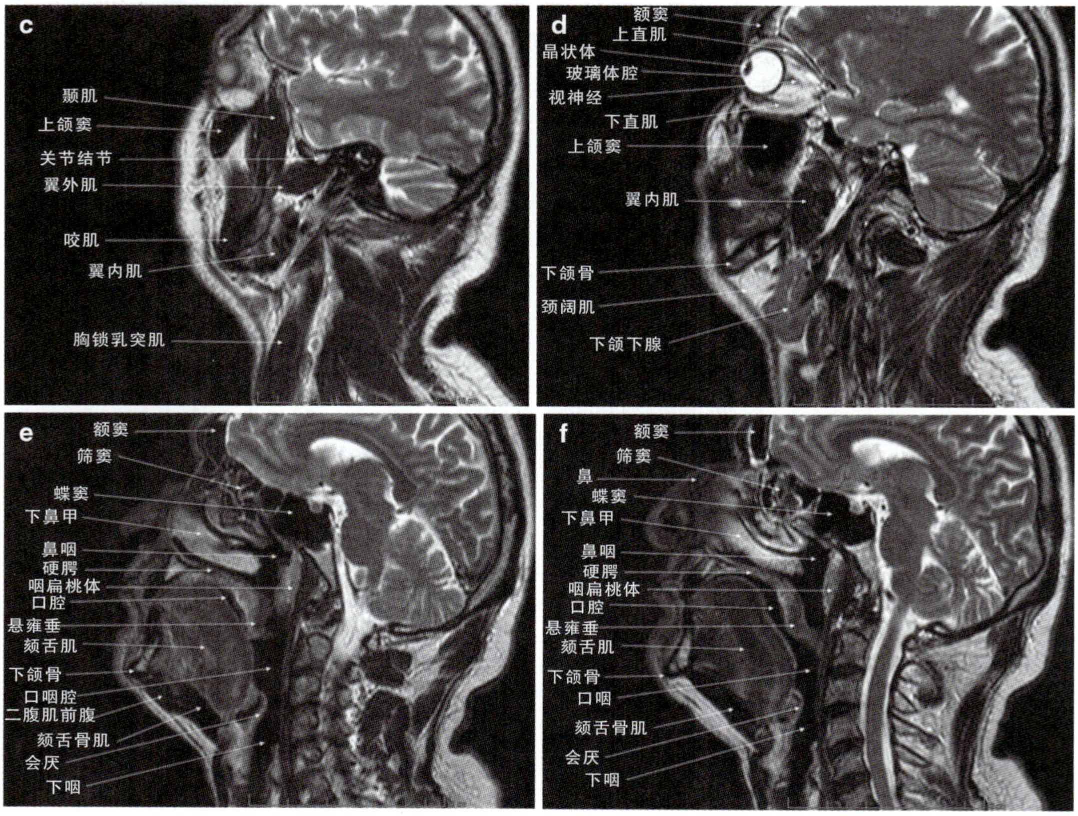

图 12.3(续)

(董敏俊 王铁梅 译)

延伸阅读

Braitinger S, Pahnke J. MR atlas of ENT anatomy. Diagnostic planning. Interpretation. Illustration of surgical approaches. Stuttgart: Schattauer; 1995.

Dale BM, Brown MA, Semelka RC. MRI basic principles and applications. Hoboken, NJ: Wiley; 2015.

Elmaoğlu M, Çelik A. MRI handbook. Berlin: Springer; 2012.

Mallaya S, Lam E, editors. White and Pharoah's oral radiology. Principles and interpretation. 8th ed. London: Mosby.

Moeller TB, Reif E. Pocket atlas of sectional anatomy. In: Computed tomography and magnetic resonance imaging. Head and neck, vol. 1. New York: Theime; 2007.

Rozylo-Kalinowska I, Rozylo TK. Współczesna radiologia stomatologiczna. 3rd ed. Lublin: Wydawnictwo Czelej; 2021.

第 13 章 颌面部血管造影的规范

Stefanos Finitsis

13.1 材料

颌面部血管造影主要是选择性地对颌内动脉进行插管，注入显影的造影剂，将这些血管显影以达到研究其主干和分支的目的。动脉或静脉的造影都必须至少进行 2 次正交投照。随着导管材料及技术的不断进步，使头颈部血管的导管穿刺更加容易且可靠，目前有几种穿刺技术可供临床选择。

13.1.1 穿刺技术

13.1.1.1 股动脉穿刺

股动脉穿刺是头颈部及脑血管造影最常用的途径，它是在经过局部麻醉后，经股骨头内侧腹股沟韧带下直接穿刺股总动脉（图 13.1）。

这种方法可以让操作者距离 X 线具有一定操作距离，并在取出导管材料后将穿刺动脉压迫在稳定的骨支撑上，它的主要缺点是有时难以压迫股总动脉（如肥胖患者），并且患者需要住院数小时后才能正常走动。

13.1.1.2 肱动脉和桡动脉穿刺

肱动脉穿刺是在肘部水平处直接穿刺，在临床中应用较少。它能更容易地接近右侧头臂干和左侧的锁骨下动脉及其分支，这种方法具有简单易行的优点，更容易手动压迫穿刺区域，因此不太可能造成局部并发症（如血肿）的出现。实际上，该方法只有在股动脉穿刺无法进行的情况下才会使用。如今，经桡动脉入路的穿刺在诊断和介入性数字减影血管造影中越来越受欢迎，因为它可

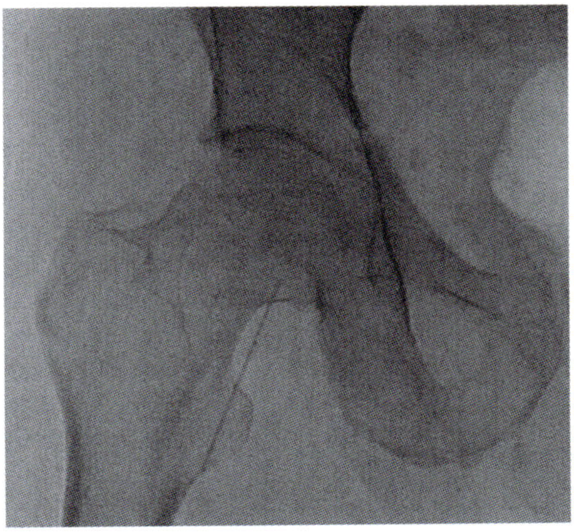

图 13.1 股骨头水平的穿刺。

以很容易地压迫和控制穿刺部位，并且可以在日间手术中进行。

13.1.1.3 颈动脉直接穿刺

它是指直接穿刺颈总动脉，常规状态下很少使用这种方法，只有在颈总动脉插管困难的情况下（如紧环或右位主动脉弓），它才可能成为一种替代方法。

13.1.2 并发症

穿刺的并发症较罕见，一旦出现，结果可能非常严重（如死亡、持续的神经功能损伤）。出于这个原因，颈部血管造影前必须仔细斟酌该法是否适用，并且尽可能用非侵入性的影像学方法替代。

13.1.2.1 神经系统并发症

这是最严重的并发症，发生率为 2.6%，它更常见于有严重动脉粥样硬化的患者。神经系统并发症包括短暂的(2.5%)或永久性的(0.14%)神经功能损伤。造成该并发症最常见的原因是导管插入或注射造影剂时，动脉粥样斑块或血栓碎片向远端移位，或注入空气。

另一个较为罕见的并发症是在导管插入或高速注射造影剂时，血管壁发生夹层（图 13.2）。

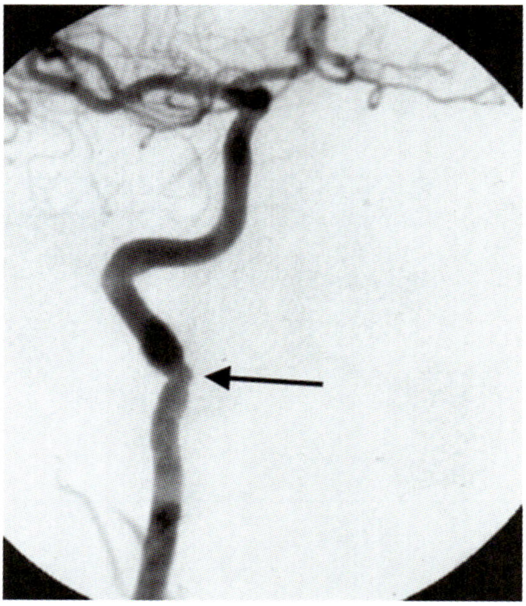

图 13.2 血管推注高流速造影剂继发的颈内动脉夹层，可见血管壁不规则。

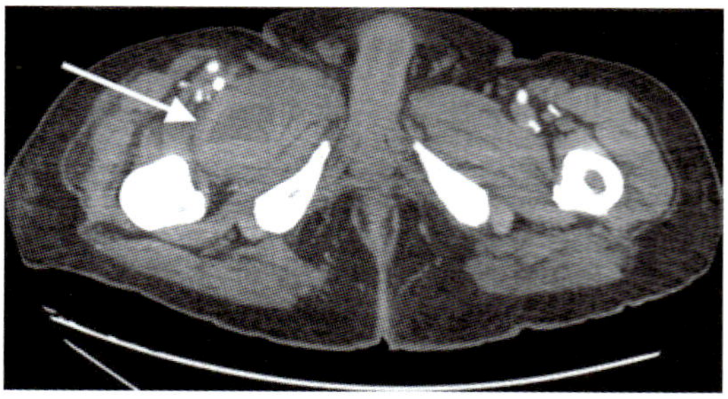

图 13.3 血管造影术后右腹股沟血肿。

13.1.2.2 局部并发症

局部并发症的发生更为常见（4%），但一般都不太严重，主要表现为穿刺部位形成血肿（图 13.3），伴或不伴腹膜后扩张，形成假性动脉瘤或夹层。当然，这些并发症也并非小问题，例如，血肿可能迅速扩大并导致低血容量性休克。

13.1.3 主动脉干血管造影

目前，除非要进行治疗前评估（例如，在颈动脉支架植入前）外，几乎没有对主动脉干进行侵入性血管造影的指征。非侵入性的血管造影包括多普勒超声、磁共振血管造影(MRA)（图 13.4）等，而 CT 血管造影更是被广泛应用，其空间分辨率可以提供清晰的血管腔和动脉壁形态学信息。

13.1.4 研究方法

主动脉干的血管造影可以通过螺旋诊断导管进行全面、高速率的造影，也可以在

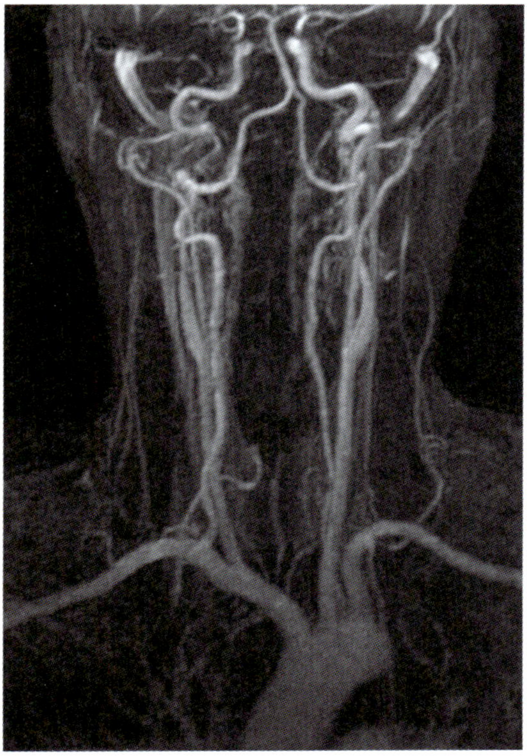

图 13.4 主动脉弓 MRA。

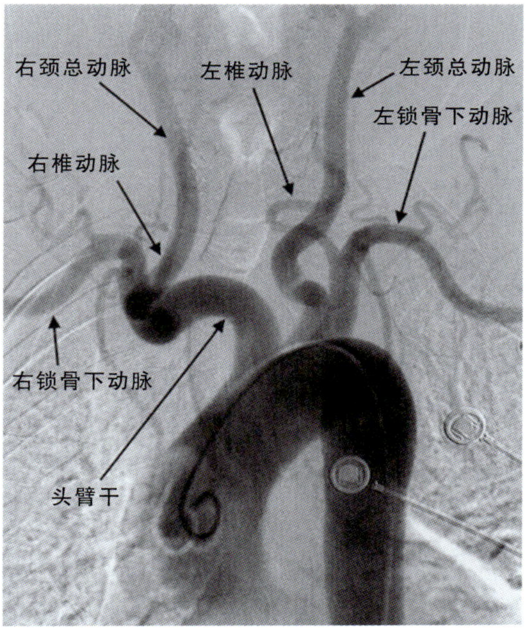

图 13.5 2D 主动脉弓整体造影。

选择性对主动脉干进行导管插管时进行。但在严重的动脉粥样硬化病变中，选择性的主动脉干导管置入会有动脉粥样硬化斑块脱落和随后的缺血性脑卒中的风险。

13.1.5 放射解剖学

主动脉弓是 3 个动脉干的起点，这些动脉干为颈部和头部供血。主动脉弓的近心端是头臂干，它发出右颈总动脉和右锁骨下动脉。在头臂干起始部位之后是左颈总动脉和左锁骨下动脉的起始部分(图 13.5)。

13.1.6 解剖变异

根据 Lippert 的研究(图 13.6)，77%病例的解剖结构是常规形态的(头臂干是右侧颈总动脉和右锁骨下动脉的起点，而左颈总动脉的起点位于主动脉弓的较远端)。23%的患者存在主动脉干起点的变异。最常见的是左颈总动脉起始于头臂干近端(13%)或直接起源于头臂干(9%)，左颈总动脉从头臂干直接起始时通常被称为“牛型”。

另一种常见的变异是右锁骨下动脉直接从主动脉弓左侧远端起始，位于左锁骨下动脉的起点之后，而不是从头臂干起源。在这种情况下，右侧锁骨下动脉被称为“阔动脉”，通常情况下，它会经过食管的后面，可能引起吞咽困难，这种变异是胎儿时期第四右主动脉弓异常的结果。

最后，还有一种并不罕见的变异，是左颈总动脉和左锁骨下动脉之间的左椎动脉直接起始于主动脉弓(4%)的变异。

13.1.7 颈总动脉

右侧的颈总动脉起始于头臂干，左侧的颈总动脉起始于主动脉弓，沿着颈动脉沟走

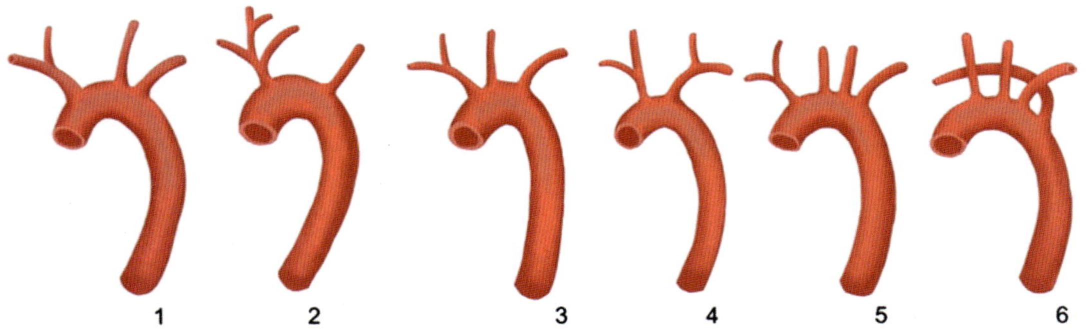

图 13.6 主动脉弓变异(根据 Lippert 的研究内容)。1,常规状态(77%);2,左侧颈总动脉的起点位于头臂干起点处(13%);3,左侧颈总动脉直接起自头臂干(9%);4,左侧颈总动脉和左锁骨下动脉来自共同主动脉干;5,右锁骨下动脉直接起自主动脉弓;6,右锁骨下动脉起自主动脉弓的远端,并形成回袢(畸形动脉)。

行于颈内静脉和胸锁乳突肌之间。它的末端通常位于 C4 椎体水平,并分成颈内动脉(为颅内结构供血)和颈外动脉(为颈部、面部区域供血)。然而,颈总动脉的上半部分可能在 C6 椎体和下颌角水平区间发生变异。

13.1.8 颈外动脉

它主要为面部、脑膜和脑神经的颅外部分供血。

对颈外动脉的经典血管造影仅用于血管畸形和头颈部肿瘤的诊断或治疗。

13.1.8.1 颈外动脉

它起源于颈总动脉的分叉处(图 13.7),在正位视图中,颈外动脉通常稍靠近颈内动脉。另一个区分它与颈内动脉的特征是颈外动脉有多个分支,而颈内动脉在颈部没有分支,这些分支由近及远依次如下(图 13.8):甲状腺上动脉、舌动脉、面动脉、咽升动脉、枕动脉、耳动脉、颞浅动脉、颌内动脉。

13.1.8.2 咽升动脉

咽升动脉为咽后部、颅底内侧、颞骨岩部及其后方的破裂孔供血,它也形成了一个

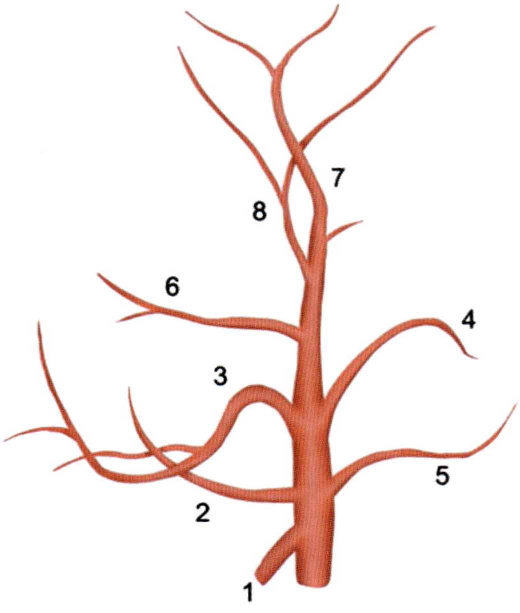

图 13.7 颈外动脉及其主要分支。1,甲状腺上动脉;2,舌动脉;3,面动脉;4,耳动脉;5,枕动脉;6,颌内动脉;7,颞浅动脉;8,脑膜中动脉。咽升动脉(未标示出)是一条平行于颈外动脉主干的小血管。

脑膜分支,为后颅窝供血。

13.1.8.3 枕动脉

枕动脉为后颈部和枕部供血。它几乎都会分出一个脑膜分支,该分支在侧窦下走行,

为后颅窝的脑膜供血，它通常还与同侧的椎动脉形成一个或两个吻合口。

13.1.8.4 颌内动脉

颌内动脉为鼻腔、蝶窦、眶壁、颅前窝和颅中窝供血(图 13.9)，它分为以下三段。

下颌段(近端)

这段是一条重要血管的起源，即脑膜中动脉。它是颌内动脉的第一个分支，也是最大的分支，脑膜中动脉向上走行穿过棘孔，在侧位血管造影中像一根细长而向前的曲线，然后进入颅内。脑膜副动脉是另一个较小的分支，它起源于颌内动脉的下颌段，它向上走行，通过卵圆孔穿入颅内，有时它通过 Vesalius 孔发出细小的海绵状分支。

翼段(中端)

该段位于颞下窝，与翼腭窝相交。

这一段的主要分支是颞前深动脉、颞后

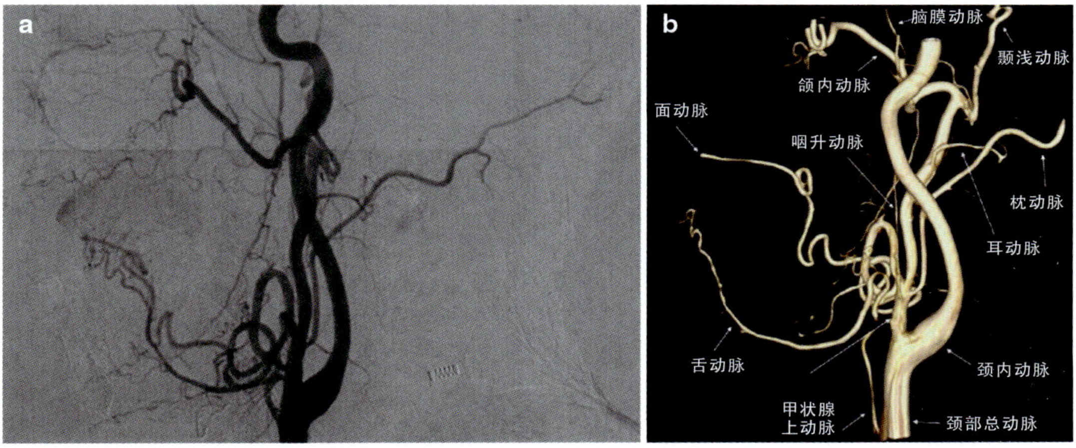

图 13.8 颈总动脉造影侧视图，(a)2D 血管造影和(b)带注释的 2D 血管造影。

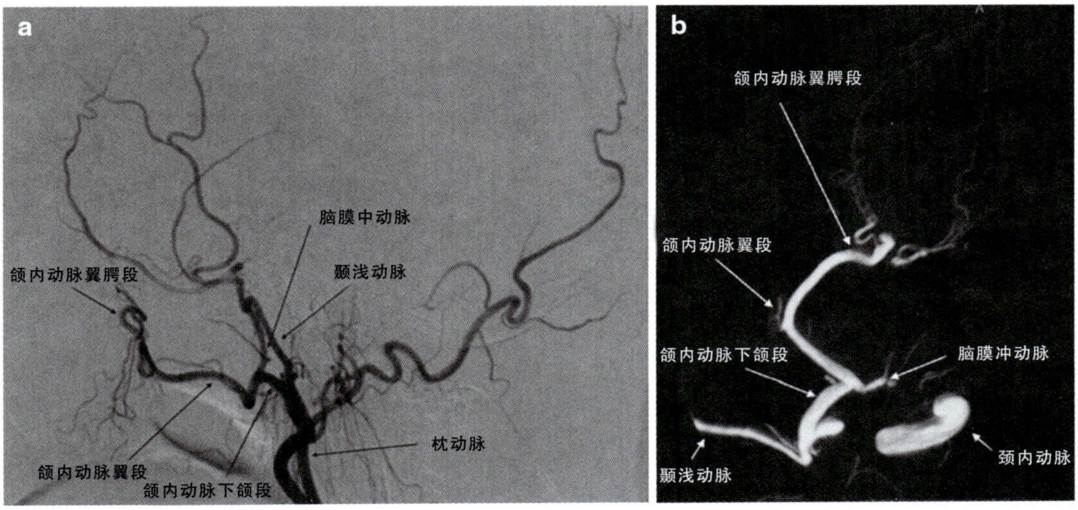

图 13.9 (a)颈外动脉造影，2D 血管造影侧视图。(b)颞下窝水平轴向重建。

深动脉、咬肌动脉和颊动脉。

翼腭段(远端)

本段在翼腭窝内,包绕上颌窦的后壁和翼突。

它的主要分支是上牙槽动脉(起始于翼动脉进入翼腭窝之前)、眶下动脉(经过眶下裂)、腭大动脉(经过切牙管)和蝶腭动脉,它是上颌动脉的末端分支,向内侧经过蝶腭孔,为鼻部供血。

颈外动脉和颈内动脉之间的主要吻合方式是:

- 位于眼内眦附近的角动脉(面动脉的一个分支)和眼动脉分支之间的吻合。
- 在颞浅动脉和颈内动脉之间,通过眼动脉的分支吻合。
- 在颌内动脉和颈内动脉之间,通过外侧干、眼动脉的分支,或翼管动脉之间吻合。
- 在咽升动脉和颈内动脉之间,通过外侧干、翼管动脉和颈鼓动脉之间吻合。

颈外动脉与眼动脉之间的吻合口是颈内动脉干闭塞时供应脑的主要侧支通道。

13.1.9 颈内动脉

大多数情况下,在正位片上,颈内动脉的近端比颈外动脉更为靠外侧走行。

颈内动脉(图 13.10)有 4 个节段:颈段、岩段、海绵窦内段和海绵窦上段。

第一段在上颌咽间隙,伴随颈内静脉一起走行,然后穿过颞骨岩部,在颈动脉管内近端沿垂直方向、远端沿水平方向走行。颈内动脉经破裂孔进入颅内,然后进入海绵窦后穿入蛛网膜下腔的基底部(图 13.11)。眼动脉从它的前半部分发出,它的后半部分离后交通动脉和前脉络膜动脉几毫米,最后它分出大脑前动脉和大脑中动脉。

在海绵窦内,颈内动脉呈斜体“S”形,这

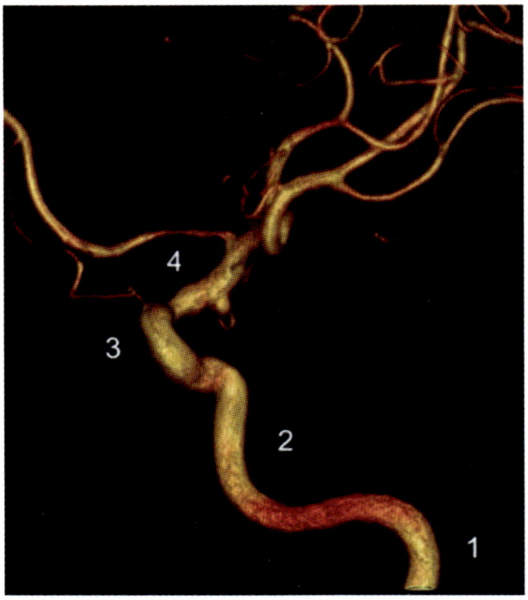

图 13.10 颈内动脉有 4 段:1,颈段;2,岩段;3,海绵窦内段;4,海绵窦上段。

个弯曲的部分代表颈动脉虹吸部。根据 Fischer 分段法,颈动脉虹吸部分为 5 个段,最近的称为 C5 段,最远的称为 C1 段(见图 13.11)。

C4 段和 C3 段位于海绵窦内段,C1 段和 C2 段位于海绵窦上段。

C5 段形成脑膜垂体干,为脑垂体和邻近的硬脑膜供血。

C4 段向前水平方向走行,它的主要侧支是肾囊动脉,为鞍隔和下外侧干供血。下外侧干有上、前、后三支,为海绵窦顶部和隐蔽的运动神经供血。

C3 段向前弯曲。

C2 段位于海绵窦上段和床突下段,呈水平或略向上走行,它发出垂体上动脉,为垂体前部供血。

眼动脉起始于 C2 上段的前部。

它通常位于蛛网膜下腔,很少位于硬膜

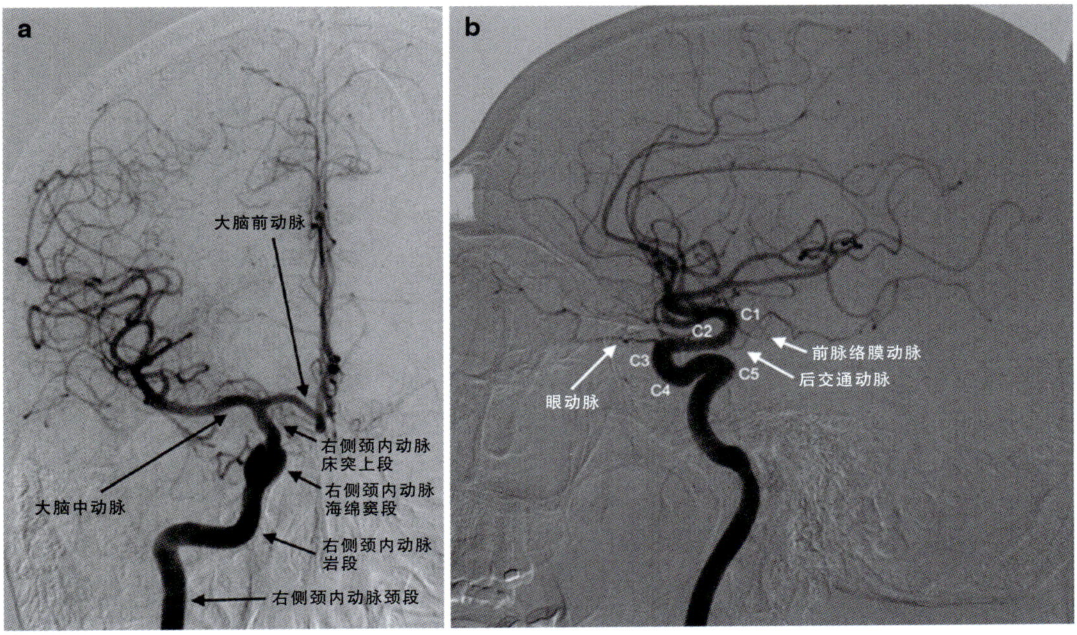

图 13.11　右侧颈内动脉造影。(a)正视图和(b)侧视图。

内,并在视神经管内于视神经下向前走行。

最后,C1 段位于海绵窦上段和床突上段。

颈内动脉床突上段有 4 个分支:后交通动脉、前脉络膜动脉、大脑前动脉和大脑中动脉。

13.2　结论

经典的颌面血管造影主要是通过非侵入性手段进行,通常采用 CT 或 MRA,它们一般只用于血管栓塞前的病变评估。在治疗性栓塞术中,了解正常解剖和颅内-颅外血管吻合对预防栓塞并发症的发生至关重要。

(任家银　王铁梅　译)

延伸阅读

Bracard S, Roland J, Picard L. Les vaisseaux du névraxe: anatomie et pathologie. Variations des artères de l'encéphale. [thèse]. CHU de Nancy; 1984.

Djindjan R, Merlan JJ. Super-selective angiography of the external carotid artery. Heidelberg: Springer-Verlag; 1978.

Kaufmann TJ, Huston J, Mandrekar JN, Schleck CD, Thielen KR, Kallmes DF. Complications of diagnostic cerebral angiography: evaluation of 19,826 consecutive patients. Radiology. 2007;243:812–9.

Lasjaunias P, Berenstein A. Functional vascular anatomy of brain, spinal cord and spine. In: Surgical neuroangiography. Berlin: Springer-Verlag; 1990.

Osborn AG. Diagnostic cerebral angiography. Baltimore: Lippincott-Williams and Wilkins; 1999.

Salomon G. Atlas de la vascularisation artérielle du cerveau chez l'homme. Paris: Sandoz; 1971.

第 14 章

常见牙科病变影像

Kaan Orhan, Berkan Celikten, Aysenur Oncu

14.1 牙科常用射线摄影技术

牙科领域最常用的放射线摄影技术是2D成像，CT、CBCT、MRI和超声在口腔领域的应用使获得颌面部区域解剖结构的3D图像成为可能[1-3](表14.1)。

14.1.1 口内射线摄影

- 根尖周片投照技术
  - 分角线技术(短遮线筒)。
  - 平行投照技术(长遮线筒)。
- 翼片投照技术。
- 咬殆片投照技术。
  - 根尖型咬殆片投照技术：
    - 上颌前部殆片。
    - 上颌后部殆片。
    - 下颌前部殆片。
  - 横断殆片投照技术：
    - 上颌横断殆片(顶点)。
    - 下颌横断殆片(标准)包括下颌前部横断殆片和下颌后部横断殆片。

表 14.1 解剖结构

上颌	鼻孔、切牙孔、侧隐窝、上颌窦、窦隐窝
下颌	颏窝、颏孔、下颌管

14.1.1.1 根尖片投照技术

分角线技术(短遮线筒)

该技术使用短遮线筒。在分角线技术中，确保中心射线与胶片平面和牙齿长轴之间的分角线垂直，可获得与牙相同大小的影像。如果中心射线垂直于牙齿的长轴，则所得影像比牙齿长；如果中心射线垂直于胶片平面，则所得影像比牙齿实际长度短。由于该技术快速、简单且能够提供足够的信息，因此在牙髓治疗中广泛应用。然而，该技术在影像放大方面存在缺陷，很难实现投照角度的准确性。因此，有报道称，该技术不宜用于牙髓治疗后根尖周病变愈合情况的随访[4,5]。摄片时，患者的定位要确保咬合面与地面平行。调整胶片，使胶片上的凸起面向牙齿的咬殆面和球管。在医生的帮助下将胶片放入患者口中，并要求患者用拇指支撑胶片。调整遮线筒角度并进行照射[6](表14.2和表14.3)。

平行投照技术

在该技术中，牙长轴和胶片平行，中心射线垂直于胶片和牙齿进行照射。因此，相对于分角线技术，平行投照技术可以防止影像变形。与分角线技术不同的是，平行投照

表 14.2 分角线技术下颌投照角度

下颌	切牙区域	–15°胶片垂直放置
	尖牙区域	–20°胶片垂直放置
	前磨牙区域	–10°胶片水平放置
	磨牙区域	–5°胶片水平放置

表 14.3 分角线技术上颌投照角度

上颌	切牙区域	+40°胶片垂直放置
	尖牙区域	+45°胶片垂直放置
	前磨牙区域	+30°胶片水平放置
	磨牙区域	+20°胶片水平放置

技术要使用长遮线筒。遮线筒的长度在 36~46cm。另外，要尽量缩短牙齿与胶片之间的距离，球管焦点要小，避免影像虚幻。在患者随访和诊断，获得更佳的细节清晰度方面，该技术较其他技术更具优势。

在该技术中，胶片放置在远离牙冠的位置，以确保平行定位。拍摄时需要使用持片架确保平行位置。如不使用持片架，可在牙齿和胶片之间放置棉卷，使胶片和牙齿处于平行位置；并使用长遮线筒进行投照[5]。

14.1.1.2 殆翼片投照技术

该技术多用于牙体牙髓病学中充填物悬突的发现、邻面龋坏的检测、邻面或咬合面龋损与牙髓关系的评估、继发龋的诊断及髓石和髓腔钙化的诊断。除了牙髓治疗外，还可评估牙槽嵴高度、牙槽嵴吸收水平及牙石的存在。

在进行殆翼片投照时，患者的咬合面与地面平行。将胶片上的咬翼放在患者的牙齿之间，并要求患者咬合。接下来，调整中心射线对准咬翼和胶片的接合处，与胶片形成+8°、+10°的角度。与其他技术相比，该技术的缺点是无法提供牙齿根尖区域的图像[6]。

14.1.1.3 殆片投照技术

该技术有两种应用方式。殆片包括有增感屏或无增感屏。与根尖片相比，殆片的尺寸更大，一般为 5.5cm×7.5cm。殆片多用于腭部和牙槽突骨折、埋伏牙、颌骨内异物的检测，特别是下颌下腺导管结石(涎石症)、多生牙或先天缺牙、硬软腭缺损的外科或正畸检查，以及骨隆突的检查。殆片有横断殆片和根尖型殆片两种类型。在横断殆片投照技术中，牙的影像投影为咬殆面影像，观察不到牙尖形态。上颌投照时中心射线平行于牙齿的长轴，入射点在上颌前牙处，中心线与胶片的垂直角度<90°。拍摄下颌横断殆片时，患者的头部矢状面与地面垂直，中心射线垂直于牙齿长轴与胶片平面之间夹角的平分线照射。上颌前部殆片拍摄时，以+60°的垂直角度，入射点在鼻弓水平。要求患者咬住胶片。如果患者没有牙齿，则将拇指压在上颌，示指压在下颌，或将手指卷置于牙槽嵴之间，并要求患者咬殆。下颌前部殆片垂直投照角度–55°，入射点为下颌联合处，患者头部稍微后仰。

在根尖型殆片投照技术中，可以观察到牙齿的根尖，但下颌的后牙有重叠。通过对殆片技术的改进，上颌窦图像可通过从距鼻翼 5cm 的距离投照而获得。

14.1.2 其他投照技术

14.1.2.1 数字减影成像

X 线检查无法检测到骨骼的细微变化。在牙周病早期发生的骨丧失，只能依赖于临床诊断。为了检测这些细微改变，多种减影软件被开发出来。减影软件通过将不同时间投照获得的 X 线影像重叠，消除不同时间拍摄的影像中无变化的结构，从而提高骨骼改变检出率[7-10]。这项技术最早由德国放射学家 Ziedses des Plantes 于 1934 年提出，1983 年，Gröndahl 等人率先将其应用于牙科领域。数字减影软件因其高敏感性和精确度而被应用于牙周病牙槽骨丢失的诊断、治疗结果的评估、种植治疗结果评估和骨结合的检测等领域[8,9,11]。在数字减影成像中，两个图像必须具有相同的标准化成像技术和X线拍摄对比度。但近年来开发的减影软件已可以消除某些角度误差和对比度误差。在传统平片技术中，每单位体积 30%~60%的骨组织矿化改变才能被经验丰富的放射科医生识别。然而，Ortman 等人的研究证实，在标准化投照的情况下，使用数字减影成像技术可检测到骨组织 5%的矿物质损失[12]。

在数字减影技术中，应该选择数字成像系统来提高敏感性。因为，将使用传统技术获得的胶片图像转移到计算机过程中的数据丢失会降低减影技术的敏感性。

14.1.2.2 调栅计算机断层扫描

调栅计算机断层扫描(TACT)技术是近年发展起来的一种合成断层成像系统，它使用的平板探测器对 X 射线极其敏感且具有低频噪声特征。TACT 是一种成像系统，其算法可创建 3D 图像，可与几乎所有提供数字化输出的成像系统一起使用。该系统可以利用 2D 投影的数据生成真实的 3D 数据。

TACT 技术于 1990 年在美国首次被开发。理论上，TACT 的主要算法是数字专论的算法。口内 X 线摄影通过将小型平板探测器放入口腔中，从不同角度获取口腔内 X 线片。这些图像由投影组合而成，构成了 TACT 主要图像。从不同角度获得 4~6 次图像。TACT 的操作软件存储这些生成的图像，并通过在每个图像上放置特定标记，将这些标记图像重建为横断面多平面图像。通过创建重建的伪全息图消除模糊的图像并获得清晰的图像。尽管它们在牙髓病学中的应用有限，但据报道，它们在检查根折，特别是牙根纵折方面具有显著的优势[13,14]。

14.1.3 曲面体层摄影

1904 年，Bouchacourt 提出了在一张胶片上显示所有牙弓的想法。Bouchacourt 计划通过将 X 射线源放置在口腔内进行辐射，将牙弓的图像记录在口腔外的胶片上。后来，在 Yrjo V. Paatero 教授研究基础上，曲面体层摄影技术于 1949 年得到了发展。曲面体层摄影是一种能够同时对牙弓和邻近解剖结构进行层析成像的技术，并且具有最小的几何失真和叠加。它可将所有牙齿和颌骨、上颌骨区域直至眼窝上部 1/3、上颌窦、下颌骨和颞下颌关节一起显示。

曲面体层摄影主要优点

- 面部骨骼和牙齿综合成像。
- 患者暴露于最小辐射剂量。
- 轻松定位患者。
- 方便患者检查。
- 张口受限患者亦可检查。
- 持续时间短。
- 有助于医患交流，患者可以轻松读懂全景片。

曲面体层摄影主要缺点

- 与口内片相比，图像质量较差，难以诊断小的龋损。
- 无法显示需要筛查的位置，它们可能由于软组织和气道产生的阴影而被隐藏。
- 重影和伪影。
- 变形和放大。
- 因曝光时间长，5 岁以下儿童和残疾

人无法配合检查。

曲面体层摄影的牙髓适应证是有限的。然而，它可用于检查根尖周区域的囊性和牙周炎病变。此外，曲面体层摄影检查还可用于诊断牙列异常。乳牙列中缺牙、多牙、双生或融合牙、恒牙列异常的患者属于高危人群。由于乳牙列和恒牙列之间的密切关系，乳牙异常的早期诊断有助于医生预测未来，并尽早确定最佳治疗方案。

曲面体层摄影在多生牙的识别、定位和手术切除中具有非常重要的地位。此外，使用曲面体层摄影诊断颅锁发育不良、多生牙、上颌骨和下颌骨的形态异常的时也可以观察到恒牙列的异常。加德纳综合征、多伴发有多颗埋伏多生牙、颅颌骨及长骨骨瘤、肠道多发性息肉，以及皮样或表皮样囊肿也可以通过曲面体层摄影检查进行诊断。当曲面体层摄影观察到骨瘤和多生牙时，也可以早期诊断加德纳综合征。此外，曲面体层摄影在巨牙的早期诊断及正畸治疗的规划方面也具有重要地位。如果存在巨牙和牙齿发育迟缓，曲面体层摄影可以早期诊断。牛牙症是一种牙齿遗传性形态异常，见于多根牙，由于 Hertwig 上皮根鞘内陷形成。牛牙症是由牙髓基部移位和向根尖分叉而导致的牙髓腔扩大。牛牙症通常双侧对称发病。极少数情况下，可能只有单颗牙齿受累。口内检查往往无法发现这种牙齿发育异常，必须通过 X 线检查来诊断。曲面体层摄影检查对于牛牙症的诊断非常可靠。由于牙列发育异常可能会影响患者的美观和自信，因此，早期诊断牙齿发育异常至关重要，可以帮助医生制订必要的治疗计划。除了临床检查外，曲面体层摄影检查在诊断牙齿发育异常方面也非常有效和有意义。牙齿异常的早期诊断可以实现早期干预。未及时发现的牙齿发育异常在后期的治疗中将更加困难，且预后较差。曲面体层摄影一般不适合诊断牙髓疾病（图 14.1）。

14.1.4 CBCT

CBCT 可用于牙髓疾病的诊断、根管形态的检查、非牙髓病变的检测、对 C 形根和创伤的评估、牙根内外吸收及侵袭性牙颈部吸收的分析、根管手术前规划，以及根管内植入物的观察。最近研究表明，与传统根尖周 X 线片相比，CBCT 在确定水平和垂直牙根折裂方面更有价值。此外，最近有报道开展了 CBCT 在检查根管治疗后牙折或桩核修复后牙折的有效性研究。图像显示桩核修复后根折的情况，然而，CBCT 检查并未发现折裂。因此，建议在利用 CBCT 诊断桩核修复后根折裂时要谨慎，尤其是在有高密度根管充填物的情况下，因为，在 CBCT 检查中高密度修复材料的伪影可影响根折的诊断。CBCT 也可用于需要根尖手术的病例。特别是在磨牙区域进行的根尖手术，了解颊侧皮质骨的厚度对于从颊侧区域进入病变区是非常重要的。由于手术进入腭根部（尤其是磨牙区）存在困难，因此，有必要在感染性病例和

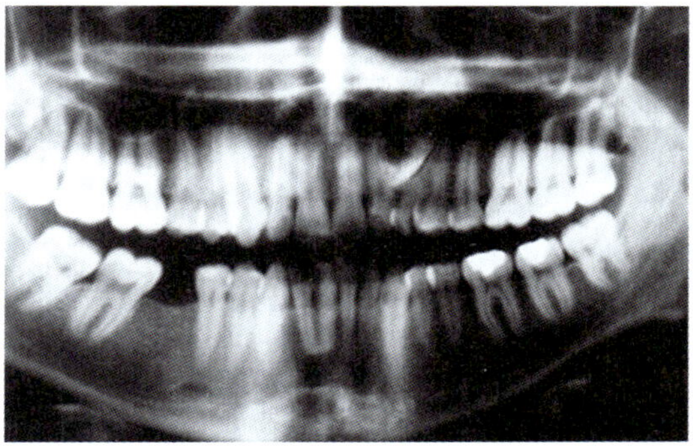

图 14.1 曲面体层摄影，埋伏尖牙萌出前的牙冠内吸收。(From the archive of Dr. Kaan Orhan)

考虑进行根尖手术的病例中使用 CBCT。这样做的另一个显而易见的好处是防止这些区域的复杂解剖结构受损[15–21]。

14.2 X 线摄影在普通牙科诊所的应用

X 线摄影在牙髓病学中的使用领域可简要概括如下。

14.2.1 治疗前

14.2.1.1 牙齿疾病识别

深龋与牙髓关系的评估

X 线摄影广泛用于检测牙齿龋损，评估龋齿和牙髓之间的关系。通常，㖞翼片、根尖片和曲面体层摄影用于此目的（图 14.2 和图 14.3）。

需要注意的是，X 线检测到的龋齿大小通常与临床上去龋后观察到的大小不同。由于存在脱钙的龋坏组织，X 线图像中检测到的龋损尺寸通常比临床检查中检测到的尺寸更小。另一方面，也可能存在相反的情况。龋损可能被认为扩大到具有完整结构和未龋坏的的区域。

在这种情况下，龋坏可能会被认为比实际尺寸大[22]。此类视觉误判的可能原因有：

- 龋损的脱钙量。
- X 射线光束的角度不正确。
- 通过临床干预完全消除龋齿。

此外，在龋病的影像学评估中，由于“牙颈部正常存在的低密度影像和视错觉、马赫带效应、透射的修复体、牙齿异常、辐射误差和投影误差”等因素，非龋坏结构可能会被误判为龋损。因此，临床检查应与 X 线检查同时进行。

当牙齿龋坏到达牙髓组织时，牙髓结缔组织开始对刺激物产生反应，导致不可逆性牙髓炎，这可以在临床检查中观察到。在不可逆性牙髓炎的影像学评估中，仅在牙髓腔与龋洞相邻或靠近龋损的地方才能观察到深层修复。此外，在不可逆性牙髓炎的晚期，可以观察到牙周间隙轻微扩大。

根尖周疾病的识别

尽管根尖周疾病的诊断是通过组织学确定的，但某些病变可能会显示出特殊的影像学征象。

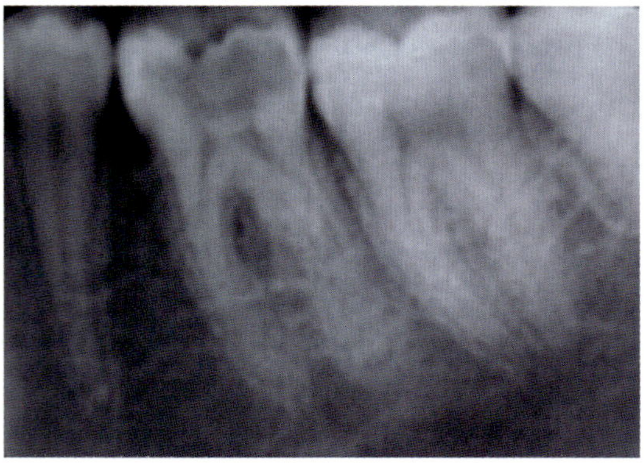

图 14.2 左下颌 6 根尖片，可观察到㖞面龋与牙髓腔相通。

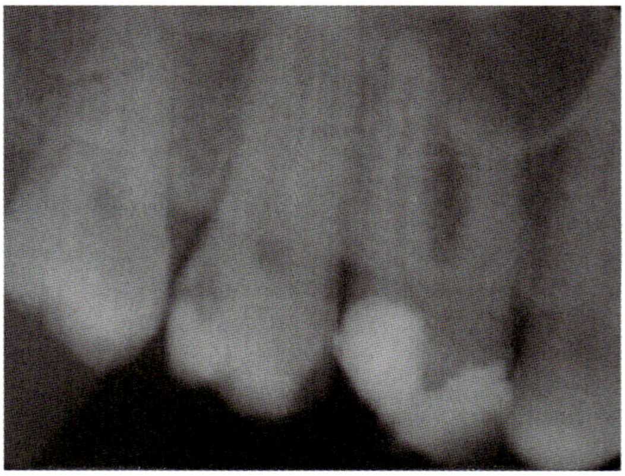

图 14.3 右上颌 7 根尖片，牙本质深层龋与牙髓腔相距较远。

在牙髓病学中，根尖周疾病可分为：

- 急性根尖周炎。
- 急性根尖脓肿。
- 慢性根尖周炎（根尖周肉芽肿和根尖周囊肿）。
- 慢性根尖脓肿。
- 致密性骨炎。

如果是牙髓炎后发生急性根尖周炎，往往在 X 线检查上观察不到。但是，由坏疽或牙髓坏死引起的急性根尖周炎，影像学上可见牙周间隙增大。

急性根尖脓肿的影像学表现可能存在差异。如果是急性根尖周炎导致急性根尖脓肿，在 X 线片上会观察到根尖周间隙增大。慢性根尖周炎发生急性根尖脓肿时，可以观察到明显的根尖局部低密度透射影。

慢性根尖脓肿在放射学上表现为透射影和弥漫性病变。这类影像与囊性病变不应混淆。与慢性根尖脓肿相比，囊性病变的影像学征象多表现为边界圆形且边界更为清晰。

慢性根尖周炎（根尖周肉芽肿和根尖周囊肿）在 X 线片上表现为牙根根尖区域大小不同的射线透射区域。当病变 $> 200mm^2$ 时一般认为是根尖周囊肿。

X 线片上经常会遇到无症状的局灶性骨硬化病变，如致密性骨炎。表现为阻射性，根据其大小、形状，以及与牙齿根尖关系，在文献中通常表达为具有明显局限性、非膨胀性、密度均匀的阻射性团块。如果颌骨内出现不明原因的射线阻射性区域，则被称为“特发性骨硬化”，以及“致密性骨炎”。特发性骨硬化在影像学上表现为局限的射线阻射性区域，为光滑或不规则的边界，很容易与周围的正常骨组织区分开来。另一方面，致密性骨炎可以表现较为弥漫的阻射影，或伴有增宽的牙周韧带周围骨硬化。

放射图像只用于初步诊断，往往不能单独用于根尖周疾病的诊断。明确诊断只能通过组织学和临床检查来确定（图 14.4 至图 14.7）。

牙内吸收或外吸收的判定

牙内吸收影像表现为根管或髓室内界

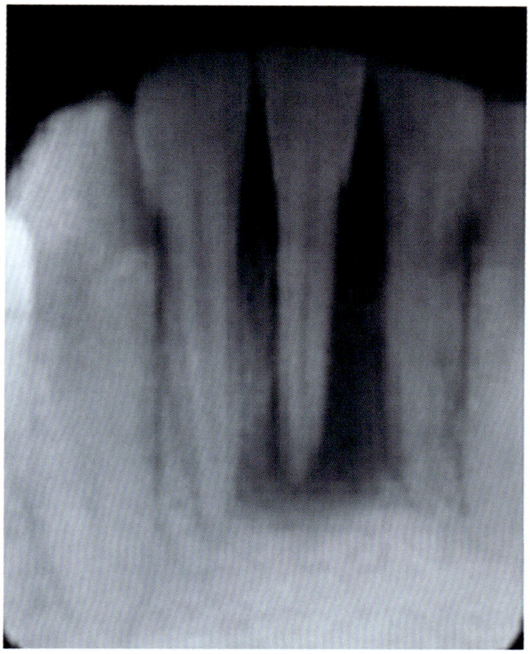

图 14.4　右下颌中切牙根尖周病变。

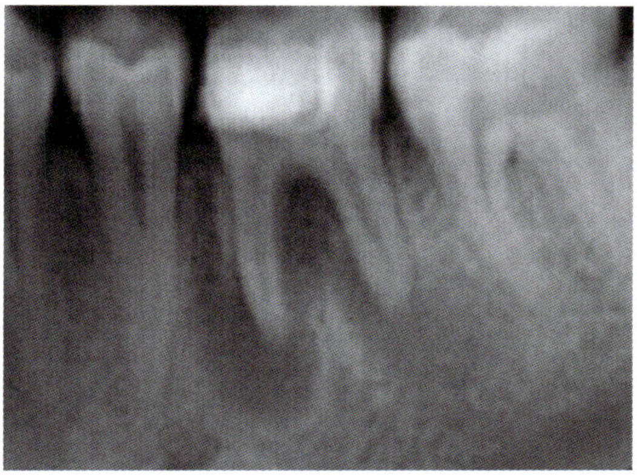

图 14.5　左下颌 6 根尖周病变。

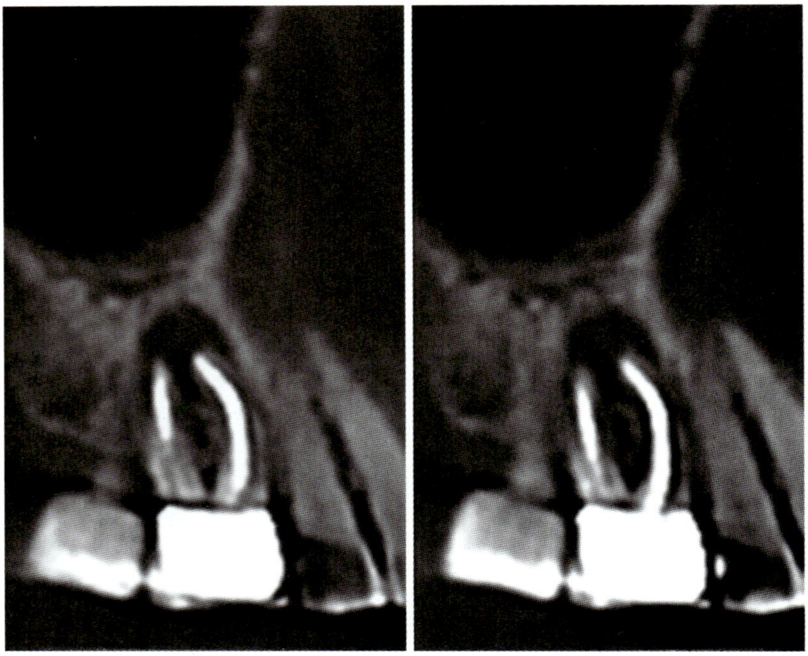

图 14.6 慢性根尖周炎 CBCT 图像。

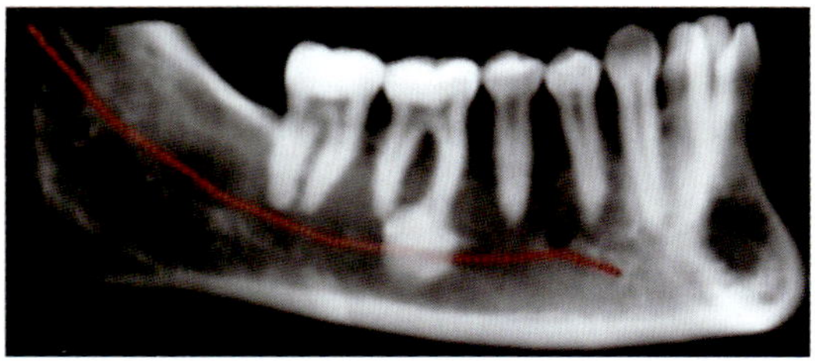

图 14.7 致密性骨炎 CBCT 图像。

限清楚的圆形透射影。透射区具有同等强度，并且在该区域内无法观察到根管走向。此外，射线透射区域的位置不会因投照角度不同而改变(图 14.8 至图 14.11)。

另一方面，在 X 线片上观察牙外吸收，并不像牙内吸收那样呈现出圆形和边界清楚的影像。相反，它的边界多呈锯齿状。透射区域存在着密度差异。此外，可见吸收区域的根管走向，在吸收区域处存在与根管的重叠。从不同的角度进行摄片，可以确定病变的位置。

牙齿异常的识别

由于一些牙齿的解剖结构与已知的结构不同，所以在根管治疗过程中会遇到困难。这主要包括牙内陷、融合牙、双生牙、C形根管、牛牙症、牙根弯曲和腭侧沟等。

牙内陷畸形是一种由牙齿硬组织形成过程中上皮细胞内陷引起的发育性牙齿异常。内陷区容易引起牙菌斑的附着和龋病的形成。

畸形中央尖是一种由牙本质与牙髓一起向外凸起引起的发育异常。它可表现为结节尖、副尖、前磨牙咬合结节、咬合珠或爪状结节。在牙髓病学方面，它的重要性在于具有这种结构的牙齿，畸形尖很容易磨穿，导致牙髓暴露于口腔环境，从而引起牙髓感染。此外，如果在上颌切牙中发生这种结节，可能会影响患者的咬合。

融合牙是由 2 个牙胚在发育阶段相互融合而成。在牙齿发育过程中，髓腔和根管

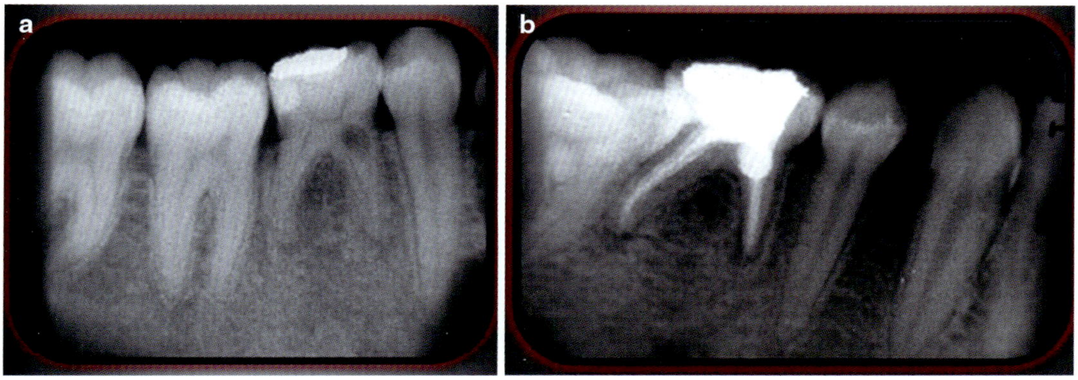

图 14.8　(a)右下颌 6 根髓冠 1/3 可见根内吸收。(b)右下颌 6 根内吸收的治疗。

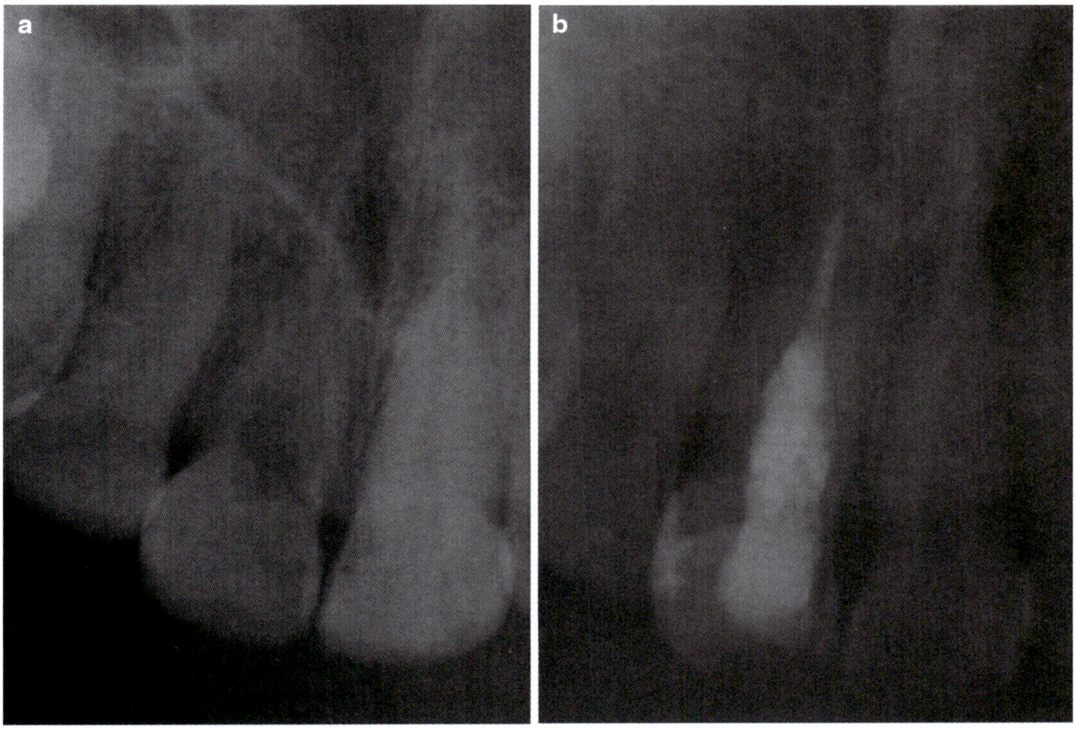

图 14.9　(a) 右上中切牙牙冠和根的内吸收。(b) 右上中切牙的根管治疗。

可以分开也可以融合在一起。

双生牙是指在单个牙胚上形成部分或完全分开的牙冠，这是单牙胚分裂的结果。

C 形根管是由近中根和远中根的舌侧或颊侧根面合并引起的根管变异。其横截面根管形态呈字母"C"形，被认为是由牙根之间骨质堆积或 Hertwig 上皮根鞘在根分叉未完全分解所致。C 形根管作为一种解剖变异，使根管治疗的难度大大提升。

牛牙症是由髓室向根方扩展引起的。在

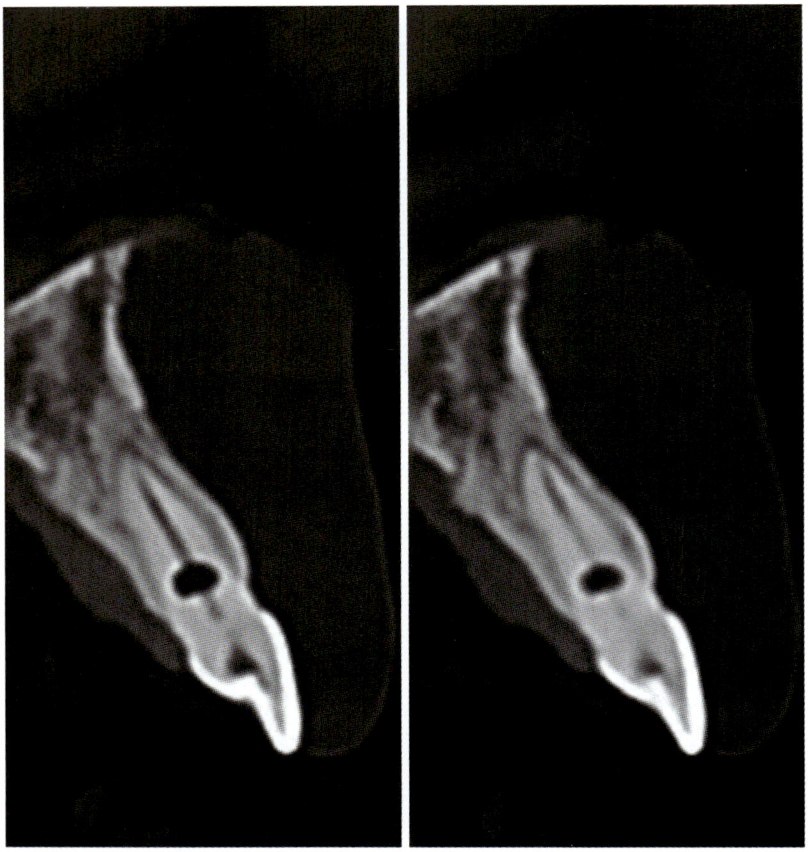

图 14.10 CBCT 矢状面图像上牙内吸收。

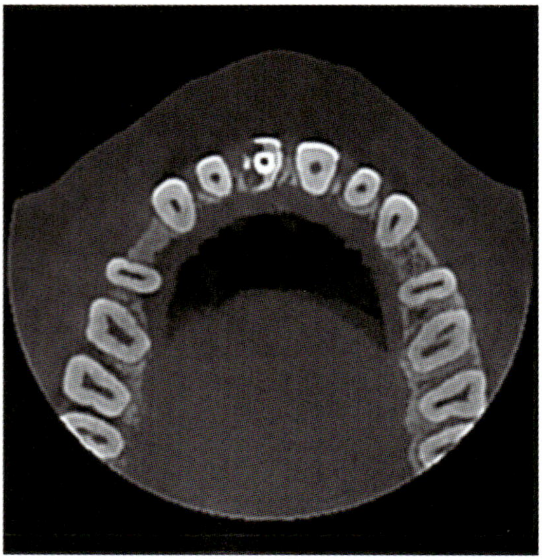

图 14.11 CBCT 横断面图像的牙外吸收。

影像学上表现为髓腔异常扩大及牙根短小。尽管其病因尚不完全清楚，但被认为是由 Hertwig 上皮根鞘未及时内陷引起的(图 14.12)。

牙根弯曲的评估需要在近、远中向和颊、舌向进行，当弯曲≥90°时可认定为牙根弯曲(图 14.13)。

畸形腭侧沟的确切病因尚不完全清楚，其主要原因是牙发育过程中，内釉上皮和 Hertwig 上皮根鞘折叠内陷形成沟槽。沟槽内聚集并沉积的牙菌斑会导致龋病和牙周病，进而引起慢性牙髓炎或牙髓坏死的发生[23,24]。

牙外伤的评估

对于外伤患者而言，影像学检查和口腔

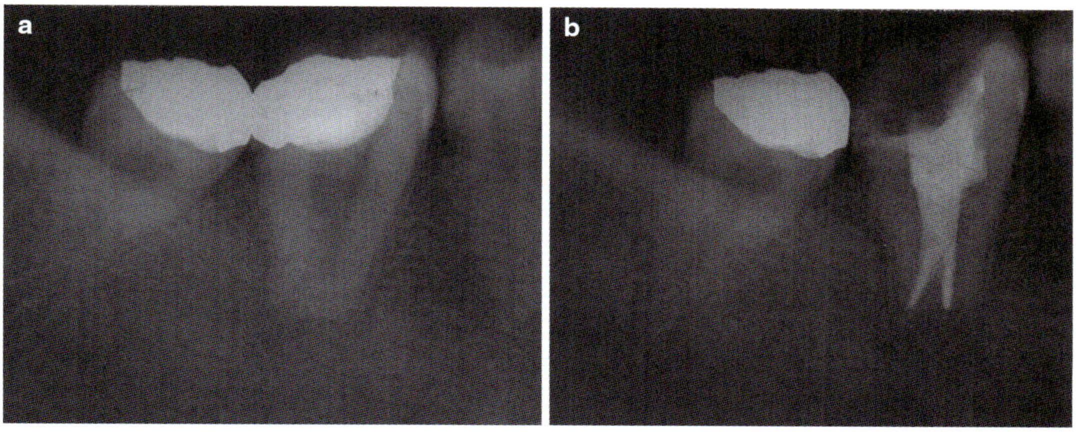

图 14.12　(a)右下颌 6 髓室底向根方移位导致的重度牛牙症。(b)右下颌 6 根管治疗术后。

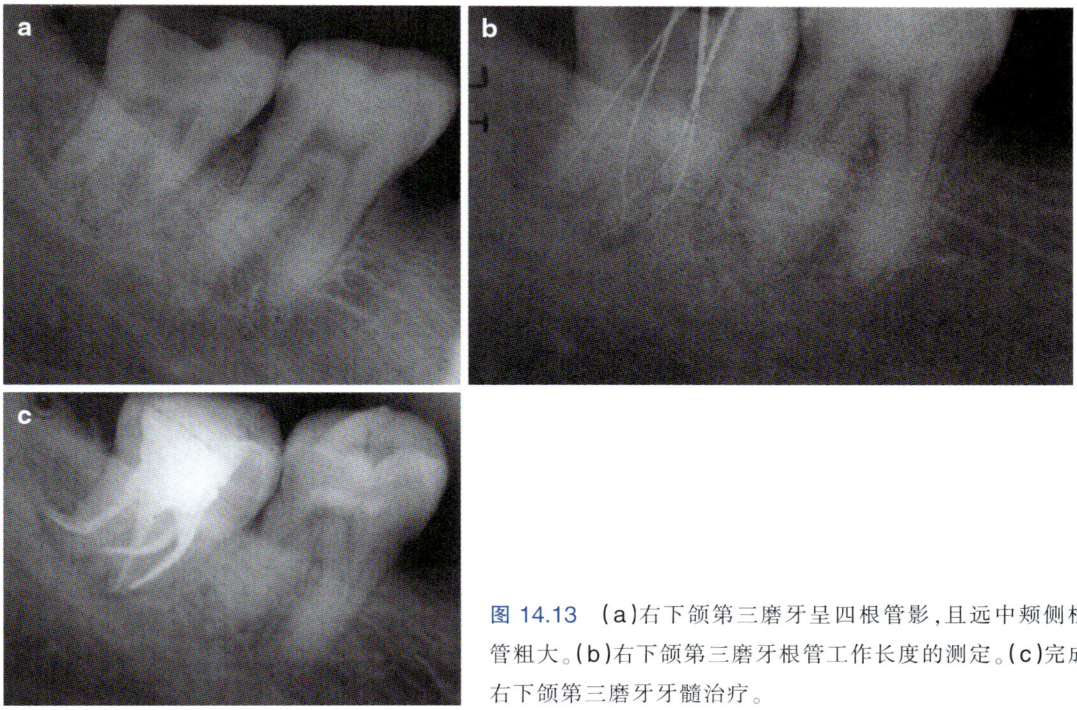

图 14.13　(a)右下颌第三磨牙呈四根管影,且远中颊侧根管粗大。(b)右下颌第三磨牙根管工作长度的测定。(c)完成右下颌第三磨牙牙髓治疗。

检查同等重要。不同于其他情况,单独的口内 X 线片诊断依据不够充分,还应进行口外 X 线片检查。

口外 X 线片通常用于面部复杂骨折中对牙槽、颌骨及关节的评估,检测外伤后牙体移位、牙或异物嵌入唇部等软组织的情况。

口内 X 线片也用于检测牙体硬组织和牙周组织损伤,包括以下几个方面。

- 牙体硬组织损伤。
  - 牙釉质折断或裂纹:包括折裂及仅

累及牙釉质的裂纹。

○ 简单牙冠折裂：不累及牙髓的牙釉质–牙本质折裂。

○ 复杂牙冠折裂：牙釉质–牙本质折裂且累及牙髓。

○ 牙根折裂（横折及纵折）。

○ 不累及牙髓的冠根联合折裂。

○ 冠根联合折裂且累及牙髓。

• 牙周组织损伤。

○ 牙震荡：叩诊敏感且无明显松动或移位。在牙齿活力正常的情况下，往往在X线片上观察不到异常。

○ 不完全性脱位：牙齿和周围组织松动，但临床或影像上没有明显移位。

○ 嵌入性脱位：牙体嵌入牙槽窝内。

○ 部分脱位：牙体向外移位脱离牙槽窝。

○ 侧向脱位：牙的侧向移位

○ 完全性脱位：牙体完全从牙槽窝脱出。

• 钙化根管的辨识。

在X线片上可以发现部分或整个髓腔被钙化物质所取代。因钙化组织阻塞根管通路，临床上通常不能探入根管（图14.14）。

• 根管充填质量及根尖孔位置的评估。

通过X线片对根管治疗后的充填质量进行评估（图14.15）。X线片可以提供有关根管遗漏或根管充填材料溢出的信息，供临床医生抉择是否重新进行牙髓治疗（图14.16）或拔除牙齿。

• 根管治疗前牙根和根管数量、形状、大小和走向等根管解剖的评估

牙髓治疗前拍摄X线片是牙髓治疗成功的重要环节。通过X线片观察根管解剖形态、检测病变结构并诊断形态未知的结构。

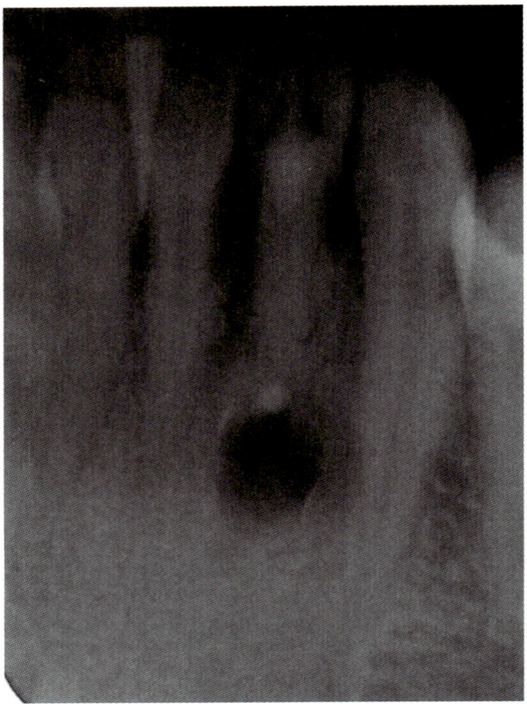

图14.14 左下颌中切牙牙髓钙化。

根髓的形态变化多样，因此，如果不进行仔细的X线检查，可能会忽略部分牙根或根管，从而导致根管治疗失败（图14.17至图14.19）。

14.2.2 治疗中

X线片在根管治疗中的应用包括：

• 确定工作长度（图14.20）。

• 确保充填前的根管预备形状。

• 识别牙髓治疗过程中髓室底穿孔或根管壁侧穿等并发症（图14.21和图14.22）。

• 确定器械分离的位置。器械分离是根管治疗过程中可能发生并影响治疗过程的并发症（图14.23和图14.24）。牙齿的预后受器械分离发生的位置、所处的根管治疗的阶段，以及牙齿之前的情况等影响。

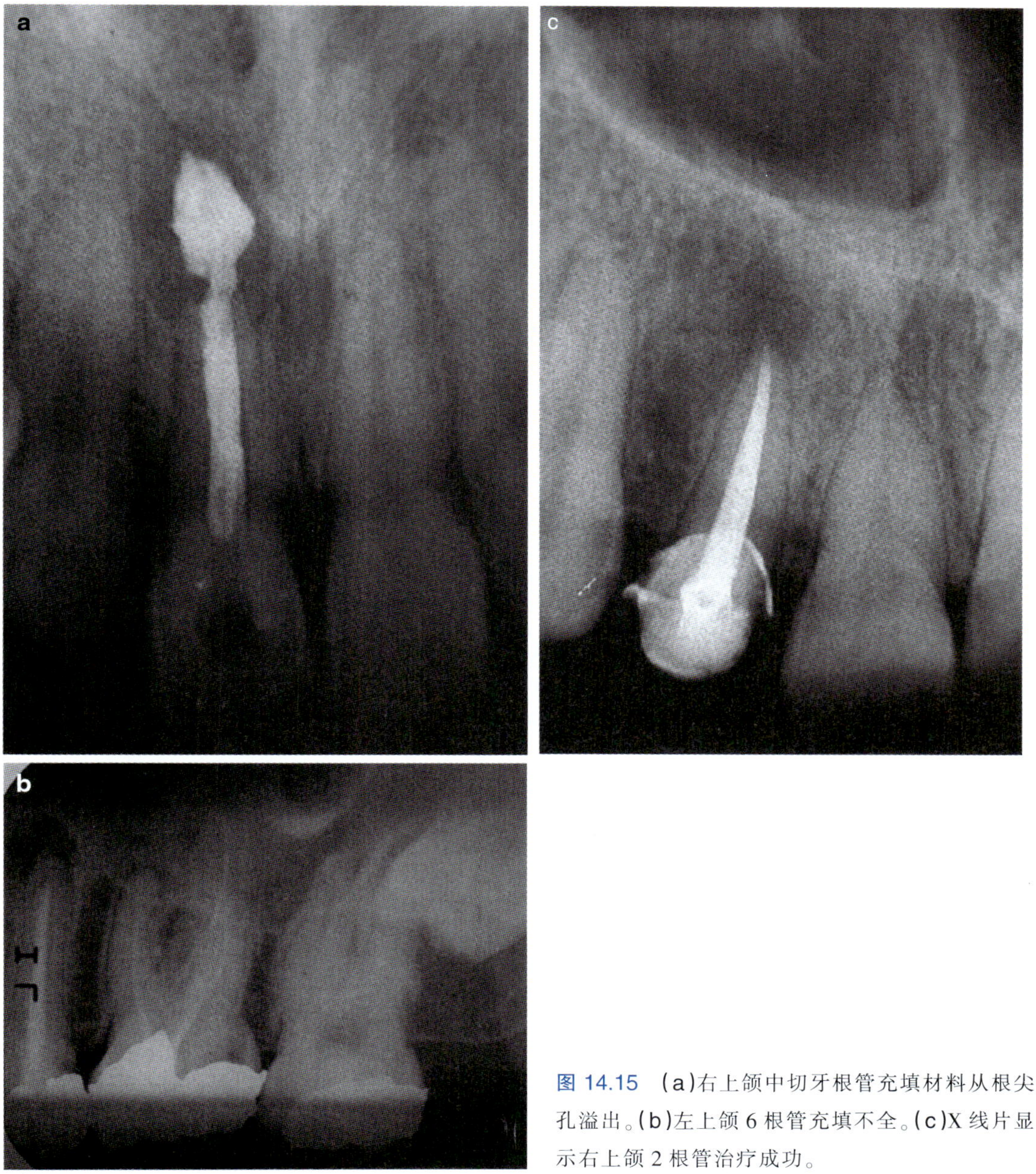

图 14.15　(a)右上颌中切牙根管充填材料从根尖孔溢出。(b)左上颌 6 根管充填不全。(c)X 线片显示右上颌 2 根管治疗成功。

14.2.3　治疗后

X 线片在根管治疗后的应用包括：

• 评估根管充填质量和治疗后即刻的根尖位置。

• 根管充填的随访(图 14.25)。

• 把握根管倒充填术和牙半切术的适应证(图 14.26)。

• 掌握根尖诱导成形术后根尖闭合情况。

综上所述，口内 X 线片经常用于牙体牙髓疾病的评估。因此，治疗中应仔细阅片。

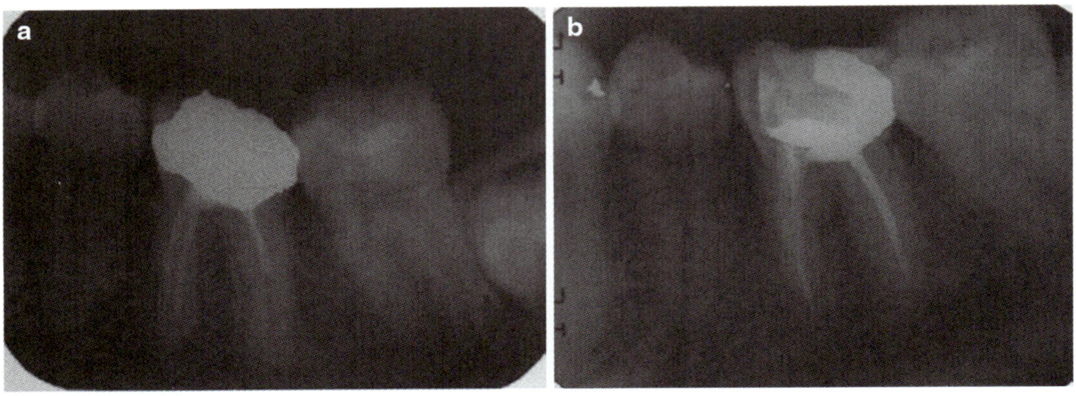

图 14.16　(a)左下颌 6 根管欠填。(b)左下颌 6 根管再治疗。

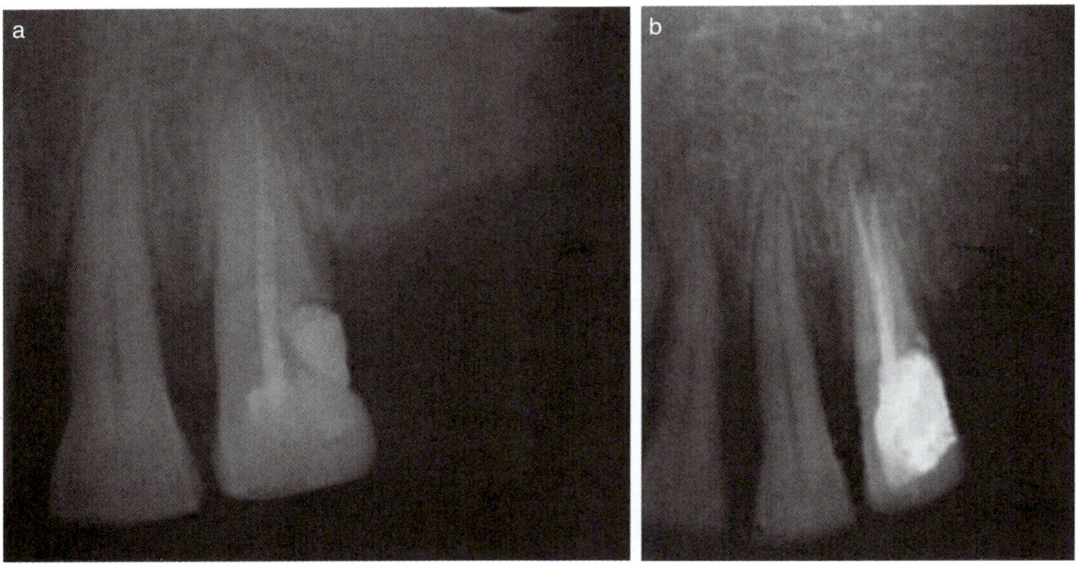

图 14.17　(a)右上颌侧切牙双牙根，其中一根管漏填。(b)完成根管再治疗后影像，可发现另一个牙根。

14.3　口腔其他常见疾病的成像

14.3.1 牙周病

如果牙龈炎没有得到有效治疗，会导致牙周支持组织进一步破坏而发展成为牙周炎。牙周炎以多种菌群产生的慢性炎症及龈下骨质吸收为特点[25]。在牙周病的诊断中，除了牙周探查等临床检查外，还需要进行 X 线片检查来评估牙槽骨水平[25]，包括剩余骨量、牙槽嵴状况、根分叉区、骨质吸收情况和牙周膜间隙等。根尖片和骀翼片因低成本和低辐射剂量等优点，广泛应用于牙槽骨吸收类型和水平的检查。此外，全景片可以检查

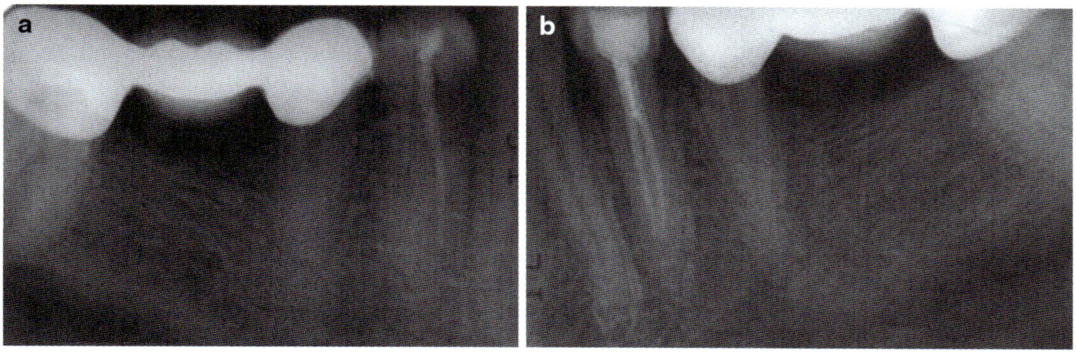

图 14.18　(a)左下颌第一前磨牙双根管，其中一根管漏填。(b)完成根管再治疗后影像，仔细阅片后发现另一个牙根。

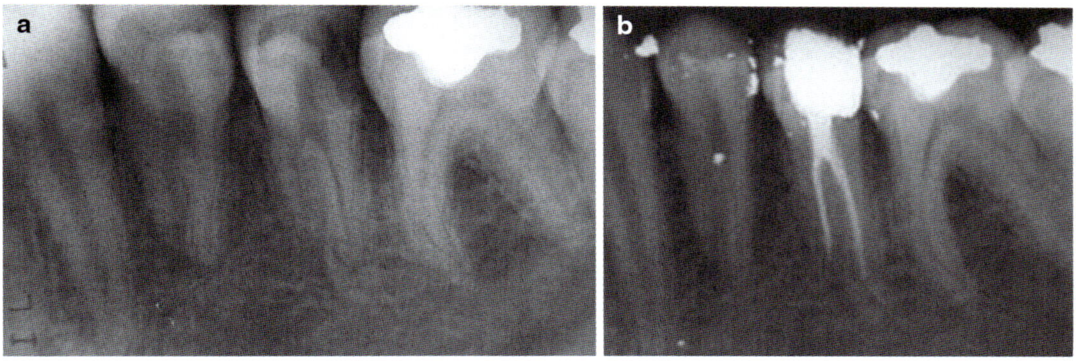

图 14.19　(a)左下颌第二前磨牙双根管，其中一根管漏填。(b)完成根管再治疗后影像，仔细阅片后发现另一个牙根。

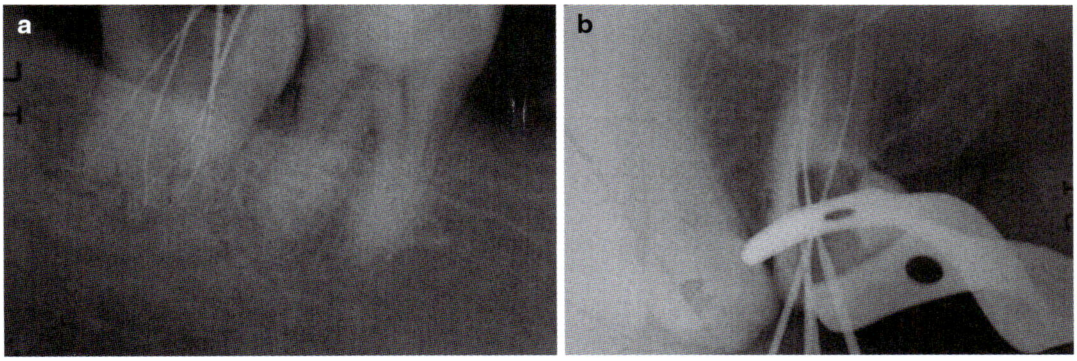

图 14.20　(a)用 K 锉测定右下第三磨牙的工作长度。(b)用 K 锉测定左上第二磨牙的工作长度。

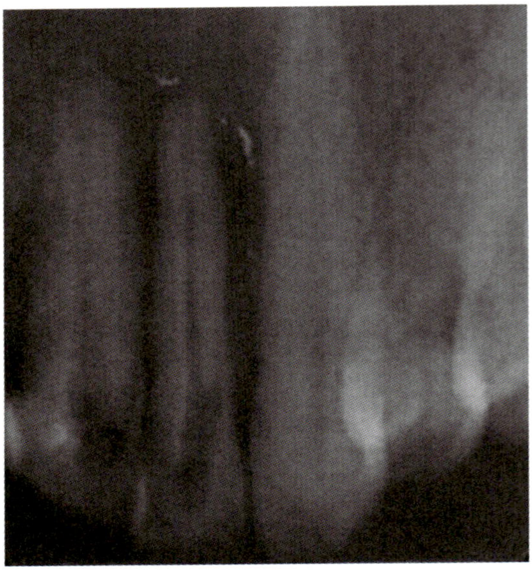

图 14.21 右上颌侧切牙开髓方向偏离根管方向。

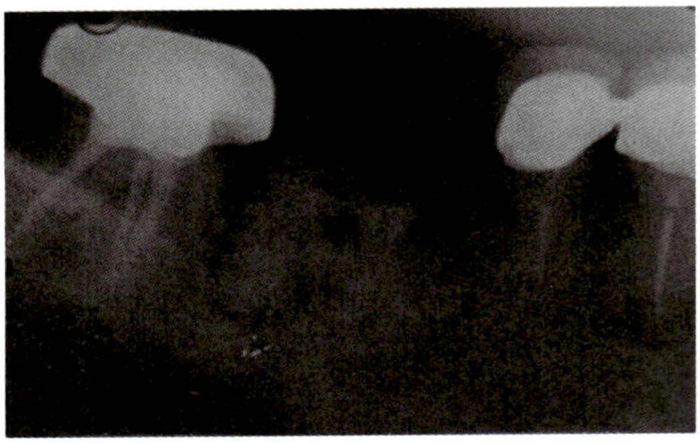

图 14.22 X 线片显示探查右下颌 6 根管时根分叉意外穿孔。

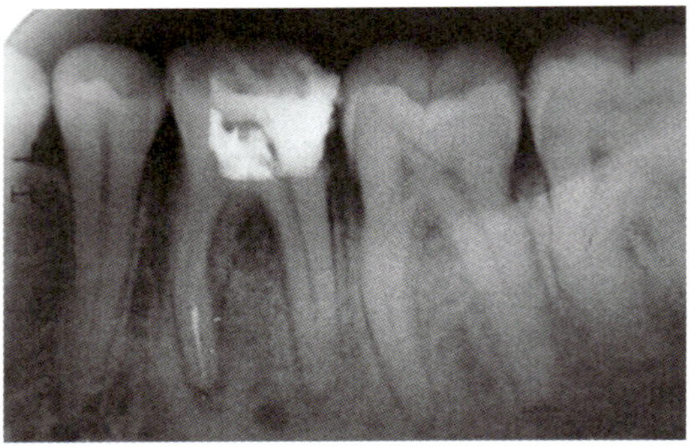

图 14.23 左下颌第一磨牙根尖 1/3 的根管器械分离。

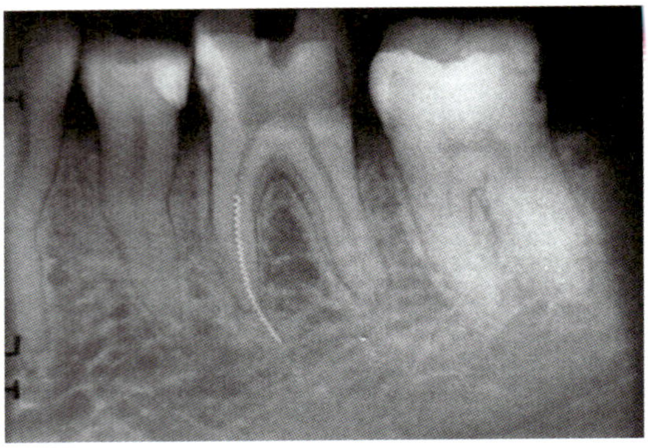

图 14.24 左下颌第一磨牙根管器械断裂。

包括上下颌在内的整个牙列，并有助于鉴别局限型或广泛型牙周炎。然而，由于骨吸收区域和临近完整骨质结构的影像重叠，这些2D成像方法无法区分颊、舌侧骨质吸收水平及形态，不能很好地评估骨缺损程度。而CBCT作为一种先进的成像技术，通过对病变区域牙和牙周骨质结构进行横断面和3D可视化分析，从而检测牙和牙周骨质的缺损[27](图 14.27)。

慢性牙周炎因大量牙菌斑和牙结石沉积而引起牙周骨质的吸收。临床症状包括炎症表现、牙周袋形成、牙周附着丧失、骨质吸收及龈下菌斑沉积等。侵袭性牙周炎的早期进展非常迅速。当恒牙受到影响时，其特征性表现为第一磨牙和切牙周围垂直向牙周组织破坏，以及快速进展的骨吸收[28]。

14.3.2 牙髓-牙周联合病变

这类病变可由牙髓源性根尖周病变出现牙周炎所致。在确定个别根尖周或根侧病变的病因及推荐相适应的诊疗方法时，确认是否为牙髓-牙周联合病变具有重要临床意义。牙体牙髓病变引起的牙周骨质吸收最初只表现在松质骨，因此，当骨皮质也受到影响时才能在X线片上检测出[29]。

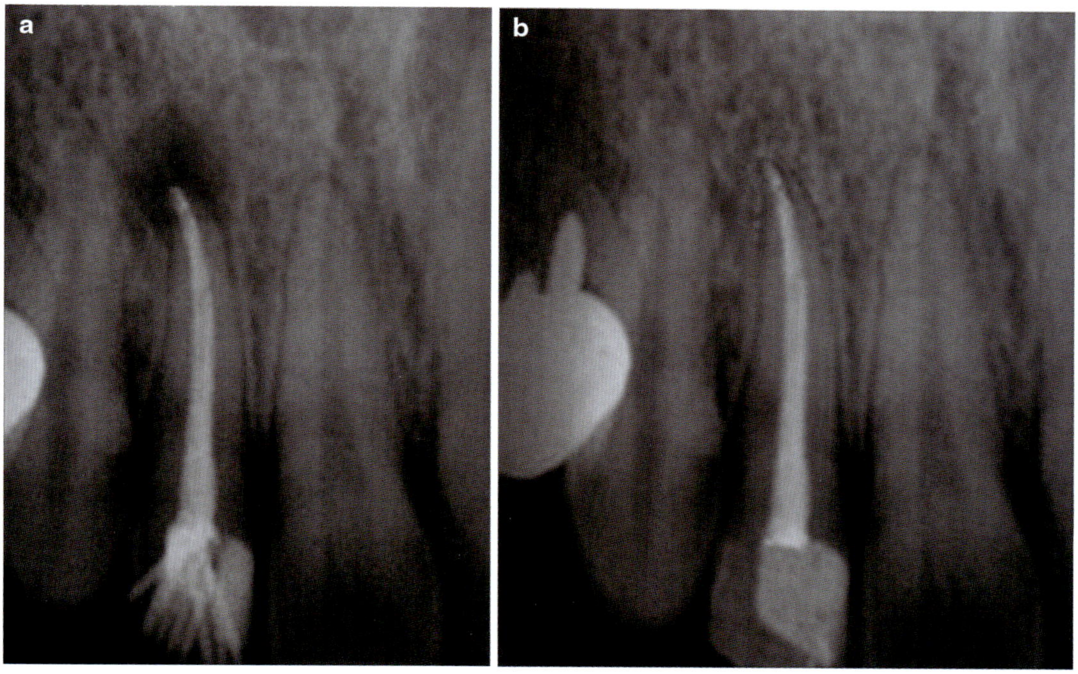

图 14.25　(a)右上颌侧切牙根尖区低密度病变。(b)根管治疗 6 个月后,根尖区透射影显示完全愈合。

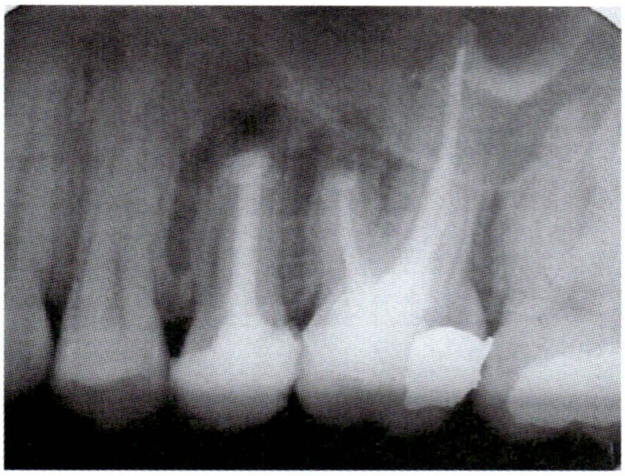

图 14.26　评估右上第一磨牙根尖倒充填术效果。

14.3.3　第三磨牙阻生

全景片和 CBCT 可用于评估第三磨牙的解剖位置、观察与之相关的病变、在法医学中确定年龄等。基于上颌第三磨牙的 Archer 分类,根据第三磨牙与第二磨牙长轴的倾斜度分为近中阻生、远中阻生、水平阻生。而在 Winter 分类中,根据下颌第三磨牙与第二磨牙长轴的关系分为垂直阻生、水平阻生、近中阻生和远中阻生,以及颊向阻生、舌向阻生和倒置阻生。其中,近中阻生最为常见[30]。第三磨牙阻生会引发智齿冠周炎、第二磨牙远中牙面(冠部或根部)吸收及边缘骨吸收,进而导致第二磨牙牙髓坏死或牙齿脱落。口内 X 线片有助于观察牙齿周围骨量、邻牙的位置和结构等并做出早期诊断[31-33]。然而,根尖片也有一定局限性,如不能明确牙齿与下颌神经管的关系、视野较小仅能观察局部,以及因拍摄中较难确定口内胶片的位置影响效果等。因此,在第三磨牙阻生的外科手术计划中,通常首选全景片[34](图 14.28)。

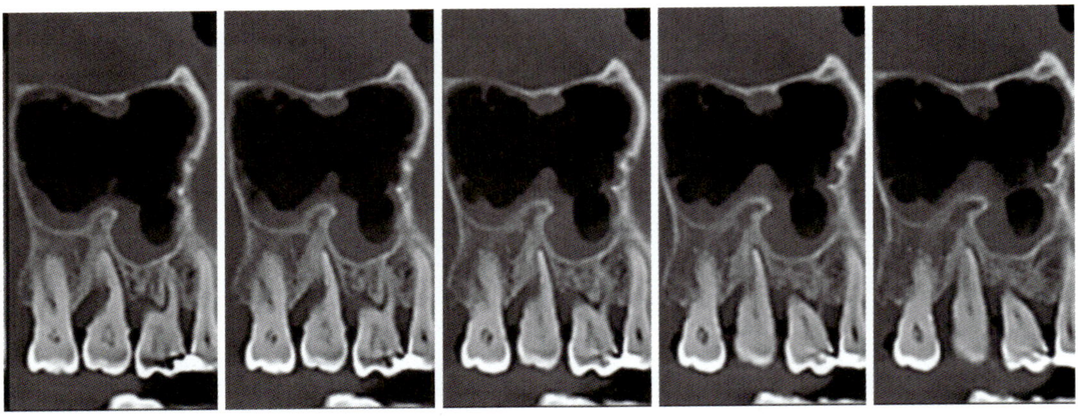

图 14.27 CBCT 图像显示牙周骨质破坏及上颌窦黏膜增厚。

14.3.4 下颌磨牙与下牙槽神经管关系的评估

下颌磨牙牙根或埋伏的第三磨牙可能与下牙槽神经管关系密切。在制订外科手术计划、种植体植入和根管治疗之前，应全面观察下牙槽神经解剖形态及其位置，避免神经损伤可能[35]。

全景片是评估牙齿与下牙槽神经管解剖关系的有效成像方式，具有辐射剂量相对较低、口腔结构代表性广、临床医生易于获取等优点。但另一方面，由于 2D 信息图像分辨率较低、解剖结构重叠等原因，对牙根的颊、舌侧或根间位置的了解受限[36]。因此当下颌磨牙与下牙槽神经管关系密切时，需在拔牙前利用 CBCT 进行详细检查[37](图 14.29)。

14.3.5 上颌磨牙及根尖周病变与上颌窦关系的评估

上颌窦位于上颌骨内，是最大的鼻旁窦。其形态呈金字塔状，其底部与鼻腔侧壁相邻，尖端指向颧骨。上颌窦腔内壁附着黏骨膜，被一层厚约 1mm 的呼吸黏膜覆盖，正常情况下，在 X 线片上不可见。然而，炎性感染、过敏或其他病理因素等可能引起黏膜增厚，在 X 线片上可以观察到相应变化。上颌窦底壁与牙槽嵴和上颌磨牙牙根密切相关。根尖与上颌窦腔的解剖毗邻可导致根尖周病变累及鼻窦。另外，在拔除上颌第三磨牙时，可能会出现上颌窦窦底穿孔和牙齿脱位进入窦腔等并发症。CBCT 有助于评估上颌窦术前和术后状态，了解根尖周病变与上颌窦的关系[38-41](图 14.30)。

14.3.6 根尖周囊肿

根尖周囊肿是颌面部最常见的牙源性病变之一。它是由牙周间隙的上皮残余或牙髓坏死所引起的。因多见于病源牙的根尖区，被称为根尖周囊肿。当病变很小且没有疼痛时，临床检查难以发现，多在放射检查中被偶然发现。它多见于上颌前牙区，如没有继发感染，病变多缓慢而无症状地扩大、进展。根尖周囊肿在影像学上有时很难与慢性根尖周炎病变区分开来。虽然小的囊性病变通常可以通过根管治疗治愈，但较大的病变往往需要手术治疗。根尖片和全景片均可用于根尖周囊肿的诊断及术后随访。当病变边缘累及重要解剖结构时，则应使用CBCT

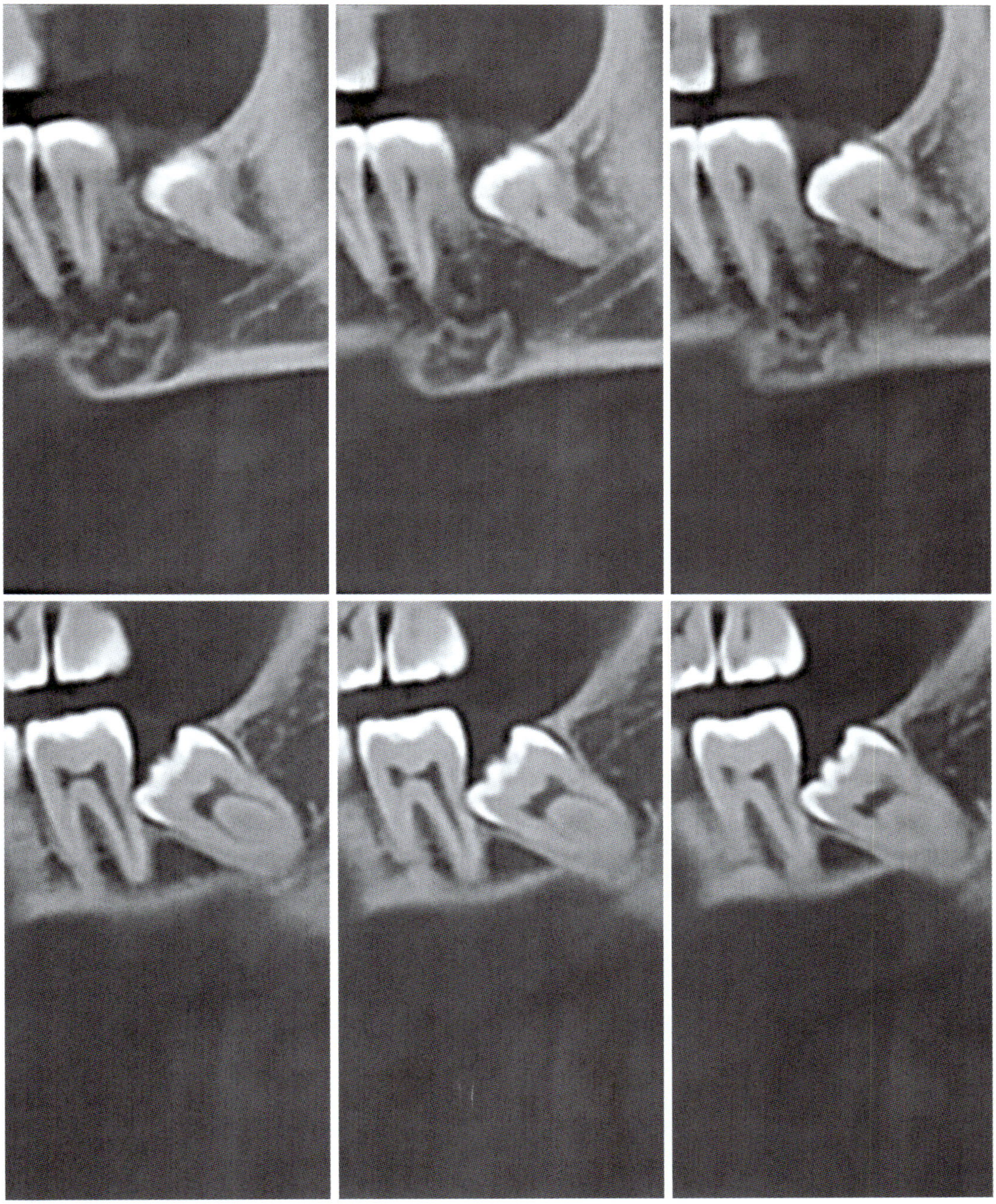

图 14.28　阻生的下颌第三磨牙及其与邻牙的关系。

成像作为进一步辅助检查[42,43](图 14.31)。

14.3.7　含牙囊肿

含牙囊肿是一种发生在埋伏牙或未萌牙冠周围的发育性牙源性囊肿，是牙源性囊肿中第二常见类型。它被认为是缩余釉上皮与牙冠之间出现液体渗出而形成的。含牙囊肿通常无症状，多在评估未萌牙时偶然发现。

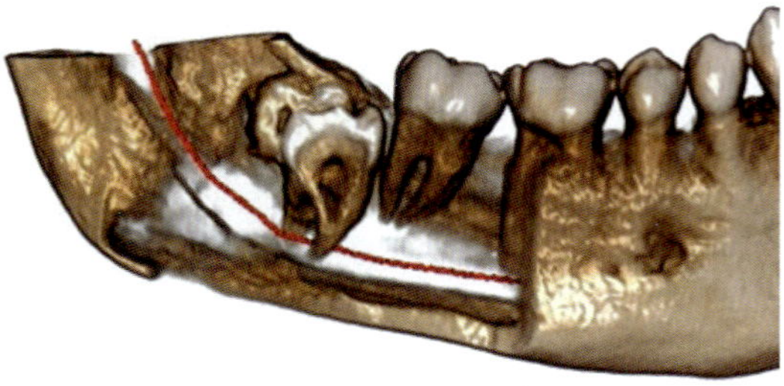

图 14.29 牙根与下牙槽神经关系的 3D 重建影像。

它们多见于下颌磨牙、上颌尖牙和下颌前磨牙。在全景片中表现为埋伏牙牙冠周围单房透射影,周围常见明显的菲薄硬化带,可累及邻牙,致牙根吸收[44,45](图 14.32)。

14.3.8 根侧囊肿

根侧囊肿是一种相对少见的发育性牙源性囊肿。该病通常无症状,是一种常见于

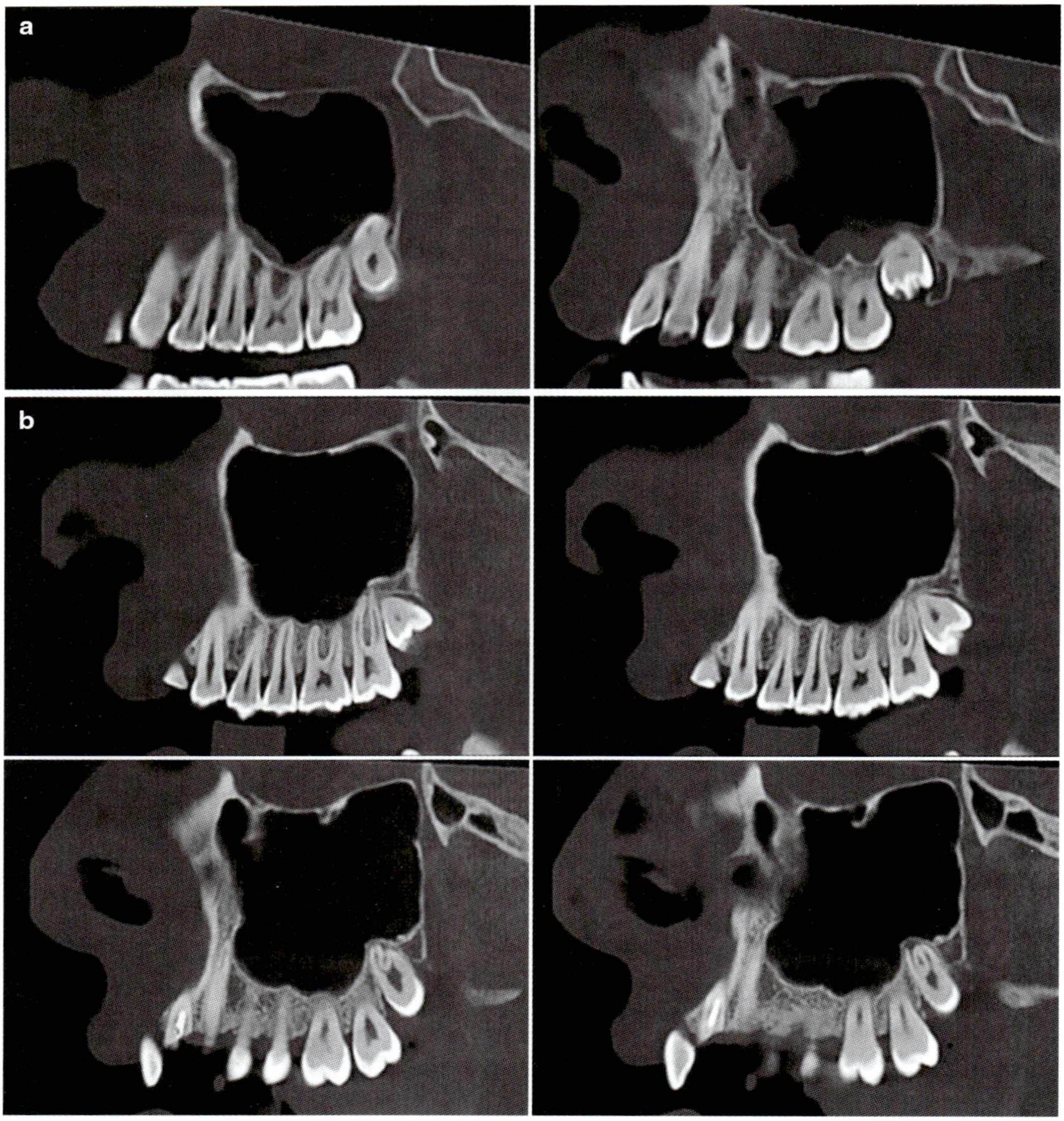

图 14.30 (a)CBCT 显示上颌窦黏膜增厚。(b)CBCT 显示上颌第三磨牙与上颌窦底壁的位置关系。

下颌尖牙和前磨牙等活髓牙根部附近的骨内病变。放射学上表现为直径 < 1cm 的圆形或椭圆形透射影,边缘硬化[46,47]。

14.3.9 牙源性角化囊肿

牙源性角化囊肿生物学行为具有侵袭性,较易复发,好发于下颌骨体及升支区、上颌尖牙及第三磨牙区。它起源于牙板及其剩余区域,占发育性牙源性囊肿的 10%。在发生颌骨膨隆或感染前不会出现明显的临床症状。在 X 线片上表现为边界清晰的单房或多房透射影,在囊壁的纤维包膜内有时含有子囊(或称卫星囊腔)[48-50]。

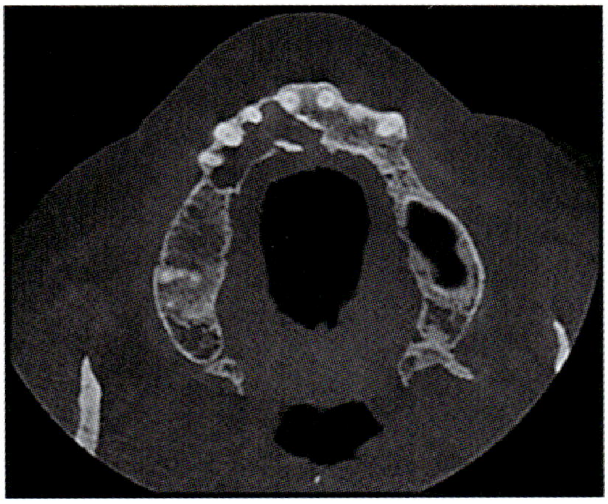

图 14.31 CBCT 轴位图显示右上颌较大的根尖病变。

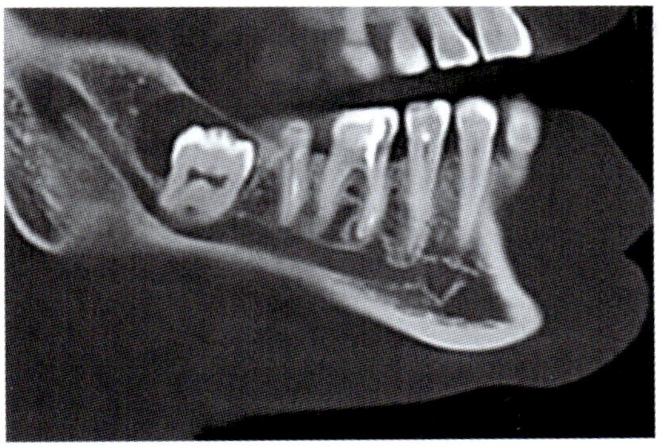

图 14.32 含牙囊肿。

14.3.10 鼻腭管囊肿

鼻腭管囊肿起源于胚胎发育时鼻腭管的上皮残留,是口腔中最常见的非牙源性囊肿之一,又称切牙管囊肿。该囊肿位于腭中线前方的颌骨内,占上颌骨囊肿的 1%。除鼻腭管上皮残余增殖外,也受局部创伤或感染等因素刺激。在根尖片上可表现为前牙根间心形透亮区。CBCT 有助于对鼻腭管区进行详尽的 3D 测量评估,以便制订手术计划[51-52](图 14.33)。

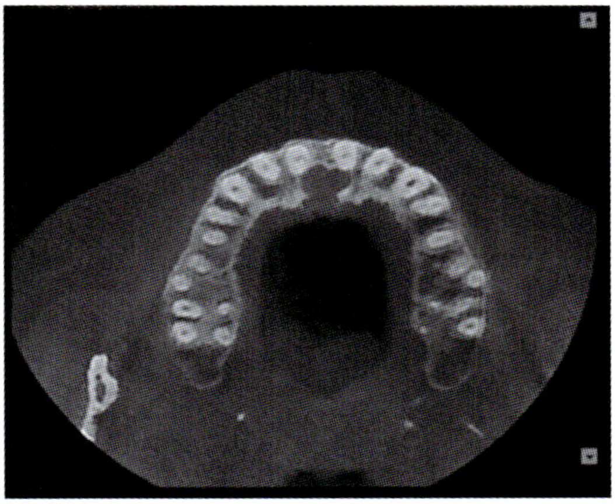

图 14.33 鼻腭管囊肿。

(韩方凯 帕克扎提·色依提 王铁梅 译)

参考文献

1. Gröndahl HG, Huumonen S. Radiographic manifestations of periapical inflammatory lesions: how new radiological techniques may improve endodontic diagnosis and treatment planning. Endod Top. 2004;8(1):55–67.
2. Deepak B, Subash T, Narmatha V, Anamika T, Snehil T, Nandini D. Imaging techniques in endodontics: an overview. J Clin Imag Sci. 2012;2:13.
3. Venskutonis T, Plotino G, Juodzbalys G, Mickevičienė L. The importance of cone-beam computed tomography in the management of endodontic problems: a review of the literature. J Endod. 2014;40(12):1895–901.
4. White SCPM. Oral radiology, intraoral radiographic

examinations. Principles and Interpretation. 5th ed. Amsterdam: Elsevier; 2004.
5. Basrani B. Endodontic radiology. Hoboken, NJ: Wiley; 2012.
6. Langland O, Langlais R. Principles of dental imaging. 1st ed. Baltimore: Lippincott Williams; 1997.
7. Gröndahl HG, Gröndahl K. Subtraction radiography for the diagnosis of periodontal bone lesions. Oral Surg Oral Med Oral Pathol. 1983;55(2):208–13.
8. Reddy MS, Jeffcoat MK. Digital subtraction radiography. Dent Clin N Am. 1993;37(4):553–65.
9. Ellwood RP, Davies RM, Worthington HV. Evaluation of a dental subtraction radiography system. J Periodontal Res. 1997;32(2):241–8.
10. Mol A, Dunn SM. The performance of projective standardization for digital subtraction radiography. Oral Surg Oral Med Oral Pathol Oral Radiol Endod. 2003;96(3):373–82.
11. Lehmann T, Gröndahl H-G, Benn D. Computer-based registration for digital subtraction in dental radiology. Dentomaxillofac Radiol. 2000;29(6):323–46.
12. Dubrez B, Jacot-Descombes S, Cimasoni G. Reliability of a paralleling instrument for dental radiographs. Oral Surg Oral Med Oral Pathol Oral Radiol Endod. 1995;80(3):358–64.
13. Gray CF, Redpath TW, Smith FW, Staff RT. Advanced imaging: magnetic resonance imaging in implant dentistry: a review. Clin Oral Implants Res. 2003;14(1):18–27.
14. Hayakawa Y, Yamamoto K, Kousuge Y, Kobayashi N, Wakoh M, Sekiguchi H, et al. Clinical validity of the interactive and low-dose three-dimensional dentoalveolar imaging system, tuned-aperture computed tomography. Bull Tokyo Dent Coll. 2003;44(3):159–67.
15. Patel S, Dawood A, Ford TP, Whaites E. The potential applications of cone-beam computed tomography in the management of endodontic problems. Int Endod J. 2007;40(10):818–30.
16. Vandenberghe B, Jacobs R, Yang J. Detection of periodontal bone loss using digital intraoral and cone-beam computed tomography images: an in vitro assessment of bony and/or infrabony defects. Dentomaxillofac Radiol. 2008;37(5):252–60.
17. Tyndall DA, Rathore S. Cone-beam CT diagnostic applications: caries, periodontal bone assessment, and endodontic applications. Dent Clin N Am. 2008;52(4):825–41.
18. Orhan K, Aksoy U, Kalender A. Cone-beam computed tomographic evaluation of spontaneously healed root fracture. J Endod. 2010;36(9):1584–7.
19. Scarfe WC, Farman AG. What is cone-beam CT and how does it work? Dent Clin N Am. 2008;52(4):707–30.
20. Krennmair G, Ulm C, Lugmayr H. Maxillary sinus septa: incidence, morphology and clinical implications. J Cranio Maxillofac Surg. 1997;25(5):261–5.
21. Pauwels R, Beinsberger J, Collaert B, Theodorakou C, Rogers J, Walker A, et al. Effective dose range for dental cone beam computed tomography scanners. Eur J Radiol. 2012;81(2):267–71.
23. Sisman Y, Uysal T, Gelgors IE. Hypodontia. Does the prevalence and distribution pattern differ in orthodontic patient Eur J Dent. 2007;1(3):167–73.
24. Sener 1 S, Unlu N, Basciftci FA, Bozdag G. Bilateral geminated teeth with talon cusps: A case report Eur J Dent. 2012;6(4):440–4.
25. Hoare A, Soto C, Rojas-Celis V, Bravo D. Chronic inflammation as a link between periodontitis and carcinogenesis. Med Inform. 2019;2019:1029857.
26. Gasner NS, Schure RS. Periodontal disease. In: StatPearls [Internet]. Treasure Island, FL: StatPearls; 2020.
27. Suphanantachat S, Tantikul K, Tamsailom S, Kosalagood P, Nisapakultorn K, Tavedhikul K. Comparison of clinical values between cone-beam computed tomography and conventional intraoral radiography in periodontal and infrabony defect assessment. Dentomaxillofac Radiol. 2017;46(6):20160461.
28. Miller K, Treloar T, Guelmann M, Rody WJ Jr, Shaddox LM. Clinical characteristics of localized aggressive periodontitis in the primary dentition. J Clin Pediatr Dent. 2018;42(2):95–102.
29. Shenoy N, Shenoy A. Endo-perio lesions: diagnosis and clinical considerations. Indian J Dent Res. 2010;21(4):579.
30. Khojastepour L, Khaghaninejad MS, Hasanshahi R, Forghani M, Ahrari F. Does the Winter or Pell and Gregory classification system indicate the apical position of impacted mandibular third molars. J Oral Maxillofac Surg. 2019;77(11):2222.e1–9.
31. Matzen LH, Schropp L, Spin-Neto R, Wenzel A. Radiographic signs of pathology determining removal of an impacted mandibular third molar assessed in a panoramic image or CBCT. Dentomaxillofac Radiol. 2017;46(1):20160330.
32. Loureiro R, Sumi D, Tames H, Ribeiro S, Soares C, Gomes R, et al. Cross-sectional imaging of third molar–related abnormalities. Am J Neuroradiol. 2020;41(11):1966–74.
33. Franco A, Vetter F, de Fátima CE, Fernandes Â, Thevissen P. Comparing third molar root development staging in panoramic radiography, extracted teeth, and cone-beam computed tomography. Int J Leg Med. 2020;134(1):347–53.
34. Juodzbalys G, Daugela P. Mandibular third molar impaction: a review of the literature and a proposal of a classification. J Oral Maxillofac Res. 2013;4(2):e1.
35. Patil V, Pai KM, Vineetha R, Rajagopal K, Dkhar W. Comparison of conventional techniques and higher imaging modalities in the evaluation of the relation between the third molar and inferior alveolar nerve canal: a pilot study. Contemp Clin Dent. 2019;10(1):93.
36. Patel PS, Shah JS, Dudhia BB, Butala PB, Jani YV, Macwan RS. Comparison of panoramic radiograph and cone-beam computed tomography findings for impacted mandibular third molar root and inferior alveolar nerve canal relation. Ind J Dent Res.

2020;31(1):91.

37. Saraydar-Baser R, Dehghani-Tafti M, Navab-Azam A, Ezoddini-Ardakani F, Nayer S, Safi Y, et al. Comparison of the diagnostic value of CBCT and Digital Panoramic Radiography with surgical findings to determine the proximity of an impacted third mandibular molar to the inferior alveolar nerve canal. J Med Life. 2015;8(Spec Issue 3):83.
38. Whyte A, Boeddinghaus R. The maxillary sinus: physiology, development and imaging anatomy. Dentomaxillofac Radiol. 2019;48(8):20190205.
39. Jung Y-H, Cho B-H. Assessment of maxillary third molars with panoramic radiography and cone-beam computed tomography. Imag Sci Dent. 2015;45(4):233.
40. Goller-Bulut D, Sekerci A-E, Köse E, Sisman Y. Cone-beam computed tomographic analysis of maxillary premolars and molars to detect the relationship between periapical and marginal bone loss and mucosal thickness of maxillary sinus. Med Oral Patol Oral Cir Bucal. 2015;20(5):e572.
41. Chavez-Lazo YE, Arriola-Guillén LE, Rodríguez-Cárdenas YA, Ruiz-Mora GA, Guerrero ME. Morphological variations of the maxillary sinus floor adjacent to periapical chronic injuries. Ind J Dent Res. 2019;30(3):381.
42. Bava FA, Umar D, Bahseer B, Baroudi K. Bilateral radicular cyst in the mandible: an unusual case report. J Int Oral Health. 2015;7(2):61.
43. Bahadure RN, Khubchandani M, Thosar NR, Singh RK. Radicular cyst of primary tooth associated with maxillary sinus. BMJ Case Rep. 2013;2013:bcr2013009146.
44. Borrás-Ferreres J, Sánchez-Torres A, Aguirre-Urizar J-M, Gay-Escoda C. Dentigerous cyst with parietal and intracystic calcifications: a case report and literature review. J Clin Exp Dent. 2018;10(3):e296.
45. Vasiapphan H, Christopher PJ, Kengasubbiah S, Shenoy V, Kumar S, Paranthaman A. Bilateral dentigerous cyst in impacted mandibular third molars: a case report. Cureus. 2018;10(12):e3691.
46. Carvalho LFC, Lima CF, LAG C, AAH B, Almeida JD. Lateral periodontal cyst: a case report and literature review. J Oral Maxillofac Res. 2011;1:e5.
47. Ramesh R, Sadasivan A. Lateral periodontal cyst—a diagnostic dilemma: report of a rare case with CBCT and histological findings. Int J Surg Case Rep. 2020;75:454–7.
48. Shastry SP, Pandeshwar P, Padmashree S, Kumar NN, Garg S, Sanjay C. Imaging characteristic of 11 lesions of odontogenic keratocyst in the Indian subpopulation: a cone-beam computed tomography experience. Contemp Clin Dent. 2020;11(1):20.
49. Arshad F. Syndromic odontogenic keratocyst: a case report and review of the literature. J Int Soc Prevent Commun Dent. 2016;6(1):84.
50. Bruno-Teixeira-Gonçalves Rodrigues M-S, Israel K-L-MM, Giulianna-Lima Pinheiro RC. Peripheral odontogenic keratocyst: report of two new cases and review of the literature. J Clin Exp Dent. 2020;12(10):e1005.
51. Dedhia P, Dedhia S, Dhokar A, Desai A. Nasopalatine duct cyst. Case Rep Dent. 2013;2013:869516.
52. Al-Shamiri HM, Elfaki S, Al-Maweri SA, Alaizari NA, Tarakji B. Development of nasopalatine duct cyst to dental implant placement. N Am J Med Sci. 2016;8(1):13.

第 15 章 牙科显微CT

Kaan Orhan, Bora Akat, Berkan Celikten

15.1 牙科显微 CT 和纳米 CT 概述

在牙科学研究领域中，组织学长期以来一直是用于解析牙齿和牙槽骨样本内部微结构的一种传统流行方法。通过对材料进行组织学处理，如组织切片和化学染色，可以获得微米级的 2D 分辨率，但这种方法具有破坏性且耗时。组织学处理过程中发生的永久性变化，如连续切片、透明度和染料渗透，通常会使生物样本无法用于进一步测试。因此，研究人员需要一种替代技术来进行 3D 研究，例如，X 射线显微断层摄影术(XMT，通常称为显微 CT)，在不破坏或缩小样本的情况下，检查口腔组织的内部结构[1,2]。

放射学在过去 50 年取得了突破性进展，尤其是 CT 和后来开发的 MRI 技术。自 1972 年研发以来，CT 如今已经成为常规使用的技术。CT 可显示正常和异常的软组织和骨组织，也是确定钙化的理想方法。在头颈部应用 CT 可以评估炎症、囊肿、良性和恶性肿瘤。它为功能性内镜鼻窦手术提供了鼻腔、鼻侧壁、鼻窦和鼻窦开口的详细图像。此外，它还可用于颌面、整形和正颌手术前规划、牙科植入应用、创伤和颞下颌关节(TMJ)疾病。与传统成像方法相比，它可以在不重叠周围组织的情况下观察到所需检查的结构，其对比度分辨率高，能够更容易地将不同密度的组织分开，并且可以在水平面、冠状面和矢状面观察，没有扭曲和放大效果。它有许多优点，例如，在有囊肿或脓肿时，可以通过密度测定来确定病变是固体还是液体结构。但也存在一些缺点，例如，在对软组织病变鉴别诊断成像时需要使用造影剂增强，辐射量比传统方法大，并且图像中金属物体的伪影可导致图像质量下降。

显微 CT 设备可以根据待检区域的大小选择不同视野(FOV)，从而在拍摄较小区域时可以获得更高分辨率的图像。目前，已经有离体和活体显微 CT 设备可用，这些设备的不同 FOV 比例决定了检查区域的范围和图像的分辨率。显微 CT 系统使用微焦点 X 射线源和高分辨率探测器来创建样本的 3D 重建图像。设备的主要部件包括 X 射线管、计算机控制的步进电机(以一定的间隔旋转固定在其上的样本)、图像增强器(将环境中的 X 射线集中到相机传感器上)、CCD 相机(将落在其上的 X 射线转换为图像数据)、图像收集器和控制整个系统的计算机。

当扫描物体在床上旋转时，系统从不同

角度拍摄多个 X 射线投影图像。利用这些投影图像，对物体的横截面图像进行重建，并在重建图像中创建所选高度范围内，包含内部微观结构和密度的 3D 模型，并可以计算内部形态参数。传统的医用 CT 机可以进行 3D 成像，无须进行样品制备就可以测量 3D 解剖结构，其空间分辨率为 1~2mm，相当于 1~10mm^3 体素（3D 像素）大小。而显微 CT 可以实现<10μm 的空间分辨率，达到 $1\times10^{-6}mm^3$ 体素大小。目前，显微 CT 已广泛应用于生物医学、材料科学、药物研发与生产、复合材料、牙科、电子元件、地质学、动物学、植物学、建筑材料、造纸等多个领域。

15.2　显微 CT 在牙科中的应用

在牙科领域，有多种样本可以直接利用显微 CT 进行评估，例如，具有较大衰减系数的矿化组织（如牙齿和骨骼）、聚合物，生物材料支架，甚至高密度材料（如金属植入物和陶瓷）。显微 CT 成像现在也可以应用于软组织，例如，对牙周血管进行对比剂灌注，使其比周围组织具有更高的密度。过去 10 年，显微 CT 系统的快速发展，最新一代的系统（如 SkyScan Nano-CT®和 Phoenix nanotom®）实现了更高的亚微米级空间分辨率。此外，还可以对小型动物进行活体成像，可用于颌骨发育畸形或病理的长期研究。

15.2.1　牙科材料的间隙评估

间隙和气泡是影响牙科材料机械性能的一种缺陷，可评估根管治疗间隙，也可以分析牙科复合修复材料间隙。

虽然复合材料最初具有良好的机械性能，但材料内的间隙可能会影响修复体在疲劳加载下的表现，降低其耐久性，导致修复物断裂和临床修复失败。此外，复合材料中间隙的增加及修复物的进一步染色可能导致更高的吸水性（图 15.1）。

对于修复性义齿，修复体与基牙之间的内部间隙很明显。此外，修复物边缘线上的间隙也被广泛评估。修复体与牙齿之间的间隙厚度影响了水门汀粘接剂的应变，不合适的间隙厚度可能会导致修复体脱落、微渗漏和龋坏（图 15.2）。

来自牙胶、外部充填物，或直接来自牙本质的微生物可能是影响根管治疗预后的重要因素（图 15.3）。这些因素促使研究人员开展对根管治疗中微渗漏的研究（图 15.4 和图 15.5）[3,4]。

15.2.2　种植学评估

牙科植入物的评估是显微 CT 在牙科研究中的另一个重要应用。使用显微 CT 扫描创建的高分辨率 3D 模型可以用于治疗方案的评估，包括植入的方法，抗生素的运用，抗菌涂层和抗吸收涂层对周围骨重塑和适应性的影响（图 15.6）。此外，活体显微 CT（如 SkyScan 1276）对小动物的辐射剂量很小，在种植治疗中能够允许在纵向的临床前研究中进行多次扫描，且不会发生辐射引起的副作用。

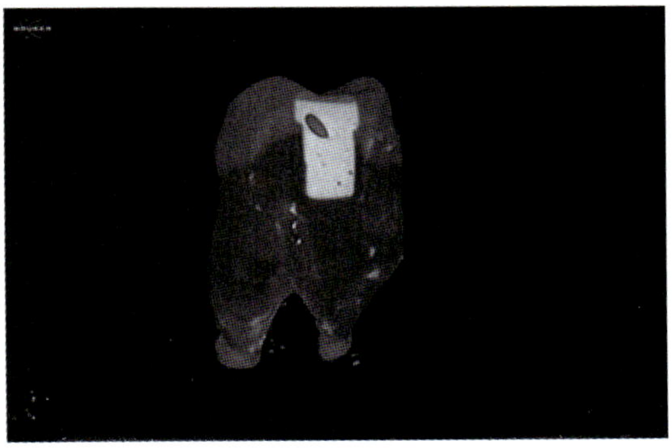

图 15.1　修复体研究中间隙（空隙）的形成。

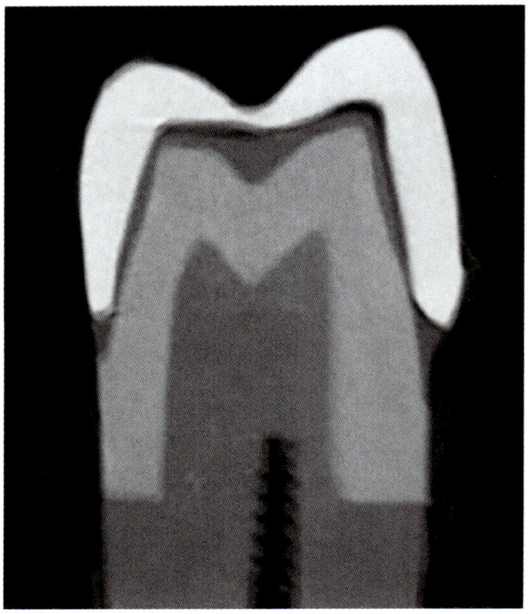

图 15.2 牙冠和基牙之间的间隙(空隙)。

骨与种植体接触区域受到了研究人员的广泛关注。过去使用的是2D组织学评估(图15.7)，但现在已经发展成为3D无创方法。以下是如何在种植体周围骨质区域选择3D兴趣区(VOI)进行形态计量分析的示意图。

3D VOI大部分由小梁骨构成，这些小梁骨是通过相互关联的横截面和专有处理方法选择的。在每个截面中可以创建不规则的解剖感兴趣区域(ROI),并去除环形ROI中的皮质骨,仅保留骨小梁特征用于评估。根据美国骨质与矿物代谢学学会和Parfitt系统的建议,可使用CTAn在这些VOI估算骨小梁结构的标准3D结构参数[3-5]。

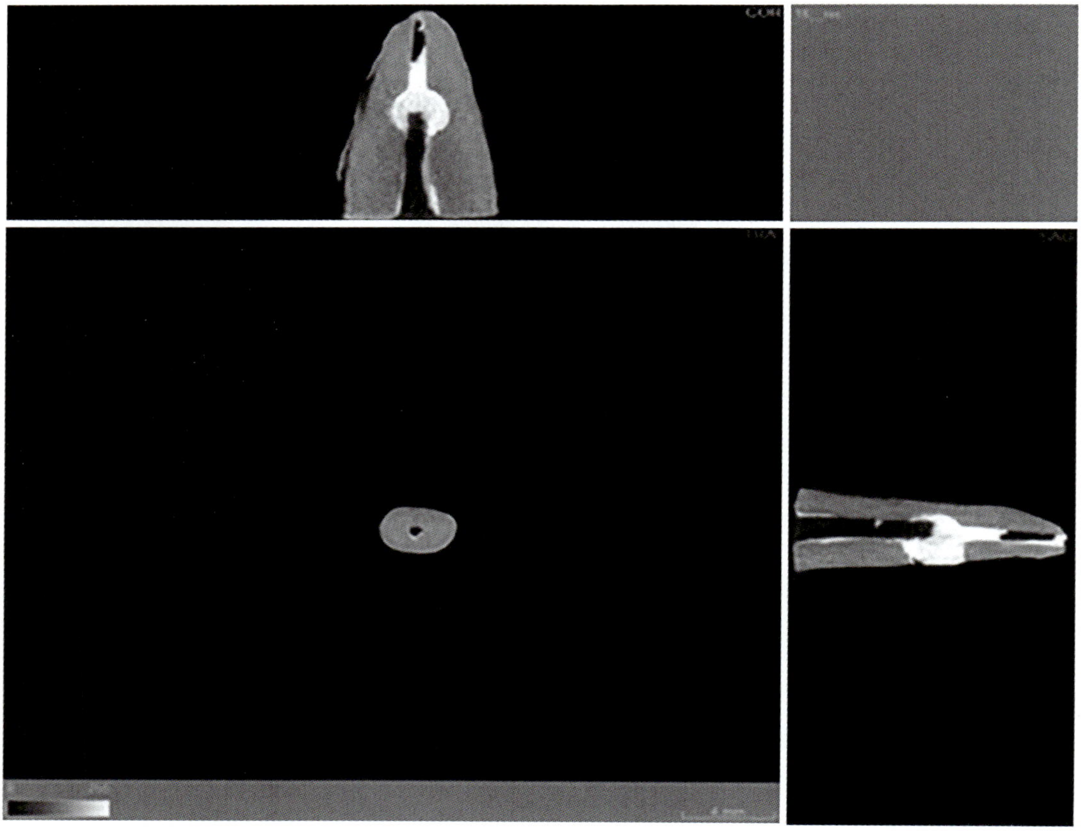

图 15.3 根管充填材料的观察。

尽管显微 CT 在牙科种植学领域有许多应用，但金属伪影通常表现为金属物体周围明显的条纹状，金属伪影仍然是图像采集和分割过程中的障碍。螺纹形钛合金种植体常见的金属伪影包括光环、阴影和模糊效应，这些效应是由材料的成分、植入物的锐利边缘或垂直形状，以及从单一的光轴投影所产生的（图 15.8）[6]。

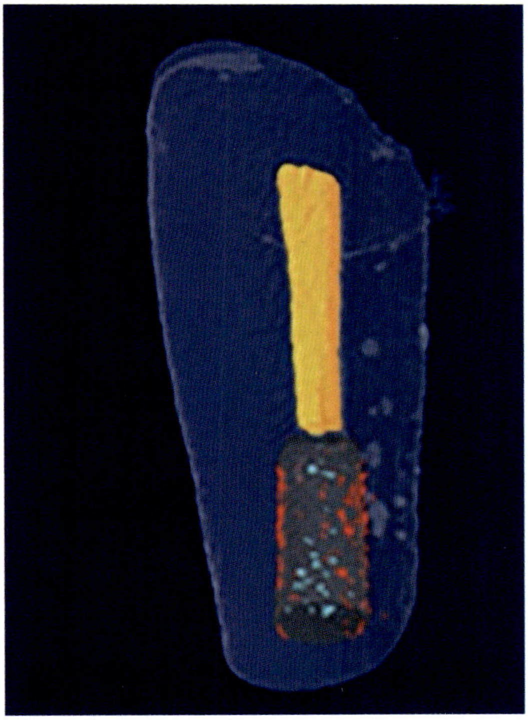

图 15.4　在一个根管中填充不同的根管封闭材料。

金属伪影由射线束硬化、光子散射和光子不足引起。由纯钛（Ti）、生物可降解聚乳酸–聚乙二醇酸胶原或镁制成的植入材料可以获得相对较好的成像结果。而锆和铂等重金属材料的原子序数和衰减系数均高于人体组织，会产生严重的伪影。因此，获取高对比度的图像具有挑战性，难以区分骨骼和植入物（图 15.9）。

建议始终采用高电压、高滤波、小旋转步长、高帧均值和 360°全扫描、圆形扫描来扫描具有金属植入物的样本，以尽量减少金属伪影。此外，根据目前的研究，采用独特光轴的螺旋扫描方法有助于去除这些伪影。随着重建算法的不断发展，预计金属伪影也会在一定程度上减少[7,8]。

15.2.3　龋齿形成

显微 CT 是一种被广泛认可的测量方法，比直接测量、3D 扫描或摄影更精确、可靠。因此，在测量牙齿内部和外部结构（如牙冠、牙釉质、牙本质和牙髓腔）之间的距离时，这种成像技术被认为是一种准确而有价值的工具（图 15.10）。然而，由于部分容积效应，具有 10μm①像素尺寸的低分辨率显微 CT 扫描无法分辨厚度<100μm 的牙釉质。因此，在开始项目研究之前，通常最好为评估对象选择一个合适的像素尺寸，这个尺寸应该比

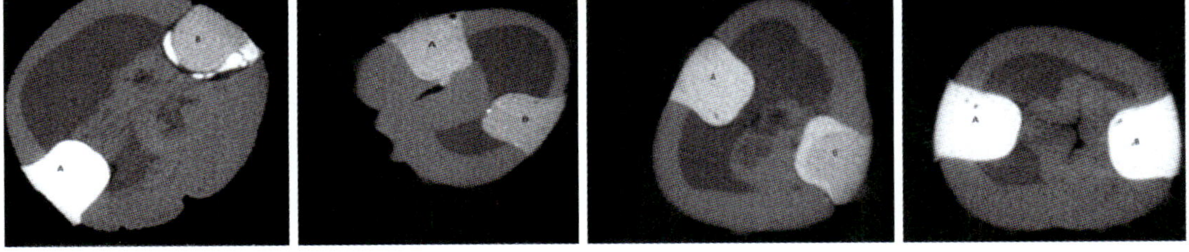

图 15.5　不同复合材料下面和内部的空隙示意图。

①译者注：英文原文极个别处（如计量单位等）有误，已在译著中更正。

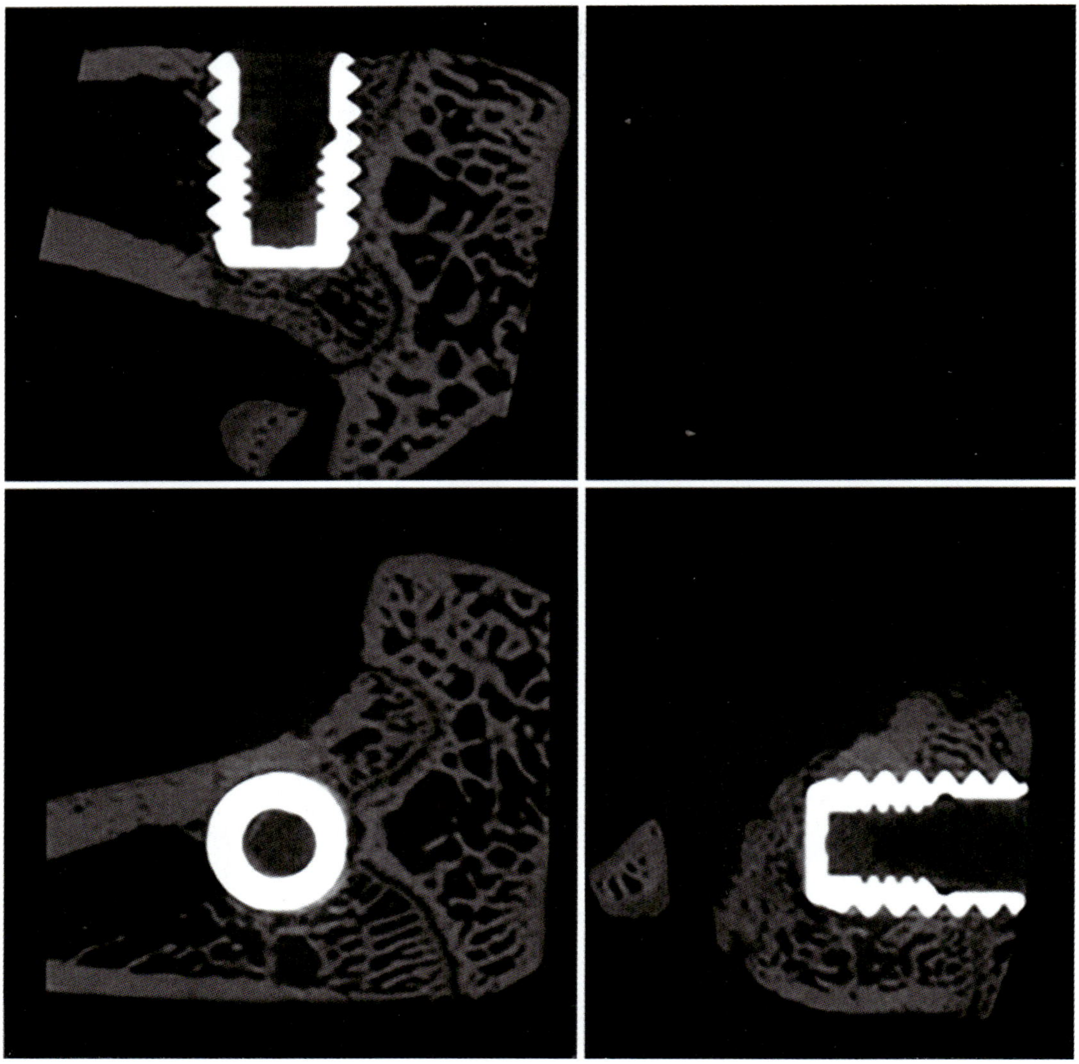

图 15.6 用显微 CT 观察种植体与骨的关系。

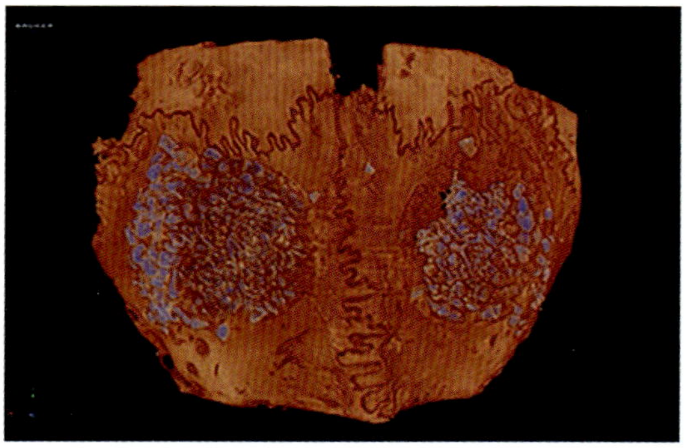

图 15.7 观察手术移植物。

真实结构厚度小 10 倍[9]。

此外，显微 CT 和相关的数据分析工具可以更准确和可靠地生成体积信息。通过这些定量数据，可以轻松地评估特定治疗（如去龋）前后发生的变化或差异。

另一个应用是对磨牙-切牙矿化不全（MIH）的分析，这是一种影响牙釉质质量的结构异常，对整个口腔健康系统有深远的影响。尽管其病因尚不清楚，但使用显微 CT 以

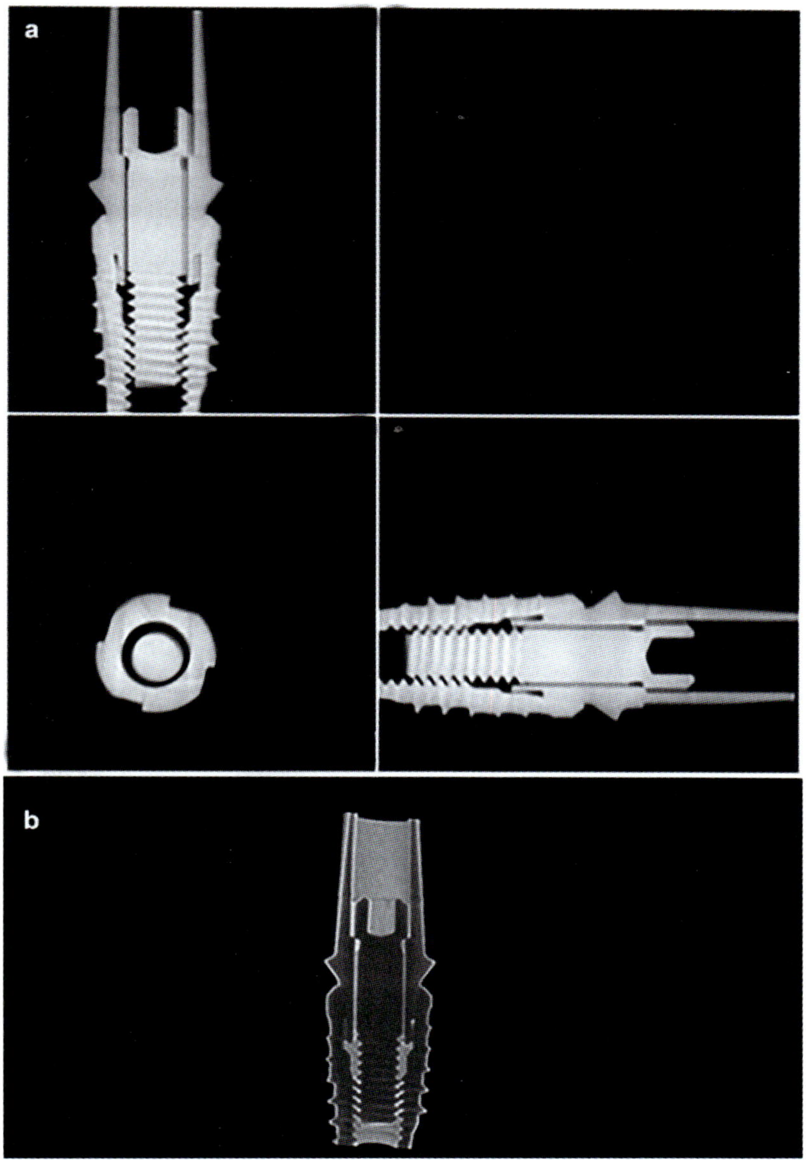

图 15.8 (a)2D 截面视图观察种植体螺纹的适配，(b)3D 重建视图观察种植体螺纹的适配。

无创方式识别低矿化牙釉质已经被证实可用于 MIH 的发生期，这将有助于理解 MIH 的病理和临床管理。如果运用密度校准技术，显微 CT 可以用于定量测量牙釉质白斑病变和牙本质龋的矿物质密度。测量时既可以使用默认的 Hounsfield 单位，也可以使用具有不同密度的均质多孔羟基磷灰石(HA)模型(图 15.11)。

15.2.4 牙齿吸收

与临床锥形束 CT 相比，显微 CT 不仅可以对牙齿进行无创 3D 成像，还能提供更高的对比度，以及对牙齿的解剖结构进行更精确的测量，这在研究牙齿内、外吸收时尤为重要(图 15.12)。一项研究发现，通过比较不同研究组之间牙髓腔的形态特征，髓角、

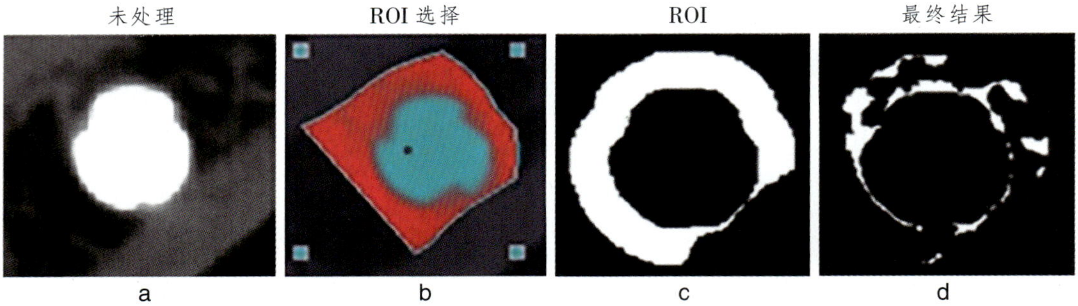

图 15.9 种植体周围骨质的形态计量量化。(a)原始横截面灰度图像。(b)手动粗选感兴趣区域(ROI)。(c)基于阈值分割的定制处理算法自动生成二进制 ROI,用于种植物方案制订,不包括种植体和皮质骨。(d)对该 ROI 中的骨小梁进行二进制分割,并据此计算骨小梁形态参数。

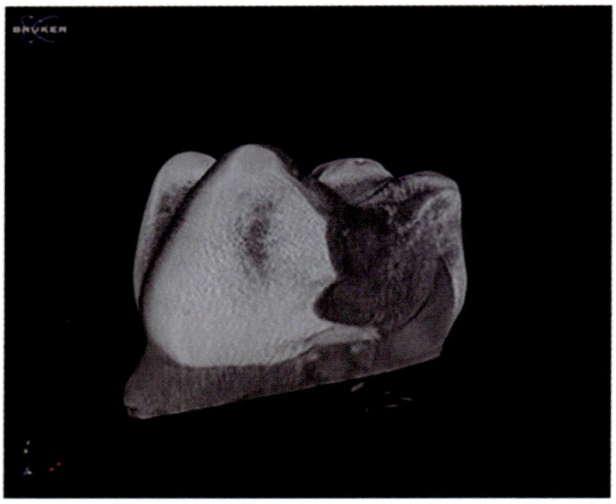

图 15.10 乳牙龋齿形成。

底部和整体区域的体积比例,以及颊侧和舌侧根管口的直径,可以确定髓腔的形态特征,髓腔角、底和整体区域的容积比,以及根管的颊舌口直径。

值得注意的是,使用较高的图像分辨率可以观察到牙齿内部和外部的更多特征。这将造成不必要的扫描时间和资源浪费。因为扫描技术不一致可能会导致结果的不一致,所以需要比较显微 CT 和 Nano-CT 图像来确定用来评估根管充填间隙的临界体素的值。根据最近的一项研究,11.2μm①的分辨率被确定为显微 CT 图像评估根管充填间隙的临界值[10]。

15.3 显微 CT 与其他技术的结合

由于吸收对比度较差,显微 CT 很难观察到软组织,包括血管、牙周韧带和神经纤维,这是显微 CT 技术的主要局限性之一。人们对增强显微 CT 成像的需求和兴趣与日俱增,尤其在活体成像方面。由于造影剂的使用,可以在显微 CT 下对 3D 软组织进行更好的成像和定量分析,Angiofil 就是这样的造影剂[11]。

虚拟有限元分析可以直接运用 3D 显微 CT 数据进行压缩、弯曲和螺钉拔出测试。通过加载不同的力和修复材料属性,可以创建可靠的具有细节的牙齿、植入体和植入体周围骨骼的 3D 有限元模型。当这项技术能够更快地处理数据时,牙科研究将有更多的应用[4,12,13](图 15.13)。

双能量 CT 也是一种成像技术,它能描述造影时间、造影剂,以及研究器官所引起的主要对比度变化。采用两个独立的 X 射线

①译者注:英文原文极个别处(如计量单位等)有误,已在译著中更正。

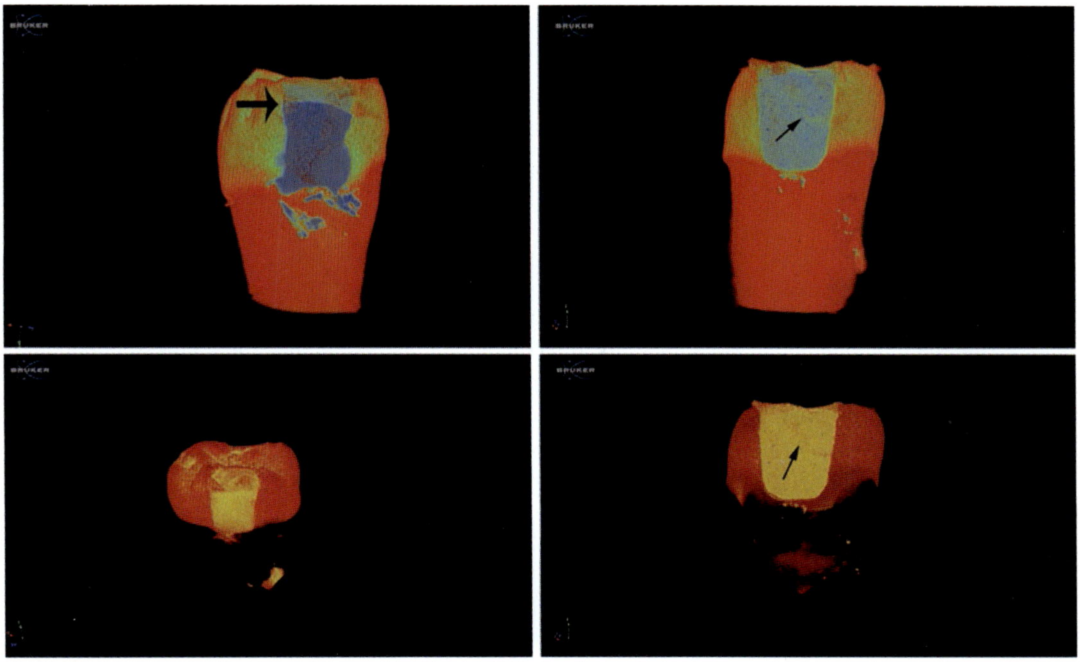

图 15.11　显示不同复合材料的显微 CT 图像。粗箭头表示复合材料的层间分离，细箭头表示牙科复合材料内部的空隙。

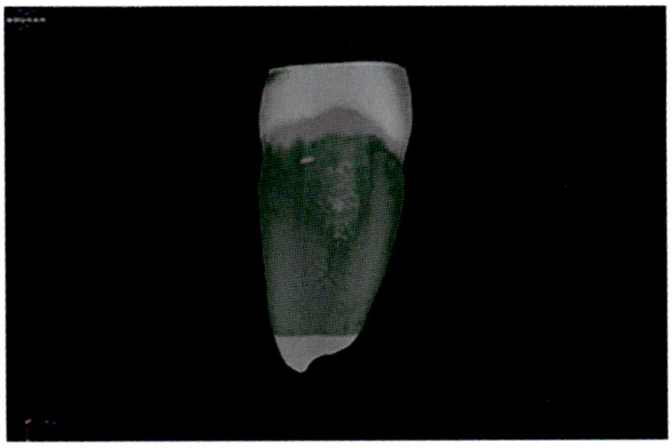

图 15.12　显微 CT 显示牙本质吸收。

能谱(通常一个高能量和一个低能量)，可进一步获得造影剂在 3D 软组织样本中积累的定量信息。在小鼠心脏和肺的离体实验中，该技术显示出较短的造影时间(几小时)和更高的分辨率(图 15.14)。

MRI 通过获取氢原子核的共振信号(如人体组织中的水)来研究目标区域。这种成像方法无须使用造影剂就能清晰显示软组织和炎症过程。无论从成本还是可用性方面来说，它都是研究颞下颌关节位置和形态、骨骼生理学、肿瘤和移植物愈合的理想选择。结合 MRI 和显微 CT 来分析人体骨标本的骨小梁结构，并将其与骨矿物质密度进行比较以预测骨强度也是可行的[14-16]。

15.4　对显微 CT 的展望

显微 CT 曾是一种昂贵且不为人知的成像工具，如今已成为一种实用的常规技术，尤其是在牙科学领域。显微 CT 可以用非侵入性的方式解析牙齿和牙周组织的许多细微结构，它是许多传统牙科研究方法的有效替代方案。因此，显微 CT 数据可以进一步用于实验牙体牙髓病学中的根管解剖研究，基本牙体牙髓病学程序的临床前培训，根尖周

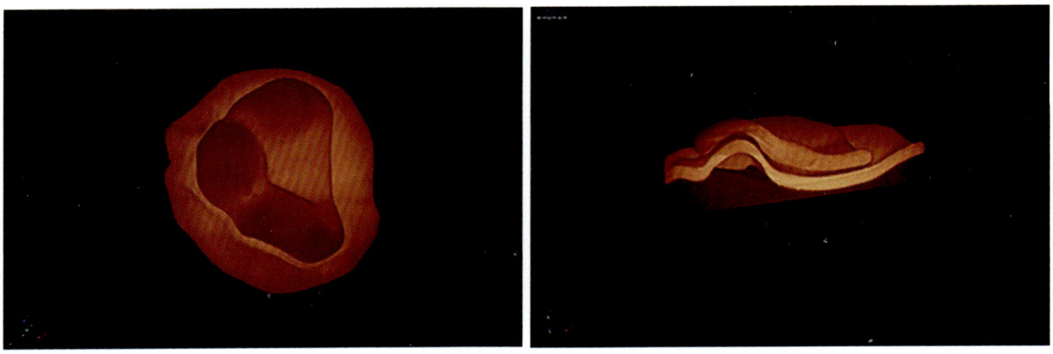

图 15.13 对用于腭裂手术的咬合板进行显微 CT 评估。注意:显微 CT 能够准确测量骨骼和咬合板之间的间隙。

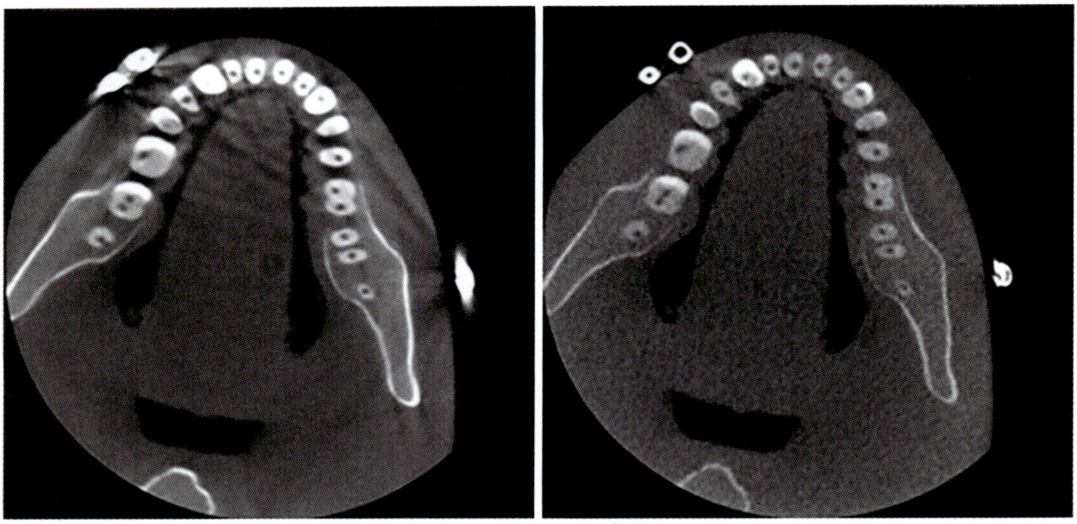

图 15.14 普通 CT(左)和双能 CT(右)的图像质量对比。

和牙周病理学、颅面骨骼结构发育和种植体骨整合的研究,以及对健康和病理状态下的牙齿形态进行有价值的数学建模。

然而,目前它只能用于离体的人体组织研究和活体的动物研究。随着显微/纳米 CT 技术的发展,更多的显微 CT 或 Nano-CT 应用将拓宽口腔科研究的范围,从毫米级到纳米级,从生物样本到材料样本,从实验室到临床椅旁,用于学术研究和产业应用,而不破坏口腔样本。

(冯斌 王铁梅 译)

参考文献

1. Davis GR, Elliott JC. High definition X-ray microtomography using a conventional impact X-ray source. J Phys IV. 2003;104:131–4.
2. Davis G, Evershed A, Elliott J, Mills D. Quantitative X-ray microtomography with a conventional source. Dev X-Ray Tomogr. 2010;7:7804.
3. Parfitt AM, Drezner MK, Glorieux FH, et al. Bone histomorphometry: standardization of nomenclature, symbols, and units. Report of the ASBMR Histomorphometry nomenclature committee. J Bone Miner Res. 1987;2:595–610.
4. Magne P. Efficient 3D finite element analysis of dental restorative procedures using micro-CT data. Dent Mater. 2007;23(5):539–48.
5. Bouxsein ML, Boyd SK, Christiansen BA, Guldberg RE, Jepsen KJ, Müller R. Guidelines for assessment of bone microstructure in rodents using micro-computed tomography. J Bone Miner Res. 2010;25:1468–86.
6. Huang Y, Van Dessel J, Liang X, Depypere M, Zhong W, Ma G, Lambrichts I, Maes F, Jacobs R. Effects of immediate and delayed loading on peri-implant trabecular structures: a cone beam CT evaluation. Clin Implant Dent Relat Res. 2014;16(6):873–83.
7. Alghamdi HS, Bosco R, van den Beucken JJJP, Walboomers XF, Jansen JA. Osteogenicity of titanium implants coated with calcium phosphate or collagen type-I in osteoporotic rats. Biomaterials. 2013;34(15):3747–57.
8. Bissinger O, Probst FA, Wolff K-D, Jeschke A, Weitz J, Deppe H, Kolk A. Comparative 3D micro-CT and 2D histomorphometry analysis of dental implant osseointegration in the maxilla of minipigs. J Clin Periodontol. 2017;44(4):418–27.
9. Olejniczak AJ, Grine F. Assessment of the accuracy of dental enamel thickness measurements using microfocal X-ray computed tomography. Anat Rec Pt A. 2006;288A:263–75.
10. Oi T, Saka H, Ide Y. Three-dimensional observation of pulp cavities in the maxillary first premolar tooth using micro-CT. Int Endod J. 2002;37(1):46–51.
11. Hlushchuk R, Zubler C, Barre S, Shokiche CC, Schaad L, Röthlisberger R, Wnuk M, Daniel C, Khoma O, Tschanz SA, Reyes M, Djonov V. Cutting-edge microangio-CT: new dimensions in vascular imaging and kidney morphometry. Am J Physiol Renal Physiol. 2018;314(3):F493–9.
12. Bona AD, Borba M, Benetti P, Duan Y, Griggs JA. Three-dimensional finite element modelling of all-ceramic restorations based on micro-CT. J Dent. 2013;41(5):412–9.
13. Almedia EO, Rocha EP, Junior ACF, Anchetia RB, Poveda R, Gupta N, Coelho PG. Tilted and short implants supporting fixed prosthesis in an atrophic maxilla: a 3D-FEA biomechanical evaluation. Clin Implant Dent Relat Res. 2015;17(Suppl 1):e332–42.
14. De Souza e Silva JM, Utsch J, Kimm MA, Allner S, Epple MF, Achterhold K, Pfeiffer F. Dual-energy micro-CT for quantifying the time-course and staining characteristics of ex-vivo animal organs treated with iodine- and gadolinium-based contrast agents. Sci Rep. 2017;7:17387.
15. Karatas OH, Toy E. Three-dimensional imaging techniques: a literature review. Eur J Dent. 2014;8(1):132–40.
16. Link TM, Majumdar S, Lin JC, Newitt D, Augat P, Ouyang X, Mathur A, Genant HK. Comparative study of trabecular bone properties in the spine and femur using high resolution MRI and CT. J Bone Miner Res. 1998;13(1):122–32.

索引